大国医经典医案诠解（病症篇）

脑血管病

主编 尹涛

中国医药科技出版社

内容提要

　　本书较为全面地整理了中医历代名家治疗脑血管病的经典医案，论述了众多医家的临床经验及遣方用药特色，每个医案后附有诠解，评析了该病案中的辨证思路、处方特色和用药配伍体会。全书分为古代医案篇和近现代医案篇，内容丰富，理论与实践结合，实用性强，是一本能够帮助认识脑血管病和提高对本病诊疗水平的图书。本书可供中医临床医师参考，亦可供医学生及中医爱好者借鉴学习。

图书在版编目（CIP）数据

脑血管病/尹涛主编. —北京：中国医药科技出版社，2016.6
　（大国医经典医案诠解. 病症篇）
ISBN 978 - 7 - 5067 - 8322 - 4

Ⅰ. ①脑…　Ⅱ. ①尹…　Ⅲ. ①脑血管疾病 - 中医治疗法 - 医案 - 汇编
Ⅳ. ①R277. 73

中国版本图书馆 CIP 数据核字（2016）第 057060 号

美术编辑　陈君杞
版式设计　郭小平

出版　中国医药科技出版社
地址　北京市海淀区文慧园北路甲 22 号
邮编　100082
电话　发行：010 - 62227427　邮购：010 - 62236938
网址　www.cmstp.com
规格　710 × 1000mm $^1/_{16}$
印张　19 $^3/_4$
字数　278 千字
版次　2016 年 6 月第 1 版
印次　2016 年 6 月第 1 次印刷
印刷　三河市百盛印装有限公司
经销　全国各地新华书店
书号　ISBN 978 - 7 - 5067 - 8322 - 4
定价　**45.00 元**

《大国医经典医案诠解（病症篇）》

编 委 会

前　言

　　近年来，随着我国经济水平的飞速发展和人口老龄化的进程，人们的饮食结构、生活方式发生了很大变化，尤其是生活节奏加快，工作压力增大，体育锻炼缺乏，都造成了脑血管病的发病率迅速增加。脑血管病已经成为严重威胁中老年人健康的主要疾病之一。脑血管病是脑内血管或者供应脑部血液的颈部动脉病变，引起脑局灶性血液循环障碍，致该部脑组织缺血、缺氧、水肿和功能受损，出现卒然昏仆、口眼歪斜、半身不遂、言语不利，或不经昏仆而仅以歪僻不遂为主症的一种疾病。其具有起病急、变化快、死亡率高、后遗症明显的特点，好发于 40 岁以上，尤其是素有高血压病的老年人。

　　中医称本病为"中风"，历来作为中医四大难证"风、痨、臌、膈"之首，因其发病急，病势险，病因病机错综复杂，治之颇难。《金匮要略》载其病名，有在经在络、中脏中腑之辨。唐宋以前，大体以外风中人、内虚邪中立论，不外《内经》所言"正气存内，邪不可干。邪之所凑，其气必虚"之原理。金元四大家，对此病进一步分析认识，刘完素以六气皆可从火化立论，认为中风因心肝火盛引发，热极生风；朱丹溪以为，湿生痰，痰生热，热生风，风痰阻滞，引发中风；李东垣以内伤脾胃，百病由生立论，认为内伤不足，元气虚衰，本气自虚而中风。后王履以"真中""类中"辨中风。明清之时，临床大家辈出，如张景岳、叶天士、戴思恭、冯兆张、沈金鳌、尤在泾、王清任等，对中风的病因病机认识更加深入，总其诸家言论提出不外七情所伤，酒色过度，内伤积损，五脏真阴亏耗，阴不敛阳，水不涵木，而肝阳内动化风，每每风痰气火虚瘀错综夹杂，以此成为证治主流。随着西医学与现代科技的发展和应用，中西汇通，我们对中风伤损大脑引发脑出血和脑梗死有了更进一步的认识。影像学印证，中风患者，虽然有中经络和中脏腑的病情严重程度的不同，但绝大多数病人都有脑血管破裂或者缺血的病灶，因此，西医学把中风归结为脑血管病名副其实。诚如张锡纯所言："中风一证，多因五内大虚，或禀赋素虚，或劳力劳神过度，风邪自经袭人，直透膜原而达脏腑，令脏腑失职，或卒然昏倒，或溲便不利，或溲便不觉，或兼肢体痿废偏枯，此乃至险之证。"并以"脑充血"和"脑贫血"的差异来区分：认为《内经》所言薄厥、大厥和后世的风火热极中风属"脑充血"；而以气虚痰湿及王清任之气虚血瘀为"脑贫血"。特别在《全国名医验案类编》有如是所言："据其剖验所见凡以是病死者，其脑中必有死血及积水，是血冲入脑，信而有征。"

笔者通过整理和学习古代至近现代中医名家诊治脑血管病的医论医话，并在临床实践中发现：在重症脑病合并顽固性高血压、重症脑病手术后合并肺炎高热等方面，中医药治疗效果明显优于单一的西医治疗，多数病人能通过中西医结合治疗顺利度过危险期，且后遗症明显减轻。这充分说明了中医全程参与重症脑病抢救，在降低脑病的高复发率、致残率和死亡率上有重要作用。在中风急性期，中医药思维及其用药在调理人体气机升降出入、疏通气血运行通道，促进病理性物质的排泄，改善人体内环境，恢复人体阴阳平衡，增强人体自身修复能力，改善大脑受损等方面都是不可替代的。

医案是中医学宝贵经验的重要组成部分。系统整理古今脑血管病文献及这些独具中医特色的有效案例，不仅能为脑血管病的医疗、教学、科研提供宝贵丰富的参考资料，而且能为防治脑血管病开拓思路，丰富治疗手段，具有十分重要的现实意义及临床应用价值。

本书分为两篇：古代医案篇与近现代医案篇。每案下附有作者个人诠解和感悟，全书所引内容皆注明出处。古代医案中药物剂量仍按旧制单位计量，近现代医案中的实验室检查项目、药物剂量均核算为法定计量单位。每案后的诠解，则为编者所撰，力图点出其论治本病的主要特点，所归纳或有不当之处，当以医家本人所论为准。

　　非常感谢我的同事，重庆医科大学中医药学院陈蓉教授和师兄胡建医师、重庆市第七人民医院钟奇霞医师参与本书的编写和指导，感谢第三军医大学第一附属医院老年科吴洁博士、全国中医血栓病医疗中心、辽宁省血栓病中西医结合医疗中心暨沈阳市第二中医医院杨光副主任医师，三峡大学医学院付先芸副教授在本书编写中付出辛劳和努力。由于作者水平及掌握资料所限，亦没有向所有专家征稿，很可能对一些著名中医专家的学术经验和有效案例有所遗漏，望予以谅解，对书中不妥或错误之处，祈望广大读者斧正，不胜感激。

编者

2016 年 2 月

目 录

古代医案篇

近现代医案篇

古代医案篇

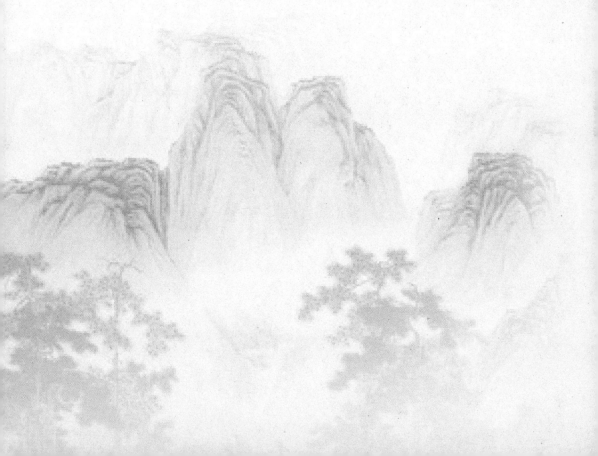

古外科案篇

许允宗医案

（黄芪防风汤熏蒸，开表而通里）

唐书载许允宗初仕陈，为新蔡王外兵参军。时柳太后感风不能言，脉沉而口噤。允宗曰：口不下药，宜以汤气蒸之。令药入腠理，周时可瘥。遂造黄芪防风汤。煮数十斛，置床下气如烟雾，熏蒸之而得语。遂超拜义兴太守。

震按书称允宗医术若神。曾曰：医者意也，在人思虑。即此条思虑巧矣。然仅可治真中风内经所谓其有邪者渍形以为汗也。邪从汗解故得语。若概试诸不能言者决无效。

又按罗谦甫治史太尉。冬月坐火炉左侧，觉面热，左颊微汗，旋出外。因左颊疏缓，被风寒客之。右颊急，口歪于右，脉浮紧，按之洪缓。罗用升麻汤加桂枝、白芷、芄、防，兼灸地仓、颊车穴。此治风中阳明经之表证也。

赵僧判半身不遂，语言不出，神昏面红，耳聋鼻塞，六脉弦数。罗谓中脏者多滞九窍，中腑者多着四肢。今脏腑俱受邪，先用三化汤行之。通其壅滞使清气上升，充实四肢。次予至宝丹，安心养神，通利九窍。五日，音声出，语言稍利，惟行步艰难。又刺十二经之井穴以接经络，随四时脉证加减用药，百日方愈。此治中腑兼中脏之里证也，皆风邪实证也。

张安抚半身不遂，语言謇涩，自汗恶风，痰嗽不寐。罗谓风寒伤形，忧恐忿怒伤气。经云：形乐志苦，病生于脉，神先病也。邪风加之，动无常处。治病必求其本，邪气乃服。用加减冲和汤，汗加黄，嗽加五味。其昼夜不睡，因心事烦冗，心火上乘阳分，卫气不得入于阴。用朱砂安神丸，遂得寐。诸症渐减，惟右肩臂痛。经云：虚与实邻，决而通之。又云：下陷者灸之。为阳气下陷入阴中。故肩膊痛不能动，宜以火导之补之。乃于右肩臂上肩井穴，先针后灸。隔一月，再灸肩井，次于尺泽穴，各灸二十八壮。引气下行，与正气相接，遂能运动。仲夏用清肺饮子，秋分用益气调营汤，痊愈。此治中经兼中腑，本虚标实之证也。

许允宗所治亦系本虚标实者。但病起于暴，故用蒸法。亦如通关散之取嚏，稀涎散之探痰也。

（《古今医案按》）

【诠解】 许氏诊治柳太后口噤一证，因感受风邪所致，脉沉，此为体虚感受风邪所致，按照《内经》观点"其有邪者渍形以为汗"，用黄芪防风汤熏蒸，使邪从汗越，治法巧妙。邪壅于内，开表而通里，颇有提壶揭盖之意，值得借鉴。

窦材医案
（温扶元气，艾灸、丹药并用）

（1）一人病半身不遂，先灸关元五百壮，一日二服八仙丹，五日一服换骨丹，其夜觉患处汗出，来日病减四分，一月痊愈。再服延寿丹半斤，保元丹一斤，五十年病不作。千金等方，不灸关元，不服丹药，惟以寻常药治之，虽愈难久。

（2）一人患左半身不遂，六脉沉细无力。余曰：此必服峻利之药，损其真气，故脉沉细。病者云：前月服捉虎丹，吐涎二升，此后稍轻，但未痊愈耳。余叹曰：中风本因元气虚损，今服吐剂，反伤元气，目下虽减，不数日再作，不复救矣，不十日果大反复，求治于余，虽服丹药竟不能起。

（《扁鹊心书·卷中·中风》）

附注：

八仙丹：附子、高良姜、荜茇、砂仁、肉豆蔻各30g，生姜90g，厚朴120g。

换骨丹：当归、芍药、灵仙、人参各6g，南星9g，乳香、没药各60g，麻黄1500g。

【诠解】 窦氏医案突出了中风辨治固护元气的观点。窦氏认为此病皆因房事、六欲、七情所伤。真气虚，为风邪所乘，客于五脏之俞，则为中风偏枯等症。若中脾胃之俞，则右手足不用；中心肝之俞，则左手足不用。大抵能任用，但少力麻痹者为轻，能举而不能用者稍轻，完全不能举动者最重。邪气入脏则废九窍，甚者卒中而死。入腑则坏四肢，或有可愈者。

治法：先灸关元五百壮，5日便安。次服保元丹一二斤，以壮元气；再服八仙丹、八风汤则终身不发。若不灸脐下，不服丹药，虽愈不过三五年，再作必死。然此证最忌汗、吐、下，损其元气必死。大凡风脉，浮而迟缓者生，急疾者重，一息八九至者死。

中风之证，古方书中虽有中脏、中腑和中经脉之别，然其要不过闭证与脱证而已。闭证虽属实，而虚者不少，或可用开关通窍、行痰疏气之剂。关窍一开，痰气稍顺，急当审其形脏，察其气血，而调治之。更视其兼症之有无，虚实之孰胜，或补或泻；再佐以先生之法，庶几为效速，而无痿废难起之患矣。至若脱证，惟一于虚，重剂参附或可保全，然不若先生之丹艾为万全也。予见近时医家，脱证已具三四，而犹云有风有痰，虽用人参、附子而必佐以秦艽、天麻、胆南星、竹沥冰陷疏散。是诚不知缓急者也，乌足与论医道哉！

李东垣医案

（脾寒胃热，活血通经汤建功）

李东垣治董监军，寒月忽觉有风气，暴仆。诊得六脉俱弦甚，按之洪实有力，其症手挛急，大便闭涩，面赤热，此风寒始至加于身也。四肢者，脾也，风寒之邪伤之，则筋挛。本人素嗜酒，内有实热，乘于肠胃之间，故大便闭塞而面赤热。内则手足阳明经受邪，外则足太阴脾经受风寒之邪，用桂枝、甘草以祛寒邪，而缓其急搐；黄柏之苦寒，以泻实而润燥，急救肾水；用升麻、葛根以升阳气，行手足阳明经，不令遏绝；更以桂枝辛热，入手阳明经为引用。润燥复以白芍，甘草专补脾气，使不受风寒之邪，而退木邪，专益肺津也。加人参以补元气，为之辅佐。加当归身去里急而和血润燥，名活血通经汤。桂枝二钱，白芍五分，余皆一钱，水二盏半，煎至一盏，乘热服之，令卧暖房中，近火摩搓其手乃愈。

（《名医类案》）

【诠解】 患者寒月受风而发病，暴仆，手挛急，六脉俱弦甚，按之洪实有力，此为外寒之症（寒为阴邪，凝滞收引主痛），其人嗜酒，乘于肠胃之间，故大便秘涩而面赤热。

证属外寒内热，脾寒胃热。需散外寒，疏经脉，泻里热。活血通经汤出自《兰室秘藏》，其组成：芍药、升麻、葛根、人参、当归身、炙甘草、酒黄柏、桂枝。用桂枝、甘草以祛其寒邪而缓其急搐；用黄柏之苦寒以泻其实而润燥，急救肾水；用升麻、葛根以升阳气，行手足阳明之经，不令遏绝；更以桂枝辛热入手阳明之经为引用，以润燥；复以芍药、甘草专补脾气，使不受风寒之邪而退木邪，专益肺经也；加人参以补元气，为之辅佐；加当归身祛里急而和血润燥。可用于风气暴至，六脉俱弦甚，按之洪实有力，挛急，大便秘涩，面赤热。

朱丹溪医案

医案1（清肝降火，和调气血）

郑显夫，年六十余，因大怒，遂昏仆，四肢不用。丹溪曰：怒则火起于肝，手足厥阴二经之气闭而不行，故神无知。怒甚则伤于筋，纵，其若不容，故手足不用，乃以连柏泻其上逆之火，香附降其肝气。一二日，神志渐回，再调其气血，痊愈。

（《古今医案按》）

【诠解】 患者年逾六旬，暴怒之后，肝火亢逆，三焦内闭，故发昏迷，四肢失用。病证关键在于手足厥阴经郁滞不行，故黄连、黄柏清肝泻火解毒，香附疏肝解郁，经脉得通，神志渐回。此案是肝火化风的例子，提示郁怒是导致中风发病的重要诱因。

医案2（益气固本，防脱为先）

丹溪治浦江郑君，年近六旬，奉养膏粱，仲夏久患滞下，又犯房劳。一夕如厕，忽然昏仆，撒手，遗尿，目上视，汗大出，喉如拽锯，呼吸甚微。其脉大而无伦次部位。可畏之甚，此阴虚而阳暴绝也。急令煎人参膏，且与灸气海穴，艾壮如小指。至十八壮，右手能动，又三壮，唇微动，参膏成，与一盏。至半夜后，尽三盏，眼能动，尽二斤，方能言而索粥，尽五斤而利止，十数斤全安。

震按：此种病，今常有之，医所用参不过一二钱，至一二两而止，亦并不知有灸法。无效则诿之天命，岂能于数日间用参膏至十余斤者乎。然参膏至十余斤，办之亦难矣，惟能办者不可不知有此法。

赵以德云：余尝治陈学士敬初。因醮事跪拜间，就仆倒，汗如雨，诊之脉大而空虚。年当五十，新娶少妇，今又从跪拜之劳役，故阳气暴散。正若丹溪治郑义士之病同。急煎独参浓汤，连饮半日。汗止，神气稍定，手足俱纵，暗而无声。遂于独参汤中加竹沥，开上涌之痰。次早悲哭，一日不已，以言慰之，遂笑，复笑五七日，无已时。此哭笑者，为阴虚而劳火动其精神魂魄之藏，气相并故耳。正内经所谓五精相并者，心火并于肺则喜，肺火并于肝则悲是也，加连柏之属泻其火，更增荆沥开其闭，八日笑止手动，一月能步矣。

震按：此条与前条大同小异，而所以治其小异处，立言用药，绰有精义，可见古人善能模仿成法又不蹈袭成法也。

以上所选实证虚证，分途异治，误用则死。李士材所谓治中风者，必须分别闭与脱，二证明白，此下手第一要着。

（《古今医案按》）

【诠解】 此案患者年近六旬，本已肾元不足，加之膏粱厚味，久患滞下，说明气虚痰食阻滞。又因房劳伤肾，虚风内动，痰阻关窍，以至突然昏仆，手撒遗尿，大汗出，呼吸甚微，脉大无根，此为阳气败脱之虚证；目上视，喉如拽锯为痰阻气道，蒙闭关窍所致。当务之急，应当回阳固脱，故温灸气海穴，并人参熬膏内服。患者用参两斤，方能言而索粥，尽五斤而利止，十数斤全安。朱丹溪医案未述证缓之后化痰消食药物的应用，应属遗憾。而赵以德案与朱丹溪案病证类似，都是先用独参汤回阳固脱。后患者哭笑无常，手足俱纵，暗而无声，用人参益气养心安神，竹沥化痰开窍，荆芥解表祛风，黄连、黄柏泻火解毒、坚阴，体现出标本兼顾的用药思路。

医案3（化痰活血开窍法治闭证）

丹溪治一妇人，年六十余，手足左瘫，不言而健，有痰。以麻黄、羌活、荆、防、南星、全蝎、乳香、没药、木通、茯苓、桔、朴、甘草、红花为末，酒下，未效。时春，脉伏而微。又以淡盐汤入韭汁，每早一碗吐之，至五日，仍以茯苓、白术、陈皮、甘草、浓朴、石菖蒲，日进二服。又以川芎、豆豉、山栀、瓜蒂、韭汁、盐汤，吐甚快，后以四君子汤服之。另以川归、酒芩、红花、木通、浓朴、黏子、苍术、南星、牛膝、茯苓为末，酒糊丸服，十日后，微汗，手足微动而言。

震按：前条脱证，脉大无伦，此条闭证，脉伏而微，非有确见，敢用此两路重药乎。须知症与脉宜合参，如此条左瘫不言矣，而健又有痰，其得间在此，与浦江洪宅妇病疟无脉条相似。

又按：丹溪治肥人中风，口歪，手足麻废，左右俱作痰治。以蒌、贝、南星、橘、夏、二术、芩、连、柏、荆、防、羌活、桂枝、威灵仙、甘草、花粉等。好吃面，加附子煎，入竹沥、姜汁，更加少酒行经。此大法也，故治中风二十六案，用此加减者甚多，其余以四君、六君，或合四物，或再加连、柏、芪、防、天麻、僵蚕、竹沥等，或合风药，更有加全蝎、地龙者，又有用小续命汤、搜风汤、羌活愈风汤、乌药顺气散、苏合香丸者，皆不载脉象若何，何以效法，故不并录。

（《古今医案按》）

【诠解】 朱丹溪认为：中风大率主血虚有痰，治痰为先，次养血行血。半身不遂，大率多痰，在左属死血瘀血，在右属痰有热，并气虚。左以四物汤加桃仁、红花、竹沥、姜汁，右以二陈汤、四君子汤等加竹沥、姜汁。

朱氏提及：中风闭证，宜先开窍醒神。

痰壅盛者、口眼歪斜者、不能言者，皆当用吐法，一吐不已，再吐。轻者用瓜蒂一钱，或稀涎散，或虾汁。以虾半斤，入酱、葱、姜等料物，水煮。先吃虾，次饮汁，后以鹅翎探引。吐痰用虾者，盖引其风出耳，重者用藜芦半钱或三分，加麝香少许，虀汁调，吐。若口噤昏迷者，灌入鼻内吐之。

虚者不可吐。气虚卒倒者，用参、芪补之，有痰，浓煎参汤加竹沥、姜汁；血虚用四物汤，俱用姜汁炒，恐生痰故也，有痰再加竹沥、姜汁入内服，能食者，去竹沥加荆沥。肥白人多痰，少用乌头、附子行经，凡用乌头、附子，必用童便煮过，以杀其毒。初昏倒，急掐人中，至醒，然后用祛痰药，以二陈汤、四君子汤、四物汤加减用之；瘦人阴虚火热，用四物汤加牛膝、竹沥、黄芩、黄柏，有痰者加祛痰药，治痰气实而能食用荆沥，气虚少食用竹沥。此二味开经络行血气故也。入四物汤，必用姜汁助之。遗尿属气，以参、芪补之。筋枯者，举动则痛，是无血不能滋养其筋，不治也。

朱丹溪赞同刘守真的观点。认为将息失宜，水不能制火，是中风发生的体质基础。并提及风者，百病之始，善行而数变。行者动也，风本为热，热胜则风动。宜以静胜其燥，养血是也。治须少汗，亦宜少下，多汗则虚其卫，多下则损其荣。治其在经，虽有汗下之戒，而有中脏、中腑之分，中腑者宜汗之，中脏者宜下之。此虽合汗下，亦不可太过，汗多则亡阳，下多则亡阴，亡阳则损其气，亡阴则损其形。初谓表里不和，须汗下之，表里已和，是宜治之在经。其中腑者，面显五色，有表证而脉浮、恶风恶寒、拘急不仁，或中身之后、身之前、身之侧，皆曰中腑也。其治多易。中脏者，唇纹不收，舌不转而失音，鼻不闻香臭，耳聋而眼瞀，大小便秘结，或眼合直视、摇头、口开、手撒、遗溺、痰如拽锯、鼻鼾，皆曰中脏也。中脏者多不治也。六腑不和，留结为痈；五脏不和，九窍不通。无此乃在经也，初证既定，宜以大药养之，当顺时令而调阴阳，安脏腑而和营卫，少有不愈者也。

在治疗上，中风中腑者，先以加减续命汤，随证发其表。如兼中脏，则大便多秘涩，宜以三化汤通其滞。初证已定，别无他变，以大药和治之。大抵中腑者多着四肢，中脏者多滞九窍。中腑者多兼中脏之证，至于舌强失音，久服大药，能自愈也。

凡中风，脉多沉伏，大体浮迟者吉，沉实者凶。先用麻油调苏合香丸，或用姜汁，或用白汤调，如口噤，打开灌之，稍醒则服八味顺气散。若痰盛者，只以省风导痰汤服之。若中脏则昏沉不省人事，口噤，急以生半夏末吹入鼻中，或用细辛、皂角为末吹之，有喷嚏则苏，无嚏者不治。肥人中脏者，以其气盛于外而欠于内也，肺为气出入之道，肥者气必急，气急必肺邪盛，肺金克木，胆为肝之腑，故痰涎壅盛。所以治之必先理气为急，中后气未顺，痰未除，调理之剂，惟当以藿香正气散和星香散煎服。

若前症多怒，宜小续命汤加羚羊角；热而渴者，汤中去附子，加秦艽半钱；

恍惚错语，加茯神、远志各半钱；不得睡，加酸枣仁半钱；不能言，加竹沥一蚬壳许；人虚无力者，去麻黄，加人参如其数。若人自苏，能言能食，惟身体不遂，急则挛蜷，缓则曳，经年不愈，以加减地仙丹常服。若饮食坐卧如常，但失音不语，只以小续命汤去附子，加石菖蒲一钱。

治风之法，初得之，即当顺气，及日久，即当活血，此万古不易之至理，惟可以四物汤吞活络丹愈者，正是此义。若先不顺气化痰，遽用乌头、附子，又不活血，徒用防风、天麻、羌活辈，吾未见能治也。又见风中于肌腠，辄用脑麝治之者，是引风入骨髓也，尤为难治，深可戒哉！如口㖞斜未正者，以蓖麻去壳捣烂，右病涂左，左病右，或鲜鳝鱼血入麝香少许，涂之即正。嚏嚏，初卒倒，僵仆不知人事，急以皂角末，或不卧散于鼻内吹之，就提头顶发，立苏。若有嚏者可治，无嚏者不治。经曰：风从汗泄，似可微汗。正如解表，表实无汗者，散之劫之。表虚自汗者，温之解之。若气滞者难治，宜吐之（余症见前）。可下者，此因内有便溺之阻隔，故里实。若三五日不大便者，可与《素问病机气宜保命集》三化汤，或子和搜风丸，老人只以润肠丸。理气者，气滞气郁，肩膊麻痛之类，此七情也，宜乌药顺气散（八味顺气散）之类；理血者，无表里之急，血弱举发不时者，用大秦艽汤或羌活愈风汤，兼用化痰丸。

李时珍医案

（藜芦涌风痰，斩关夺将立功）

荆和王妃刘氏，年七十，病中风，不省人事，牙关紧闭，群医束手。李时珍尊人，太医吏目月池翁诊视，药不能入口，自午至子，不获已，打去一齿，浓煎藜芦汤灌之。少顷，噫气一声，遂吐痰而苏，调理而愈。

（《本草纲目》）

【诠解】 时珍曰：哕逆用吐药，亦反胃用吐法去痰积之义。吐药不一：常山吐疟痰，瓜蒂吐热痰，乌附尖吐湿痰，莱菔子吐气痰，藜芦则吐风痰者也。还提及张子和《儒门事亲》云：一妇病风痫。自六七岁得惊风后，每一二年一作；至五七年，五七作；三十岁至四十岁则日作，或甚至一日十余作。遂昏痫健忘，求死而已。值岁大饥，采百草食。于野中见草若葱状，采归蒸熟饱食。至五更，忽觉心中不安，吐涎如胶，连日不止，约一二斗，汗出如洗，甚昏困。三日后，遂轻健，病去食进，百脉皆和。以所食葱访人，乃憨葱苗也，即本草藜芦是矣。《图经》言能吐风病，此亦偶得吐法耳。

此患者年七十，患中风口噤不开，群医束手，李时珍用藜芦汤（藜芦、附子、莽草、蛇床子、羌活、独活、当归、苦参、芍药、蜀椒）当机立断，涌吐风痰，再调理而愈。时针提及"药弗瞑眩，厥疾弗瘳"，真果决也。

王伦医案
（食厥如风，探吐得瘥）

王节斋治一壮年，忽得暴病如中风。口不能言，目不识人，四肢不举，急投苏合香丸，不效。王偶遇闻之，询其由，曰：适方陪客，饮食后忽得此证。遂教以煎生姜淡盐汤，多饮探吐之，吐出饮食数碗而愈。

（《古今医案按》）

【诠解】 此案并不复杂，患者壮年，暴食后突得病如中风，口不能言，目不识人，此食厥于内，腑气不通，急食生姜盐汤探吐而瘥。此案提示两点：一是暴饮暴食是中风发病的重要诱因，尤其中老年人有中风先兆风险者更应注意；二是医者应详细询问病史，辨证求因。苏合香丸芳香开窍，行气止痛，可用于痰迷心窍所致的痰厥昏迷、中风偏瘫，此时患者胃肠中全是宿食积滞，再吃苏合香丸也是无效，倒不如因势利导，采用生姜盐汤，小方治大病，探吐而出。

孙一奎医案

医案1（至虚有实像，医者需仔细）

孙文垣治吴勉斋，体肥腴，嗜炮炙，任性纵欲，年六七十，极躁急。一日，跌伤齿，恬不为意。后连跌两次（将中而频眩晕也）。次日晚，左手足忽不能动，口眼歪斜。诊之，左洪大，右缓大，其色苍黑，神昏鼾呼，呼长而吸短，呼至口，气勃勃出不能回，终日偃卧如醉人。

问曰：此非半身不遂乎？曰：症甚恶，不特此也。半身不遂者，中风已过之疾，其势仍缓，亦有十余年无恙者。今才病势便若此，乃中风之渐，方来且不可测，与六君子加全蝎、僵蚕、天麻。

两日无进退，间作吐，前药再加竹茹。

两日神始苏，欲言而舌不能掉，前药加石菖蒲、远志、红花，始能进粥数口，夜与正舌散同前药饮之。

又三日，能坐，粥亦颇加，言尚謇涩，以笔书我左手痛甚，大小便艰少，又用四君子加陈皮、竹茹、当归、白芍、红花、钩藤、天麻。

服三日，神色大好，饮食日加。服弥月，手痛减，语言亦渐清。惟大便十日一行，此血少之故，补养久，自当瘥。

病患常自言，吾病乃痰在膈间，安得一吐为快。（盖肝肾之气上浮，病者不知，误认为痰，不用峻剂养阴，俾龙雷之火下归原海之过也。）孙曰：据脉乃大虚证，非痰为害，不可轻吐。有医谓是病痰，吐而后补，可以痊愈，不然，必成痼疾。病患欲速效，决意吐之，家人不能阻，一吐而烦躁，犹曰：吐不快耳，须大吐始可。再吐而神昏气促，汗出如雨，竟毙矣。

（《名医类案》）

【诠解】 此案患者喜食肥甘厚腻，加之任性纵欲，年已六七十，性极躁急。此为肝肾不足，肝阳亢盛，风火痰食浮越于上之象。发则神昏鼾呼，呼长而吸短，其色苍黑，口眼歪斜，左脉洪大，右脉缓大，此大虚有实像，故孙一奎用六君子加全蝎、僵蚕、天麻、竹茹健脾化痰，祛风降逆平肝，石菖蒲、远志化痰开窍，红花养血活血。后用四君子加陈皮、竹茹、当归、白芍、红花、钩藤、天麻健脾益气，滋阴柔肝祛风，病症逐渐缓解。患者大便十日一行，孙氏辨为血少津枯，肠道失去滋润之故，谓补养久，自当瘥。若使用牛膝、龙骨、牡蛎等平肝潜敛，引药下行；肉苁蓉、锁阳等养肝肾润肠，似乎更妙。

孙一奎言：据脉大乃虚证，非痰为害，不可轻吐。而病人听信其他医生的观点，误以为病属痰在胸膈，不听劝告，一吐再吐，最终阳气暴脱而亡，真乃悲剧也。

笔者在临诊时候亦常碰到此类脉象，高年之人，性极躁急，脉轻取洪大有力，重按虚涩濡细，此来盛去衰、真虚假实之脉，亦是俗称的动脉硬化表现。笔者认为，先天禀赋不足，后天劳欲太过，损耗肾精，肝阴失养（肝肾同源），脉管失去阴精滋润（肝主筋脉），逐渐导致脉管硬化，且随着年龄增长这种硬化逐渐加深，正像树木老化，汁液不足，枝干失养，最终风吹树落。可见，肾精不足、肝肾阴虚是中风发病的共同体质基础。此外，饮食所伤，气郁血瘀，亦会导致脉络痹阻、痰瘀浊毒，加重动脉硬化的进程。中风病治疗的常态应是扶正固本，不论以攻为主，还是以补为主，都应该依据脉象，仔细辨析。当虚证为主时，一吐再吐，自然是犯了虚虚实实之戒，此案实在值得为医者警醒。

医案 2（先去风痰，再以长期调补）

太塘程晓山，程松谷从弟也。客湖州，年四十，悬壶之日，湖中亲友举贺，征妓行酒，宴乐月余。一日忽言曰：近觉两手小指及无名指掉硬不舒，亦不为用。口角一边常牵扯引动，幸为诊之。六脉皆滑大而数，浮而不敛。其体肥，其面色苍紫。予曰：据脉滑大为痰、数为热、浮为风。盖湿生痰、痰生热、热生风也。君善饮，故多湿。近又荒于色，故真阴竭而脉浮，此手指不舒，口角牵扯，中风之症已兆也。所喜面色苍紫，其神藏，虽病犹可治。切宜戒酒色，以自保矣。为立一方，以二陈汤加滑石为君，芩连为臣，健脾消痰，撤湿热从小便出；加胆南星、天麻以定其风，用竹沥、姜汁三拌三晒，仍以竹沥打糊为丸，取竹沥引诸药入经络化痰。外又以天麻丸滋补其筋骨，标本两治。服二料，几半年，不惟病痊，且至十年无恙。

迨行年五十，湖之贺者如旧，召妓宴乐者亦如旧，甘酒嗜音，荒淫而忘其旧之致病也。手指、口角牵引、掉硬尤甚，月余中风，左体瘫痪矣（瘫痪俗所谓半身不遂也）。归而逆予诊之，脉皆洪大不敛，汗多不收，呼吸气促。予曰：此下虚上竭之候。盖肾虚不能纳气归原，故汗出如油、喘而不休，虽和缓无能为矣，阅二十日而卒。

（《孙氏医案·新都治验》）

【诠解】 患者年已四十，男以八为纪，五八四十，正是阴气自半，精气始衰之时，按古之养生所言，自当作习有常，蓄精养气，以养天年。但却肆意妄为，征妓行酒，耗损肝肾精气。后觉两手小指及无名指掉硬不舒，亦不为用，口角一边常牵扯引动，此是中风先兆。观其体肥，多食肥甘，六脉皆滑大而数，浮而不敛，正是痰热夹风、真元亏虚不敛藏之象。面紫，痰瘀阻络，痰湿生风夹瘀为当下患者之主证，所以，孙一奎先生以二陈汤化痰，加用滑石为君，清泻利湿，使痰湿无以和风热相勾连；以芩连为臣，清泻内热，使风痰无以化热。再以天麻、胆南星一则祛风通络平肝，以治肢体麻木；一则以强力开达痰浊，搜剔经脉中风痰，以治肢体麻木。后用《丹溪心法》天麻丸，药物组成：天麻、萆薢、牛膝、玄参、羌活、当归、独活、杜仲（盐制）、附子（制）、地黄。长期内服调养，并告知戒酒色。患者服药调养不及1年就停了，后仍长期征妓，恣情声色，10年后再次发作中风。

此时中风非10年前可比，虽手指、口角牵引、掉硬尤甚，左体瘫痪；但脉皆洪大不敛，汗多不收，呼吸气促，已到肾元无以蓄藏精气，肾不纳气，则汗多不收；汗多不停，必亡阴亡阳，过20日命陨。孙一奎先生批以："此下虚上竭之候。盖肾虚不能纳气归原，故汗出如油、喘而不休，虽和缓无能为矣"。

本医案记述时间长达10年，就病案内涵，有以下三点体会。

①中风病内伤积损是一个很重要的病因病机，饮食有节，起居有常，注重内养，修身养性是预防中风和防止复发的重要途径。患者一贯恣肆酒色，耗损精气，40岁时，有中风先兆出现，当时脉浮滑，风痰扰动，虽有肝肾阴精亏耗，但尚未到肾中元气无以蓄纳精气的程度，也就是尚未到亡阴亡阳的阴阳脱离的危候，所以通过对证治疗和药丸调养，身体就有相应恢复。但患者本人并未汲取教训，仍酒色不断，最终酿成阴阳离绝之危候，医药不治而离世。

②病案中调养药丸应用的是《丹溪心法》中的天麻丸，其组方对肾精亏耗及中风病之痰瘀内阻这两大病机，治疗力度不够。比如入肾之药以独活、杜仲、玄参、生地黄、附片为主；填精补气之药，如人参、肉苁蓉、枸杞子、制首乌未用，补养力度不及；化痰之药如白术、陈皮、半夏未用，就一味萆薢利湿，其力太弱；活血化瘀药只有当归、牛膝，力量太弱，应加用桃红四物之类更好。

③中风病患者后期应长期以中药丸散剂调养，对预防再发中风是十分重要的。2003年，笔者父亲突发重症脑出血，CT显示颅内出血量约90ml，后经微创

清除血肿术救下生命，但瘫痪卧床不起，后经笔者中药汤剂、丸散治疗，完全恢复生活自理，可自由来去行走。10 余年间一直未间断专用丸药，至今年已 70 多岁高龄从未再发中风。而当年同笔者父亲因中风脑病一同住院的其他老人，病情较笔者父亲轻微者也相继因复发中风和并发症而离世。近年来，笔者还见过半年中连续复发 3 次的中风病人，因此可见，中风病后期的调养治疗是需要长期坚持的事情，应引起高度重视。

医案 3（化痰通络，清热祛风，先清后补，防重于治）

潘见所年四十七，微觉阳痿。其脉上盛下虚，上盛为痰与火，下虚为精元弱，宜戒色慎怒，恐痰生热而热生风，将有中风之患。次年中秋，连宵酒色，渠于色后，惯用鹿角胶三钱，人参一钱，酒送下，至是加倍服之。十七日，左手陡然颤动，重不能举。十八日左边半体手足皆不用矣。予始观面色赤，口微歪向右，唇麻，左瘫，诊之左弦大，右滑大。先用乌药顺气散一剂，服后昏睡半日，醒觉面更加赤，亦稍加，知痰盛使然，即以二陈汤加全蝎、僵蚕、天麻、黄芩、石菖蒲、红花、秦艽，煎冲竹沥、姜汁。一日两进，晚更与活络丹。

服至第六日，手指稍能运动，足可倚棹而立，予喜曰，机动矣。

改用归芍六君子汤加红花、钩藤、天麻、竹沥、姜汁。服二十剂，行可二十步矣，手指先麻木不知痛痒，至是能执物，继用天麻丸、五子全鹿丸调理，幸其断酒绝欲，百日痊愈。

此证予历治历效者，良由先为疏通经络，活血调气，然后以补剂收功，惟经络疏通，宿痰磨去，补之必效，此治类中风之法也。

（《孙氏医案·第三卷》）

【诠解】 患者常以鹿角胶、人参以酒送服，确可补肾，但其气温燥，极易激发色欲，日久必竭耗阴精，以致阴虚阳亢，甚至阳亢化风，冲逆于上，故其脉上盛下虚，虽补益而微觉阳痿。这也提示我们，肾中精气是人体生命的根本，古人讲节欲保精是养生的重要内容，违之必患。孙氏所言："上盛为痰与火，下虚为精元弱，宜戒色慎怒，恐痰生热而热生风，将有中风之患。"

此患者发病时左侧肢体瘫痪，唇麻，口歪向右，脉左弦大，右滑大，孙氏予乌药顺气散（麻黄、陈皮、乌药、白僵蚕、川芎、枳壳、甘草、白芷、桔梗、干姜）疏风顺气，明代方贤言此方"凡卒手足瘫痪、言语謇涩，先宜多服此药，以疏通气道，然后随证投以风药"。

患者服后昏睡半日，醒觉，面更加赤。辨证为风痰壅上，气血凝滞。以二陈汤燥湿化痰，加石菖蒲、竹沥、姜汁导痰热下行，开窍，黄芩清上焦痰热，可清肺抑肝，可防肝阳上亢，全蝎、僵蚕、天麻、红花、秦艽祛风养血，活血通络。《成方便读》张秉成云："夫风之中于经也，留而不去，则与络中津液气血浑合不分，由是卫气失于常道，络中之血，亦凝而不行，络中之津液，则结而为痰……然治络一法，较治腑治脏为难，非汤剂可以荡涤，必须用峻利之品，为丸以搜逐之。"活络丹（川乌、草乌、没药、乳香、胆南星、地龙）可使风、湿、痰浊、瘀血尽去，有活血通络之效。两方合用，兼去经络中的风、痰、热、瘀四邪，效宏力专。服至第6日，手指稍能运动，足可倚棹而立，此窍络得开，枢机可动。

改用归芎六君子汤加红花、钩藤、天麻、竹沥、姜汁健脾化痰、养阴柔肝祛风，证候逐渐缓解。善后选用天麻丸（天麻、牛膝、玄参、杜仲、萆薢、当归、附子、羌活、生地黄等）祛风除湿，通络止痛，补益肝肾；五子全鹿丸（金樱子、枸杞子、菟丝子、黄柏、白茯苓、牛膝、杜仲、车前子、五味子）补五脏，养精神，填骨髓，壮元阳，健筋骨，延年益寿。幸患者能断酒绝欲，后百日痊愈。

良由先为疏通经络，活血调气，然后以补剂收功，惟经络疏通，宿痰磨去，补之必效，此治类中风之法也。

孙氏治疗中风，高度重视预防，抓住了中医治疗中风的关键，并提出三大措施。一是长期服药预防，用天麻丸阴阳并举，滋补肝肾，行营卫，壮筋骨，巩固根基，兼祛风邪，防治结合。二是戒色，防止房劳过甚耗损肾精，有利于天麻丸发挥作用，因而清代喻昌进一步明确指出房事过度是引发中风的重要诱因，故节制房事是预防中风之本。三是戒酒，防止损伤脾胃，过饮则助湿生痰，影响脾胃运化，还可以助热。同时还应远厚味、薄膏脂。这不但充分体现了孙一奎治未病的预防思想，更符合现代治疗中风病时"预防重于治疗"的原则。清代俞震评价说："医书谓凡人大指次指麻木不仁者，三年内须防中风，当远房帏，绝嗜欲，戒酒戒浓味，以杜其患。"

缪希雍医案

（治小风，寒凉清润并重）

李季虬曰：予乙卯春，正月三日，忽患口角歪斜，右目及右耳根俱痛，右颊浮肿。仲淳曰：此内热生风及痰也。治痰先清火，清火先养阴，最忌燥剂。苏子、橘红、天冬、花粉、鲜沙参、甘菊花各三钱，贝母、白芍各四钱，麦冬五钱，甘草七分，天麻一钱，连翘二钱，加竹沥、童便各半杯，霞天膏四五钱，日服二剂。

初四至初九日，加生地黄三钱；初十加牛膝四钱，黄柏二钱；十三日去连翘，加石斛三钱五分，五味子七分，扁豆二钱，干葛八分；十八日去连翘、天麻、干葛、扁豆，加莲肉四十粒。

二十二日定方：天冬、甘菊、沙参各三钱，麦冬、生地黄、牛膝各五钱，炙草一钱，贝母、苏子、橘红、花粉各二钱，枣仁六钱，五味子八分、莲肉四十粒。

二月十二日定方：天冬、茯苓、贝母、沙参各三钱，麦冬、枣仁、牛膝各五钱，苏子、橘红、甘菊各二钱五分，黄柏、甘草各一钱五分，花粉、玄参各二钱，五味子七分，生地黄、白芍各四钱，莲肉六十粒。

十日后，去花粉，后又去玄参，加石斛三钱。

至五月尽，病始痊愈。

前方中曾加参二钱，服二剂反觉浮大上升，即去之。先时合成丸药，病中，仲淳以为可服。

方用人参十两，乳浸，饭上蒸；五味子十两，蜜蒸烘干；山茱萸八两，沙蒺藜十二两，半炒为末，一半打糊和药；巴戟天八两，以甘菊花、枸杞子同酒浸蒸晒干；莲须六两，枸杞子十二两，川牛膝十两，酒蒸天冬六两，莲肉十二两，炒白茯苓八两，黄柏四两，蜜炙砂仁二两，生地黄十二两，鹿角霜十二两，酥拌炒如飞面；鹿茸六两，菟丝子末八两，甘菊花六两。炼蜜和蒺藜糊，和丸桐子大。每服六钱，空心饥时各一服，淡盐汤送下。

过百日后，更定丸方：黑芝麻三斤，桑叶酒拌蒸晒三斤，何首乌九蒸九晒三斤，苍术黑豆拌蒸三次二斤，牛膝如蒸苍术法二斤，甘菊花二斤，大生地黄三斤，天冬酒蒸二斤，柏子仁二斤，枸杞子二斤。

（《先醒斋医学广笔记》）

【诠解】 此案症状描述较少，但辨证与用药清晰，充分反映了缪氏对于中风病的认识。

①主张辨其真假，倡导"内虚暗风"：缪氏以先贤为宗，结合自己的体会，指出："凡言中风，有真假、内外之别，差之毫厘，谬以千里。"所谓真中，即外中之风，乃"西北土地高寒，风气刚猛，真气空虚之人，卒为所中"，若"中脏者死，中腑者成废人，中经络者可调理而瘳"。治当先解散风邪、次补养气血，亦即先标而后本也。至于类中，非外来之风，故曰内风。乃"内虚暗风"，且以"阴虚者为多"，并指出"大江以南之东西两浙、七闽、百粤、两川、滇南、鬼方、荆、扬、梁三州之哉，天地之风气既殊，人之所禀亦异，其地绝无刚猛之风，而多湿热之风，质多柔脆，往往多热，多痰"。故类中之发与外来风邪迥别，"其将发也，外必先显内热之候，或口干、口苦，或大便闭涩、小便短赤""真阴既亏，内热弥甚，煎熬津液，凝结为痰，壅塞气道，不得通利，热极生风"。可见，内虚即阴虚，暗风即内风，这是对中风病机认识的又一发展，是对丹溪学说的补充和发挥。

②治小风寒凉清润并重：对于中风病的治疗提出清热顺气开痰以救其标，养阴补阳以治其本的原则。其用药：清热多用天冬、麦冬、甘菊、白芍、茯苓、天花粉、童便；顺气多用苏子、枇杷叶、橘红、郁金、白蒺藜；化痰多用贝母、白芥子、竹沥、瓜蒌仁；益阴多用首乌、天冬、甘菊、生地黄、白芍、枸杞子、麦冬、五味子、牛膝、人乳、阿胶、黄柏；补阳、补气多用人参、黄芪、巴戟天、鹿茸。以上诸药重在养阴清润，补阳也避附桂辛热，治法已脱出唐人温散外风及明人温补培元的窠臼。清人姜天叙曾说："缪仲淳取用白蒺藜、菊花、首乌等一派甘寒之品，虽无近效，而阴虚内热之人，诚可恃也，不可因平淡而忽之"

（《风劳臌膈四大证治》）；清人俞东扶则谓："今《临证指南医案》中风一门，大半宗此，又可补刘、李、朱、张所未备"（《古今医案按·卷一》）。

薛立斋医案

医案 1（疏肝养血，和调气机）

有一妇人，先胸胁胀痛，后四肢不收，自汗如雨，小便自遗，大便不实，口噤目蒙。或以为中脏，甚忧。请薛立斋视之，曰：非也。若风既中脏，真气既脱，恶证既见，祸在反掌安能延至十日，乃候其色，面目俱赤而或青。诊其脉，左三部洪数，惟关尤甚。乃知胸乳胀痛，肝经血虚，肝气瘀塞也，四肢不收，肝经血虚，不能养筋也。自汗不止，肝经血热，津液妄泄也。小便自遗，肝经热甚，阴挺失职也。大便不实，肝木炽盛，克脾土也。遂用犀角散四剂，诸症顿减，又用加味逍遥散调理而安。

（《古今医案按》）

【诠解】女子以肝为先天，以血为用。青中年女性，阴血常有不足，加之肝体阴用阳，易致肝郁。此案患者左三部脉洪数，惟关尤甚，加之胸乳胀痛，此为肝郁化火，经脉不通，不通则痛。肝火炽盛，克伐脾土，则大便溏薄，四肢不用。肝火实热逼津液外泄，则自汗如雨，小便失禁。薛氏用犀角散清心泻肝火，镇静安神，后用加味逍遥丸疏肝养血，清热健脾，善后而安。若方中酌用清热利湿，导热下行之品似乎更妙。

医案 2（健脾益气为先，补肾为后）

（1）薛立斋治一人，年六十余，素善饮酒，两臂作痛，服祛风治痿之药，更加麻木发热，体软痰涌，腿膝拘痛，口噤语涩，头目晕重，口角流涎，身如虫行，痒起白屑。立斋曰：臂麻体软，脾无用也，痰涎自出，脾不能摄也，口斜语涩，脾气伤也；头目晕重，脾气不能升也，痒起白屑，脾气不能荣也。遂用补中益气汤加神曲、半夏、茯苓。三十余剂。诸症悉退，又用参术膏而愈。

（2）一妇人怀抱郁结，筋挛骨痛，喉间似有一核。服乌药顺气散等药。口眼歪斜，臂难伸举，痰涎愈甚，内热晡热，食少体倦。立斋云：郁火伤脾，血燥生风所致，用加味归脾汤。二十余剂。形体渐健，饮食渐加，又服加味逍遥散十余剂。痰热少退，喉核少利。更用升阳益胃汤数剂，诸症渐愈。但臂不能伸，此肝经血少，用地黄丸而愈。

（3）秀才刘允功，形体魁伟，不慎酒色。因劳怒头晕仆地，痰涎上涌，手足麻痹，口干引饮，六脉洪数而虚。薛以为肾经亏损，不能纳气归原而头晕，不能摄水归原而为痰。阳气虚热而麻痹，虚火上炎而作渴，用补中益气汤合六味丸，治之而愈。其后或劳役，或入房，其病即作。用前药随愈。

（4）宪幕顾斐斋左半身并手不遂，汗出神昏，痰涎上涌。王竹西用参芪大补之剂。汗止而神思渐清，颇能步履，后不守禁，左腿自膝至足肿胀甚大，重坠如石，痛不能忍。其痰甚多，肝脾肾脉洪大而数，重按则软涩。立斋朝用补中益气汤加黄柏、知母、麦冬、五味，煎送地黄丸，晚用地黄丸料加知母、黄柏。数剂诸症悉退，但自弛禁，不能痊愈耳。

震按：此四案，理精法密，学人所当熟玩。

车驾王用之。卒中昏愦，口眼歪斜，痰气上涌，咽喉有声，六脉沉伏，此真气虚而风邪所乘。以三生饮一两，加人参一两，煎服即苏。立斋曰：若遗尿撒手，口开鼾睡为不治，用前药亦有得生者，夫前饮乃行经络治寒痰之药，有斩关夺旗之功。每服必用人参两许，驾驭其邪而补助真气，否则不惟无益，适足以取败矣。

震按：此治中寒寒痰壅塞气道之药。肥人脉沉伏，无火象者，可用之。若脉微细者，必加人参，实非中风药也。《折肱漫录》云：三生饮施于中风之寒证，妙矣。或有虚火冲逆，热痰壅塞，以致昏愦颠仆者。状类中风，恐乌附非所宜服。立斋治王进士失于调养，忽然昏愦。谓是元气虚，火妄发，夹痰而作。急灌童便，神思渐爽，更用参、芪各五钱，芎、归各三钱，元参、柴胡、山栀、炙草各一钱，服之少定。察其形倦甚，又以十全大补汤加麦冬、五味治之而安。

予从弟履中，年方强壮，以劳心忧郁而得斯证。痰升遗溺，眼斜视，超时不醒，竟类中风。亦灌以童便而苏。此等证候，皆火夹痰而作，断非三生饮所可治者，并姜汤亦不相宜也。同一卒然昏愦，而所因不同，须细审之。

《太平广记》载唐梁新，见一朝士。诊之曰：风疾已深，请速归去。其朝士复见州高医赵鄂。诊之，言疾危，与梁说同。惟云只有一法，请吃消梨，不限多少，咀嚼不及，绞汁而饮到家旬日，根据法治之而愈，此亦降火消痰之验也。

（《古今医案按》）

【诠解】案（1）患者素善饮酒，助生湿痰，故痰涌，脾伤气弱不摄，则口角流涎，脾虚不能主肌肉四肢，故臂麻体软，身如虫行，痒起白屑。高年之人，多有肾虚，加之气血生化不足，不能升清输布气血精气于上，故头目晕重，口歪语涩，腿膝拘痛。薛氏用补中益气汤健脾益气升清，加神曲、半夏、茯苓化痰降逆，后用参术膏补气健脾除湿，巩固疗效。

案（2）患者素体肝肾阴虚，筋骨失养，筋孪骨痛，肝体阴用阳，阴虚阳亢，加之情绪郁结化火，横逆伤脾，以致痰气交阻，喉中喉核日显，肝火夹痰冲逆经络，故口眼歪斜，此患者立斋辨证为郁火伤脾。血燥生风，用加味归脾汤健脾，加味逍遥散疏肝泄热，地黄丸滋阴补肾除湿，终能治愈。

案（3）患者酒色劳倦伤及脾肾，导致阴虚火旺，气虚痰涌；薛氏以为肾经亏损，不能纳气归原而头晕，不能摄水归原而为痰，阳气虚弱而麻痹，虚火上炎而作渴，用补中益气汤合六味丸。治之而愈，其后或劳役，或入房，其病即作，用前药随愈，充分说明房劳酒色是导致中风的重要病因。

案（4）患者汗出神昏，痰涎上涌，半身不遂，似为气弱痰涌，用益气补益之品取得一时之效，后患者左腿自膝至足肿胀甚大，重坠如石，痛不能忍，其痰甚多，肝脾肾脉洪大而数，重按则软涩，颇像当今之深静脉血管炎，证为本虚标实。薛氏用知柏地黄丸、参麦饮、补中益气汤加减益气滋阴，清热燥湿解毒，补泻兼施，诸症渐退。惟病在早期，过用黄芪，似甘温壅中，略有不妥。如病之早期就适当潜敛，酌加通络化瘀之品，似更为稳妥。

李士材医案

（痰食气阻，导邪为先）

（1）太史杨方壶夫人。忽然晕倒，医以中风之药治之，不效。迎李士材诊之，左关弦急，右关滑大而软，本因元气不足，又因怒后食停，乃进理气消食药，得解黑屎数枚，急改用六君子加姜汁。服四剂而后晕止。更以人参五钱，芪、术、半夏各三钱，茯苓、归身各二钱。加减调理，两月即愈。此名虚中，亦兼食中。

（2）给谏晏怀泉夫人，先患胸腹痛。次日卒然晕倒，手足厥逆。时有医者，以牛黄丸磨就将服矣。士材诊之，六脉皆伏，惟气口稍动。此食满胸中，阴阳痞隔，升降不通，故脉伏而气口独见也。取陈皮、砂仁各一两，姜八钱，盐三钱，煎汤灌之，以指探吐。得宿食五六碗，六脉尽见矣。左关弦大，胸腹痛甚，知为大怒所伤也。以木香、青皮、橘红、香附、白术煎服，两剂痛止。更以四君子加木香、乌药，调理十余日方瘥，此是食中兼气中。

（《古今医案按》）

【诠解】　此两案均为怒后食停导致中风的案例。案（1）患者脾肾气弱，怒后食物停滞，肝郁不疏，燥屎内停，腑气不通，先理气消食，再健脾益气化痰，调和气血，终愈。

案（2）患者先胸腹疼痛，后昏倒，并手足厥逆，六脉沉伏。（伏脉极重按之，着骨乃得，常见于邪闭、厥证、痛极等病证。）窍络不通，万治难效，惟有因势利导，导邪气外出为先。因此，李士材先用陈皮、砂仁、姜盐煎汤灌服后探吐，吐出宿食后六脉尽见，体现出其精湛的诊查技术。后以行气化痰药物调理得愈。

喻嘉言医案

（缪治之法从阴引阳，从阳引阴）

季蘅翁禀丰躯伟，望七之龄，神采不衰，近得半身不遂之证，已二年矣。病发左半，口往右歪，昏厥遗溺。初服参术颇当，为黠医簧以左半属血，不宜补气之说，几致大坏。云间施笠泽以参附疗之，稍得向安。然概从温补，未尽病情也。诊得脉体，软滑中时带劲疾。盖痰与风杂合之证，痰为主，风为标也。又热与寒杂合之证，热为主，寒为标也。平时手冷如冰，故痰动易至于厥。然厥已复苏，苏已呕去其痰，眠食自若，虽冬月亦能耐寒，无取重复絮。可知寒为外显之假寒，而热为内蕴之真热。既有内蕴之热，自蒸脾湿为痰，久久阻塞窍隧。而卫气不周，外风易入，加以房帏不节，精气内虚，与风相召，是以杂合而成是证耳。及今大理右半脾胃之气，以运出左半之热痰虚风。此其间有微细曲折，非只温补一端所能尽者，何也。治杂合之病，必须用杂合之药，而随时令以尽无穷之变。即如冬月严寒用事，身内之热，为外寒所束，不得从皮肤外泄，势必深入筋骨为害矣。故用姜附以暂撤外寒，而内热反得宣泄。若时令之热，与内蕴之热相合，复助以姜附，二热交煽，有灼筋腐肉而已。孰是用药之权衡，可以一端尽耶。或者曰：左半风痱，而察脉辨证。指为兼痰兼热似矣，痰者脾湿所生，寄居右畔，是则先宜中右，而何以反中左耶。既已中左，明系左半受病，而何以反治右耶。不知此正病机之最要者。但为丹溪等方书说：病在左血多，病在右气多。教人如此认证。因而起后人之偏执，至内经则无此说也。《内经》但言左右者，阴阳之道路。夫左右既为阴阳往还之道路，何尝可偏执哉。况左半虽血为主，非气以统之则不流。右半虽气为主，非血以丽之则易散。故肝胆居左，其气常行于右，脾胃居右，其气常行于左。往来灌注，是以生生不息也，肝木主风，脾湿为痰，而风与痰之中人，原不分于左右，但翁恃其体之健，过损精血，是以八八天癸已尽之后。左半先亏，而右半饮食所生之痰，与皮毛所入之风，以渐积于空虚之府。而骤发始觉耳，风脉劲疾，痰脉软滑。惟劲疾故病则大筋短缩，即舌筋亦短而謇于言。小筋弛长，故从左而歪于右。从左歪右，即可知左畔之小筋，弛而不张也。若小筋能张，则左歪矣。凡治一偏之病，法宜从阴引阳，从阳引阴，从左引右，从右引左。盖观树木之偏枯者，将溉其枯者乎。抑溉其未枯者使荣茂。而因以条畅其枯者乎。治法以参术为君臣，以附子、干姜为佐使，寒月可恃无恐。以参术为君臣，以羚羊角、柴胡、知母、石膏为佐使。而春夏秋三时，可无热病之累，然宜刺手足四末，以泄荣血而通气，恐热痰虚风，久而成疠也。

（《寓意草》）

【诠解】 患者年近七十仍房帏不节，损耗阴精日久，患中风偏瘫，左半身不遂 2 年，口往右歪，昏厥遗溺，已入中风后遗症期。从症状来看，神志昏迷而小便失禁，为元气亏损、肾精无力固摄的表现，所以用了人参、白术补其元气，切中患者当时病机，故服药后疗效明显。但其他医生依据丹溪所言，机械地照搬"病在左属血分，不宜补气"的思路组方治疗，结果疗效不好，反而病情恶化，后施笠泽用参附汤治疗，病情稍安，整体的治疗效果不显著。

喻嘉言认为本例患者恃其体之健，房劳过损精血，是以八八天癸已尽之后，左半（肝肾阴精）先亏，而右半（脾胃）饮食所生之痰，与皮毛所入之风相合，渐积于空虚之府，日积月累而成痼疾。患者平时手冷如冰，痰浊一蒙则昏迷，然此患者苏醒后已经用吐法去其痰，患者睡眠自若，冬天亦能耐寒，并不需要加厚衣被，加上其脉"软滑中时带劲疾"，故认为此证患者之寒为外显之假寒，而热为内蕴之真热，是风邪瘀滞脉络，阻痹气血运行，化热蒸脾湿，炼液为痰，久而久之，痰瘀阻塞窍隧，而卫气不能畅达于体表，外风易入。加以房帏不节，精气内虚，与风邪相召感，是以杂合而成此证。

既然是本虚标实，真热假寒之证，当不能简单地用干姜、附子等温燥之药，所以才会出现用附子、干姜之类的药物，虽病情有所缓解，但仍不见起色。温燥药物应用稍有效果是因为冬月身内之热，为外寒所束，不得从皮肤外泻所致。所以，此证清内热的同时，稍稍配合以温宣表透之药，内热反得宣泄。喻氏以冬季人参、白术为君臣培元固本，以附子、干姜为佐使。春夏秋季以人参、白术为君臣，以羚羊角、柴胡、知母、石膏为佐使清泻风痰瘀热，并配合刺手足四末，以泻壅积于孙络之荣血而通气逐瘀。

西医学能使我们借助影像学技术，很清晰地知道中风患者瘫痪于左侧，其病灶在头部右侧，尽管左右偏瘫体位不同，但都是脑部不同部位有风痰瘀血这一病机所造成的。喻嘉言并不惑于丹溪之成见"病在左血多，病在右气多"。而是从整体上来辨证认识，认为从本来说肝肾阴精不足，不能润养筋脉；加之风痰入络，阻碍气血运行，是导致"风痱"之证的核心机制；再与外寒相合，则出现筋脉挛缩、舌筋短缩而言语障碍。凡治一偏之病，法宜从阴引阳，从阳引阴，也就是缪治法。也就是在整体上去调节人体的阴阳气血，并把握好病机的根本主次，这些观点，都值得我们深入学习。

张石顽医案

（地黄饮子补肾化痰，六君子汤健脾化痰，用治类中）

（1）石顽治春榜赵明远。平时六脉微弱。己酉九月，患类中风，经岁不痊。

邀石顽诊之。其左手三部弦大而坚，知为肾脏阴伤，壮火食气之候。且人迎斜内向寸，又为三阳经满，溢入阳维之脉，是不能无颠仆不仁之虞。右手三部浮缓，而气口以上微滑，乃顽痰涌塞于膈之象。以清阳之位而为痰气占据，未免侵溃心主。是以神识不清，语言错误也。

或者以其神识不清，语言错误，口角常有微涎，目睛恒不易转，以为邪滞经络，而用祛风导痰之药，殊不知此本肾气不能上通于心。心藏虚热生风之证，良非风燥药所宜。

或者以其小便清利倍常以为肾虚，而用八味壮火之剂。殊不知此证虽虚，而虚阳伏于肝脏。所以阳事易举，饮食易饥，又非益火消阴药所宜。

或者以其向患休息久痢，大便后常有淡红渍沫，而用补中益气。殊不知脾气陷于下焦者，可用升举之法。此阴虚久痢之余疾，有何清气在下可升发乎。若用升、柴升动肝肾虚阳，鼓激膈上痰饮，能保其不为喘胀逆满之患乎，是升举药不宜轻服也。今举河间地黄饮子助其肾，通其心，一举而两得之。但不能薄滋味，远房室，则药虽应病，终无益于治疗也。惟智者善为调摄，为第一义。

（2）又治御前侍卫金汉光如夫人，中风四肢不能举动，喘鸣肩息，声如拽锯。不能着枕，寝食俱废者半月余，方邀治于石顽，诊其脉。右手寸关数大，按久无力，尺内愈虚，左手关尺弦数，按之渐小，惟寸口数盛，或时昏眩，或时烦乱。询其先前所用诸药，皆二陈导痰，杂以秦艽、天麻之类，不应。又与牛黄丸，痰涎愈逆，危殆益甚，因疏六君子。或加胆南星、竹沥，或加黄连、当归，甫四剂而喘息顿除。再三剂而饮食渐进，稍堪就枕。再四剂而手足运动。十余剂后，屏帏之内，自可徐行矣。因思从前所用之药，未常不合于治。但以痰涎壅盛，不能担当，峻用参、术开提胃气，徒与豁痰，中气转伤，是以不能奏绩耳。

（3）又治汉川令顾羕在夫人。高年气虚痰盛，迩因乃郎翰公远任广西府，以道远抑郁。仲春十四夜，忽然下体堕床，便舌强不语，肢体不遂。

以是日曾食湿面，诸医群议消导。消导不应，转增困惫，人事不省，头项肿胀。事在危急，急邀石顽诊之。

六脉皆虚濡无力，诸医尚谓大便六七日不通，拟用攻下。

余谓之曰：脉无实结，何可妄攻。羕在乔梓，皆言素有脾约。大便常五七日一行，而艰苦异常。乃令先小试糜饮，以流动肠胃之枢机。日进六君子汤，每服用参二钱，煎成炖热，分三次服。

四剂后，自能转侧，大便自通。

再四剂，手足便利，自能起坐。

数日之间，倩人扶掖徐行，因切嘱其左右谨防，毋使步履有失，以其气虚痰盛，不得不防杜将来耳。

（4）又治松陵沈云步先生。解组归林，以素禀多痰，恒有麻木之患，防微杜渐，不无类中之虞。乃谋治于石顽，为疏六君子汤，服之颇验，而性不喜药。入秋以来，渐觉肢体不遂，复邀延医。脉软滑中有微结之象，仍以前方除去橘皮。加归、芪、巴戟，平调半月而安，然此证首在节慎起居，方能永保贞固。殊非药力可图万全也。

（《张氏医通》）

【诠解】

案（1）患者平时六脉微弱，患类中风经年，神志不清，语言错乱，口角常有微涎，目睛恒不易转，饮食易饥，阳事易举，向患休息久痢，大便后常有淡红渍沫，小便清利，左手三部弦大而坚，人迎斜内向寸，右手三部浮缓，而气口以上微滑。

张氏辨证为肾阴不足，肝阳上亢，夹痰阻于胸膈，心肾不交，用刘完素"地黄饮子"治疗。地黄饮子主要由三组药物组成。一组为补阴药，应用甘温的熟地黄与酸温的山茱萸相配，以补肾填精，配石斛、麦冬、五味子滋阴敛液，壮水以济火；一组为补阳药，以肉苁蓉、巴戟天温壮肾阳，配熟附子、肉桂温养下元、摄纳浮阳、引火归原；一组为开窍化痰药，用石菖蒲配茯苓、远志以开窍化痰、交通心肾。少许薄荷以疏肝郁而轻清上行，生姜、大枣以和中调药。补阴药与补阳药相伍，阴阳并补、滋阴涵阳、水火相济；补肾与化痰相配，标本同治、重在治本；治下与治上同用，治下补肾培元，治上化痰截流，上下兼顾，治下为主。

最后还强调了调护要点：应薄滋味，远房室。强调了善为调摄，才是杜绝中风发病的第一要务。

案（2）张氏治御前侍卫金汉光如夫人，中风四肢不能举动，喘鸣肩息，声如拽锯。不能着枕，寝食俱废半月余，或时昏眩，或时烦乱。右手寸关数大，按久无力，尺内愈虚；左手关尺弦数，按之渐小，惟寸口数盛。前医用二陈导痰，秦艽、天麻化痰导下，牛黄丸清心开窍，结果痰越化越多。

张石顽抓住患者右手脉寸、关数大，按久无力，尺内愈虚；左手关、尺弦数，按之渐小，惟寸口数盛。此真虚假实之证也，徒与豁痰导下，反伤中气，故用六君子汤健脾化痰，南星去风痰开窍，竹沥清心化痰，黄连清热解毒，当归润养气道，止咳定喘，果得良效。

案（3）患者高年气虚痰盛，抑郁，仲春发病，忽下体堕床，便秘，舌强不语，肢体不遂。诸医群议消导，反增困惫，甚至人事不省，头项肿胀，病势危急。石顽诊六脉皆虚濡无力，力排众医攻下之议，用米汤内服，予六君子汤，竟大便自通，手足便利，逐渐康复。

案（4）是使用六君子汤预防中风发病的案例，与前2案较为类似。

张氏认为半身不遂等症，皆伏痰留滞而然。若此，痰饮岂非邪类？不去痰邪，病何由愈？凡经络之痰，盖即津血所化。假使营卫和调，则津自津，血自血，何痰之有。惟有元阳亏损，神机耗败，则水中无气，而津凝血败，皆化为痰耳。若谓痰在经络，非攻不去，则必津血尽去方可，这又怎么可能呢？否则安有独攻其痰，而津血自可无动乎？津血复伤，元气愈竭，随去随化，痰必愈甚，这就是为什么治痰者不能尽化其痰，而所耗损的惟有元气。妄指为痰，以误攻之，又是何其之愚昧。故凡治痰之药，在元气无伤而有壅滞者，乃可暂用分消，若病损及元气，而但知治标，则未有日用而不日败者矣。

张氏谈及中风病"痰"的产生，并提出根据病家元气虚实的不同，采用不同治痰之法，确实振聋发聩，非常精彩。

马元仪医案

（培扶元气，用治脱证）

马元仪治周某，神昏不语，状如中风，已半月。脉之，右虚微无力，乃阳虚之候也。胸中时满，或痴立如呆，上焦之阳不用矣。足膝无力，转侧不能，下焦之阳不用矣。诸阳既微，阴乃用事，不行温补，阴日以长，阳日以消，如气化有肃杀而无阳和，物其能久乎。遂与附桂理中汤，大培元气，半月而神始清，便乃行，一月而食渐进，足可履。兼进八味丸，调理而安。

（《续名医类案》）

【诠解】 中风病多以阴虚阳亢，风火夹痰瘀，冲逆于上，蒙闭神窍为主。此案患者神昏半月，胸中时满，或痴立如呆，足膝无力，转侧不能，右脉虚微无力。马氏并未使用醒神开窍之法，而是抓住右脉虚微无力，辨证为阳虚不用，用附桂理中汤健脾益气、温阳通脉取效。危急重症，脉诊是抓住疾病证候本质的核心和关键。

叶天士医案

（内风为主，柔肝固脾，培土制木）

（1）钱偏枯在左，血虚不萦筋骨，内风袭络，脉左缓大。（肝肾虚，内风动）

制首乌（四两烘），枸杞子（去蒂二两），归身（二两用独枝者去梢），怀牛膝（二两蒸），明天麻（二两面煨），三角胡麻（二两打碎水洗十次烘），黄甘菊（三两水煎汁），川石斛（四两水煎汁），小黑豆皮（四两煎汁）。

用三汁膏加蜜，丸极细，早服四钱，滚水送。

（《临证指南医案》）

【诠解】　叶氏此案描述肝血不足，不能养筋，以致偏枯的治疗，全方以补为主，并无用补生热之弊。

叶氏在《临证指南医案·中风》中指出："肝为风木之脏，相火内寄，体阴而用阳，其性刚，主升主动"，认为肝的这种特性决定了肝阴易虚，肝阳易亢。若"精血衰耗，水不涵木，木少滋荣"，则"肝阳偏亢，内风时起"，这就是产生"阳化内风"的主要机制。他认为"肝为刚脏，非柔润不能调和也"，在治疗上提出了"缓肝之急以息风，滋肾之液以驱热"的著名观点，并拟定了治疗中风的重要方法——柔肝滋肾法，他还根据肝的标本缓急与虚实，在柔肝、清肝、养肝、潜肝、滋肾等方面形成了自己的独特经验，并采用相应的方药，确立了新的中风治法。

从用药来看：制首乌补肝肾，益精血，乌须发，强筋骨，化浊降脂。枸杞子滋补肝肾，益精明目。当归身补血活血，调经止痛，润燥滑肠。怀牛膝：《本草经疏》曰其"走而能补，性善下行"。尤其张锡纯《医学衷中参西录》说："牛膝善引上部之血下行，为治脑充血证之好品"，所以其镇肝息风汤、建瓴汤中均重用此品至30g，临床收效颇佳。天麻，息风定惊，治眩晕眼黑，头风头痛，肢体麻木，半身不遂，语言謇涩，小儿惊痫动风。《本草汇言》："主头风，头痛，头晕虚旋，癫痫强痉，四肢挛急，语言不顺，一切中风，风痰。"《本草纲目》："天麻，乃肝经气分之药。"《素问》云："诸风掉眩，皆属于肝。"故天麻入厥阴之经而治诸病。罗天益云：眼黑头眩，风虚内作，非天麻不能治。天麻乃定风草，故为治风之神药。甘菊，能补阴，须味甘者，若山野苦者勿用，因其大伤胃气。《本草纲目》：甘菊，昔人谓其能除风热，益肝补阴，盖不知其尤多能益金、水二脏也，补水所以制火，益金所以平木，木平则风息，火降则热除，用治诸风头目，其旨深微。甄权谓治头目风旋倒地，脑骨疼痛，则肝阳内风头痛，固有直上颠顶，脑骨如裂者，若风旋倒地，则血冲脑经，而失其知觉运动矣。又谓治身上一切游风，令消散，利血脉，则是血热生风之症，苦泄清理，而风自息。

可见，在柔肝方面，叶天士多以酸甘化阴为主，因"酸能柔其阴""甘能缓其急""肝为刚脏，非柔润不能调和也"。

（2）陈（四七）肝血肾液内枯，阳扰风旋乘窍，大忌风药寒凉。

炒杞子　桂圆肉　炒菊花　炙黑甘草　黄芪（去心）牡蛎

（《临证指南医案》）

【诠解】此案既言肝血肾液不足，且风阳扰上袭官窍，则应酌加养血滋肾之品，如当归、白芍、熟地黄、山茱萸、菟丝子之类；既有风逆之证，则应酌加天麻、防风、怀牛膝等祛风引血药。

（3）张（四九）中风以后，肢麻言謇，足不能行，是肝肾精血残惫，虚风动络，下寒，二便艰阻，凡肾虚忌燥，以辛润温药。

苁蓉　枸杞　当归　柏子仁　牛膝　巴戟　川斛　小茴香

（《临证指南医案》）

【诠解】此为中风后遗症表现，最突出的症状为大便艰涩，叶氏辨证为阴血不足，肠道不润，跳出了通肠导下，甚至攻下的窠臼，用补肾润肠之法取效。今日老龄社会，中风后遗症便秘者不在少数，此方此案颇为值得借鉴。

（4）陈（五九）中络舌暗不言，痛自足起渐上，麻木膜胀，已属痼疾，参苓益气，兼养血络，仅堪保久。

人参　茯苓　白术　枸杞　当归　白芍　天麻　桑叶

（《临证指南医案》）

【诠解】此亦为中风后遗症表现，最突出的症状为肢体麻木、疼痛、肿胀，叶氏辨证为气血不足，络脉失养，用人参、白术、茯苓益气、健脾、助运；当归、白芍、枸杞子养阴血柔肝，舒缓络脉宁急；天麻祛风通络，补五劳七伤，通血脉，开窍；桑叶清润肺金，以防肝木升发太过。窃以为，脾主肌肉四肢，肢体麻痹症，拟加用黄芪补气助运，补气行血，补气行津更妥。

（5）唐（六六）男子右属气虚，麻木一年，入春口眼歪斜，乃虚风内动，老年力衰，当时令之发泄。忌投风药，宜以固卫益气。

人参　黄芪　白术　炙草　广皮　归身　天麻　煨姜　南枣

凡中风证，有肢体缓纵不收者，皆属阳明气虚。当用人参为首药，而附子、黄芪、炙草之类佐之。若短缩牵挛，则以逐邪为急。

（《临证指南医案》）

【诠解】 此案患者久患中风，为后遗症期病人。其突发口眼歪斜，必为风痰入络之证。叶氏虽执拗于内风至中的观点，但其认为是患者年老气衰，加之汗法发泄太过所致，故言"忌投风药，宜以固卫益气"。其方颇有古风，惜无剂量，窃以为黄芪大量为佳。

（6）张（五七）痱中经年，眩晕汗出，阳气有升无降，内风无时不动，此竟夜不寐，属卫阳不肯交于营阴矣。沉痼之症，循理按法，尚难速效，纷纷乱药，焉望向安，议用固阳明一法。

桂枝木　生黄芪　川熟附　炒远志　龙骨　牡蛎　姜　枣

（《临证指南医案》）

【诠解】 此方应兼用阴药，不应专于补阳。既云卫阳不肯交于营阴，阳气有升无降，内风无时不动，竟夜不寐，而方中桂枝、黄芪、附子、远志、姜都属温热躁动之品。不是说这些药物不应该用，而是应当配用甘草、白芍、天麻、牛膝等药养阴和营，引气血下行。

（7）沈　风中廉泉，舌肿喉痹，麻木厥昏，内风亦令阻窍，上则语言难出，下则二便皆不通调，考古人吕元膺，每用芳香宣窍解毒，勿令壅塞致危也。至宝丹四丸匀四服。

（8）葛（三八）年未四旬，肌肉充盈，中病二年，犹然舌强言謇，舌浓边紫而纳食便溺仍好，乃心包络间，久积之热弥漫，以致机窍不灵，平昔酒肉助热动风为病，病成反聚于清空之络，医药之治痰治火，直走肠胃，是以久进多投无效，至宝丹。

（《临证指南医案》）

【诠解】 中医"三宝"之一的至宝丹，是急救良药。至宝丹具有清热开窍、化浊解毒的功效，主要用于一些急性病证的治疗，如急性脑血管病、脑震荡、心绞痛、黄疸、癫痫、尿毒症等。至宝丹出自《太平惠民和剂局方·治诸风》，治疗卒中急风不语，中恶气绝，中诸物毒暗风，中热疫毒，阴阳二毒，山岚瘴气毒，蛊毒，水毒。产后血晕，口鼻出血，恶血攻心。烦躁气喘吐逆。难产闷乱，死胎不下。

方中麝香、冰片、安息香开窍醒神，辟秽化浊；牛黄、雄黄豁痰解毒；犀角（水牛角代）、玳瑁清心解毒；朱砂、琥珀、金箔、银箔镇心安神。全方不但长于开窍以治标，亦可清热化痰以治本。

《绛雪园古方选注》说："热入心包络，舌绛神昏者，以此丹入寒凉汤药中用之，能祛阴起阳，立展神明，有非他药之可及。"

（9）程　脉濡无热，厥后右肢偏痿，口舌歪斜，声音不出。此阴风湿晦中于脾络，加以寒滞汤药，蔽其清阳，致清气无由展舒。法宗古人星附六君子汤益气，仍能攻风祛痰，若曰风中廉泉，乃任脉为病，与太阴脾络有间矣。人参、茯苓、新会皮、香附汁、南星（姜汁炒）、竹节、白附子（姜汁炒）。

（《临证指南医案》）

【诠解】　此案脾气虚弱，卫外无力，加之风寒湿滞于脾络，前医用寒药滞碍脾胃，以致阴寒内闭，清阳不升，叶氏用人参、茯苓益气健脾，利水；南星散风、祛痰、镇惊、止痛；白附子逐寒湿、祛风痰、镇痉；新会皮、香附燥湿化痰，行气解郁止痛。此证体虚不宜发表，但应考虑用升降气机之品的应用。

（10）某（妪）　今年风木司天，春夏阳升之候，兼因平昔怒劳忧思，以致五志气火交并于上，肝胆内风鼓动盘旋，上盛则下虚，故足膝无力。肝木内风壮火，乘袭胃土，胃主肌肉，脉络应肢，绕出环口，故唇舌麻木，肢节如痿，固为中厥之萌。观河间内火召风之论。都以苦降辛泄，少佐微酸，最合经旨。折其上腾之威，使清空诸窍毋使浊痰壮火蒙闭。乃暂药权衡也。至于颐养工夫，寒暄保摄，尤当加意于药饵之先。上午服。

金石斛（三钱）　　化橘红（五分）　　白蒺藜（二钱）　　真北秦皮（一钱）

草决明（二钱）　冬桑叶（一钱）　嫩钩藤（一钱）　生白芍（一钱）

又　前议苦辛酸降一法，肝风胃阳已折其上引之威，是诸症亦觉小愈。虽曰治标，正合岁气节候而设。思夏至一阴来复，高年本病，预宜持护。

自来中厥，最防于暴寒骤加。致身中阴阳两不接续耳。议得摄纳肝肾真气，补益下虚本病。

九制熟地黄（先用水煮半日，徐加醇酒、砂仁再煮一日，晒干再蒸，如法九次，干者炒存性，八两）　肉苁蓉（用大而黑色者去甲切片，盛竹篮内，放长流水中浸七日，晒干以极淡为度，四两）　生虎膝骨（另捣碎研，二两）　怀牛膝（盐水蒸，三两）　制首乌（四两）　川萆薢（盐水炒，二两）　川石斛（八两，熬膏）　赤白茯苓（四两）　柏子霜（二两）

上药照方制末。另用小黑豆皮八两。煎浓汁法丸。每早用滚水服三钱。

议晚上用健中运痰，兼制亢阳，火动风生，从外台茯苓饮意。

人参（二两）　熟半夏（二两）　茯苓（四两，生）　广陈皮肉（二两）　川连（姜汁炒，一两）　枳实（麸炒，二两）　明天麻（二两，煨）　钩藤（三两）　白蒺藜（鸡子黄拌煮，洗净炒，去刺，三两）　地栗粉（二两）　上末用竹沥一杯。姜汁十匙。法丸。每食温开水服，三钱。

又　近交秋令，燥气加临，先伤于上，是为肺燥之咳。然下焦久虚，厥阴绕咽，少阴循喉，往常口燥，舌糜，是下虚阴火泛越。先治时病燥气化火，暂以清润上焦，其本病再议。

白扁豆（勿研，三钱）　玉竹（三钱）　白沙参（二钱）　麦冬（去心，三钱）　甜杏仁（去皮尖，勿研，二钱）　象贝母（去心，勿研，二钱）　冬桑叶（一钱）　卷心竹叶（一钱）　洗白糯米七合并清汤煎。

又　暂服煎方。

北沙参（三钱）　生白扁豆（二钱）　麦冬（三钱）　干百合（一钱半）　白茯神（一钱半）　甜杏仁（去皮尖，一钱半）

又　痰火上实，清窍为蒙，于暮夜兼进清上方法。

麦冬（八两）　天冬（四两）　薏苡仁（八两）　柿霜（四两）　长条白沙参（八两）　生白扁豆皮（八两）　甜梨汁（二）　甘蔗浆（二斤）

水熬膏，真柿霜收，每服五钱，开水送下。

又　夏热秋燥，阳津阴液更伤，口齿咽喉受病者，属阴火上乘，气热失降使然，进手太阴清燥甘凉方法甚安。其深秋初冬调理大旨，以清上实下，则风息液润，不致中厥，至冬至一阳初复再议。

燕窝菜（洗净，另熬膏，一斤）　甜梨（去皮核，绢袋绞汁，熬膏，二十个）　人参（另熬，收三两）　九制熟地黄（水煮，四两）　天冬（去心蒸，二两）　麦冬（去心，四两）　黄芪皮（生用，四两）　炙黑甘草（二两）五味（二两，蒸）　云茯神（三两，蒸）

又　左关尺脉，独得动数，多语则舌音不清，麻木偏着右肢，心中热炽，难以名状，此阳明脉中空乏。而厥阴之阳，夹内风以纠扰，真气不主藏聚，则下无力以行动，虚假之热上泛，为喉燥多咳，即下虚者上必实意。冬至后早服方。从丹溪虎潜法。

九制熟地黄（照前法制，八两）　肉苁蓉（照前制，四两）　天冬（去心，蒸烘，四两）　当归（炒焦，二两）　生白芍（三两）　川斛（熬膏，八两）黄柏（盐水炒，二两）　怀牛膝（盐水蒸，三两）

上为末。另用虎骨胶三两，溶入蜜捣丸，服五钱，滚水送。

又　太太诸恙向安。今春三月，阳气正升。肝木主乎气候，肝为风脏，风亦属阳，卦变为巽，两阳相合，其势方张。内风夹阳动旋，脂液暗耗而麻痹不已，独甚于四肢者，风淫末疾之谓也。经云：风淫于内，治以甘寒，夫痰壅无形之火，火灼有形之痰，甘寒生津，痰火风兼治矣。

天冬（四两）　麦冬（八两）　长白沙参（八两）　明天麻（四两，煨）白蒺藜（照前制，四两）　甜梨汁（一斤）　芦根汁（流水者，可用八两）青蔗浆（一斤）　鲜竹沥（八两）　柿霜（四两）　先将二冬、沙参、天麻、白蒺藜加泉水煎汁滤过。配入四汁同熬成膏。后加柿霜收。每日下午食远服五钱。百滚水调服。

又　下虚上实，君相火亢，水涸液亏，多有暴怒跌仆之虞，此方滋液救焚，使补力直行下焦，不助上热，议铁瓮申先生琼玉膏方。

鲜生地黄水洗净，捣自然汁二斤，绵纸滤清，随和入生白沙蜜一斤，另置一铅罐，或圆铅球，盛前药封坚固，用铁锅满盛清水，中做井字木架，放罐在上，桑柴火煮三昼夜，频添水不可住火。至三日后，连器浸冷水中，一日顷取出，入后项药。

人参（蒸烘，研细末，六两）　白茯苓（蒸研粉，十六两）　真秋石（银罐内，候冷，研一两）　三味拌入前膏。如干豆沙样，收贮小口瓷瓶内，扎好勿令泄气。每早百滚水调服五六钱。

又　立冬后三日。诊得左脉小弦动数，右手和平略虚，问得春夏平安，交秋后有头晕，左目流泪，足痿无力，不能行走，舌生红刺，微咳有痰。此皆今年天气大热已久，热则真气泄越，虚则内风再旋，经言痿生大热，热耗津液，而舌刺咳嗽流泪者，风阳升于上也。上则下焦无气矣，故补肝肾以摄纳肾气为要，而清上安下，其在甘凉不伤脾胃者宜之。

制首乌（四两）　枸杞子（炒，一两半）　天冬（去心，二两）　茺蔚子（蒸，二两）　黄甘菊（一两半）　黑豆皮（二两）　茯苓（蒸，二两）　川石斛（熬膏，八两）　虎骨胶（二两，水溶）　上末以川斛膏同溶化，虎骨胶捣丸，早上滚水服三四钱。

又　久热风动，津液日损，舌刺咳嗽，议以甘药养其胃阴，老年纳谷为宝。

生扁豆（四两）　麦冬（四两）　北沙参（三两）　天花粉（二两）　甘蔗浆（十二两）　柿霜（二两）　白花百合（四两）　熬膏。加饴糖两许，每服时滚水调服三四钱。晚上服。

又　液燥下亏，阳夹内风上引，阴不上承，舌络强则言謇，气不注脉则肢痿乏力步趋。凡此皆肝肾脏阴本虚，镇补之中，微逗通阳为法；以脏液虚，不受纯温药耳。

水制熟地黄（四两）　阿胶（二两）　女贞实（二两）　豆皮（二两）　淡肉苁蓉（一两）　茯神（二两）　旱莲草（二两）　川石斛（三两）　用精羯羊肉胶为丸。早上滚水服四五钱。

又　暂服煎方。

生地黄　沙参　茺蔚子　黑豆皮　川斛　牛膝

又　晚服丸方。

九蒸桑叶（八两）　　三角胡麻（四两）　　九制首乌（三两）　　白茯神（三两）　　人参（二两）　　炙甘草（一两）　　酸枣仁（二两，炒）　　薏苡仁（二两）

上为末。桂圆肉三两煎汤法丸。每服三钱。百滚水下。

又　今年天符岁会，上半年阳气大泄，见病都属肝胃，以厥阴为风脏，而阳明为盛阳耳。阴阳不肯相根据，势必暴来厥中，过大暑可免。以暑湿大热，更多开泄，致元气不为相接耳。然此本虚标实，气火升腾所致。经旨以苦寒咸润酸泄，少佐微辛为治，议进补阳明泄厥阴法。

人参（一钱）　　生牡蛎（五钱）　　生白芍（二钱）　　乌梅肉（四分）　　川黄连（盐水炒六分）　　熟半夏（醋炒，清水漂洗，一钱）

上午服。

丸方　人参（二两）　　茯苓（三两生）　　盐水炒黄连（五钱）　　半夏（醋炒，水洗净，一两半）　　盐水炒广皮（二两）　　枳实（麸炒，一两半）　　白蒺藜（鸡子黄制，一两半）　　生白芍（一两半）　　乌梅肉（蒸，一两）　　为末。竹沥法丸。早上服三钱。百滚汤下。

又　夏月进酸苦泄热，和胃通隧，为阳明厥阴治甚安。入秋凉爽，天人渐有收肃下降之理。缘有年下亏，木少水涵，相火内风旋转。熏灼胃脘，逆冲为呕，舌络被熏，则绛赤如火，消渴便阻，犹剩事耳。凡此仍属中厥根萌，当加慎静养为宜。

生鸡子黄（一枚）　　阿胶（一钱半）　　生白芍（三钱）　　生地黄（三钱）　　天冬（去心，一钱）　　川连（一分生）

上午服。

又　心火亢上，皆为营液内耗。先以补心汤，理心之用。

人参（同煎，一钱）　　川连（水炒，六分）　　犀角（二钱，镑）　　元参（二钱）　　鲜生地黄（五钱）　　丹参（一钱）　　卷心竹叶（二钱）

又　苦味和阳，脉左颇和，但心悸少寐，已见营气衰微，仿金匮酸枣仁汤方。仍兼和阳，益心气以通肝络。

酸枣仁（炒黑，勿研，五钱）　　茯神（三钱）　　知母（一钱）　　川芎（一

分）　人参（六分，同煎）　天冬（去心，一钱）

（《临证指南医案》）

【诠解】　清代名医叶天士，医术精湛，医理精博，不仅在温病理论上有卓越贡献，在中风病治疗上也颇有建树。他在《临证指南医案》一书中详细论述了中风病的病因病机和辨证治疗，创立了"阳化内风"说。此案历时较长，从春天治到冬天，用了很多处方，充分体现出叶天士对中风病机的认识和治法特色。归纳而言，有以下四点。

①肝阳化风，治肝为主

关于中风病机的认识大致上经历了唐宋以前和以后两个阶段。唐宋以前主要以"外风"学说为主，并多以"内虚邪中"立论，而其中刘完素主"心火内盛"，李东垣认为"正气自虚"，朱丹溪则主张"痰湿生热"。三家立论虽不同，但都偏于内因。其后明代张景岳又倡导"非风"之说，提出了"内伤积损"的论证。至清代，叶天士在综合前人观点，继承内风学说的基础上，结合自己的认识，创立了"阳化内风"说。叶氏在《临证指南医案·中风》中指出："肝为风木之脏，相火内寄，体阴而用阳，其性刚，主升主动"，认为肝的这种特性决定了肝阴易虚，肝阳易亢。若"精血衰耗，水不涵木，木少滋荣"，则"肝阳偏亢，内风时起"，这就是产生"阳化内风"的主要机制。他认为"肝为刚脏，非柔润不能调和也"，在治疗上提出了"缓肝之急以息风，滋肾之液以驱热"的著名观点，在柔肝方面，多以酸甘化阴为主，因"酸能柔其阴""甘能缓其急"，药用白芍、生地黄、阿胶、山茱萸、石斛等。

叶天士指出"夫情志变蒸之热，阅方书无芩连苦降、羌防辛散之理，宜鲜生地黄、元参心、桑叶、丹皮、羚羊角、连翘心"。对热象明显者则用清肝之品，多选用羚羊角、菊花、丹皮、连翘等。指出"风阳燥热，面热，喉舌干润，心中填塞，宜清热息风。羚羊角、连翘、丹皮、黑山栀、青菊叶、元参、花粉、天麻"。在养肝滋肾方面，常用制首乌、枸杞、当归之属。认为肝风内动，缘于"肾液不荣，肝风乃张"，宜"缓肝润液息风，制首乌、枸杞子、归身、冬桑叶、三角胡麻、柏子仁、茯神、天冬、黑穭豆皮"。并指出"肝血肾液内枯，阳扰风旋乘窍，大忌风药寒凉""久病耳聋，微呛，喉中不甚清爽。是阴不上承，阳夹内风，得以上侮清空诸窍。大凡肝肾宜凉宜润，龙相宁则水源生"。肝肾阴虚者常选用白芍、阿胶、生地黄、枸杞、何首乌、天冬、玄参等。认为"下元水亏，风木内震。肝肾虚，多惊恐，非实热痰火可攻劫者。生地黄、清阿胶、天冬、枸杞子、菊花炭、女贞实""阴虚液耗，风动阳升。虽诸恙皆减，两旬外大便不通。断勿欲速，惟静药补润为宜。人参、鲜生地黄、阿胶、淡菜、白芍、茯神"。对肝阳上亢证则选用介类药平肝潜阳，如"凡肝阳有余，必须介类以潜之，柔静所摄之，味取酸收，或佐咸降，勿清营络之热，则升者伏矣"，常选龟甲、石决明、龙骨、牡蛎以平肝潜阳；若阳亢较甚化风者，则用磁石、珍珠母、代赭石、紫贝齿以重镇息风。

②温柔濡润，阴中通阳

对于久病精血虚极、阴损及阳之阴阳两虚证，叶氏主张温柔濡润以通补。此类病证大都表现为肢体偏枯、麻木、语言謇涩、口角流涎、遗尿不禁、痴不辨人等中风后遗症症状。正如叶氏所指出的"用力努挣，精从溺管沥出，已经两耳失聪。肾窍失司，显然虚象。肾液虚耗，肝风鸱张，身肢麻木，内风暗袭，多有痱中之累。滋液息风，温柔药涵养肝肾"。中风虽以阴虚阳亢为本，然根据阴阳互根互用原理，阴虚日久必损及阳，导致阴阳并虚。故治疗上仍以滋阴增液为主，配以温补之品。如叶氏言"若阴阳并损，无阳则阴无以化，故以温柔濡润之通补"；又因"凡肾虚忌燥，以辛润问药"，所以常选用肉苁蓉、枸杞、沙苑子、巴戟天等性柔不刚之品。在医案中有不少此类病证的治疗记述，如"左肢麻木，膝盖中牵纵，忽如针刺。中年后精血内虚，虚风内动，乃阴中之阳损伤。淡苁蓉干、枸杞、归身、生虎骨、沙苑子、巴戟天、明天麻、桑寄生""失血有年，阴气久伤，复遭忧悲悒郁，阳夹内风大冒，血舍自空，气乘于左。口歪肢麻，舌暗无声，足痿不耐行走，阳明肝肾虚馁，阴气不主上承。重培其下，翼得风息。熟地黄、牛膝、山茱萸、远志、枸杞子、菊花、五味子、川斛、茯神、淡苁蓉干"。在大量补阴药中，配以少量温补的巴戟天、肉苁蓉，乃阴中求阳之意，以防阴损及阳。可见，叶氏组方用药之缜密。正如《景岳全书·新方八阵》所言"善补阳者，必于阴中求阳，则阳得阴助，而生化无穷；善补阴者，必阳中求阴，阴得阳助而源泉不断"。

③滋阴养血，通络息风

叶氏认为中风发生的根本病机为肝肾阴虚，阳化内风。肝肾阴虚为本，风阳上亢为标。阴虚则相对火盛，火盛则耗伤津液，津液不足则燥。燥性干涩，《素问·阴阳应象大论》曰："燥盛则干。"燥为阳邪，耗伤津液，因津血同源，精血被耗，则经脉失濡，脉道艰涩，血流不畅。又因津液被耗，无以生血，气血日渐衰少，无以濡养肢体。日久而患者出现肢麻、手足蠕动、口眼歪斜，甚至半身不遂等偏枯症状。此证多属风中经络，故叶氏在治疗过程中，多使用滋阴养血药。医案中亦有很多此类病证的记述，如"脉细而数，细为脏阴之亏，数为营液之耗。上年夏秋病伤，更因冬暖失藏，入春地气升，肝木风动，遂令右肢偏痿，舌本络强言謇，都因根蒂有亏之证。生地黄、人参、阿胶、麦冬、麻仁、甘草、大枣"。又如"嗔怒动阳，恰值春木司升，厥阴内风乘阳明脉络之虚，上凌咽喉，环绕耳后清卒之地，升腾太过，脂液无以营养四末，而指节为之麻木。是皆痱中根萌，所谓下虚上实，多致颠顶之疾。生地黄、阿胶、牡蛎、川斛、知母"。

④顾护脾胃，培土制木

叶氏认为虽然中风的病机演变与肝关系密切，但肝阳的潜藏，肝风的宁谧，"全靠肾水以涵之，血液以濡之，肺金清肃下降之令以平之，中宫敦阜之气以培之，则刚劲之质得为柔和之体，遂其条达畅茂之性"。一旦肾虚失荣，血虚失濡，肺失清肃，中土失培，皆可致肝失濡养，肝阳上亢，肝风内动。故治疗上除了重视滋肾柔肝外，还应兼顾他脏的调理，如培补中宫、清心养血、清燥甘凉、涤痰通络等各种治法，尤其注意肝与脾胃之间的关系。

他认为"肝为起病之源，胃为传病之所""凡中风证，有肢体缓纵不收者，皆属阳明气虚""肝风鸱张，胃气必虚""阳明虚，内风动"。在治疗上拟定培补中宫一法，常用黄芪、人参、白术、茯苓等药培补中气，以制阳亢。如"痱中之年，眩晕汗出。阳气有升无降，内风无时不动。此竟夜不寐，属卫阳不肯交于营阴矣。沉痼之症，循理按法尚难速效，纷纷乱药，焉望向安？议用固阳明一法。桂枝木、生黄芪、川熟附、炒远志、龙骨、牡蛎、姜、枣""阳明虚，内风动，右肢麻痹，痰多眩晕。天麻、半夏、茯苓、钩藤、广皮"。对于胃阴虚则以沙参、玉竹、麦冬、天花粉、石斛等滋养胃阴。如"久热风动，津液日损，舌刺咳嗽，宜以甘药养其胃阴。生扁豆、麦冬、北沙参、花粉、甘蔗浆、柿霜、白花百合"。叶氏在治疗中风的过程中始终注意顾护脾胃，把培土生金以制风木作为治疗中风病的重要法则。

叶氏之治中风，其论宏而肆，其法严而谨，其方约而精。其治疗中风是在充分认识其病机的基础上，结合自己多年的临床经验而得出的。他治疗中风病的法则和用药心得，为中医药治疗中风提供了非常宝贵的经验。

吴鞠通医案

（分消湿热，先攻后补全功）

（1）陶氏　六十八岁，左肢拘挛，舌肿而謇，不能言，上有白苔，滴水不能下咽，饮水则呛，此中风夹痰之实证。前医误与补阴，故隧道俱塞，先与开肺。

生石膏（四两）　防己（五钱）　杏仁（四钱）　姜半夏（五钱）　茯苓块（五钱）　桑枝（五钱）　陈皮（三钱）　白通草（钱半）

服一剂而饮下咽，服七剂而舌肿消。服二十剂，诸病虽渐减，而无大效，左肢拘挛如故，舌虽消肿，而语言不清，脉兼结。余曰：此络中痰堵塞，皆误补致壅之故，非针不可。于是延郏七兄针之，舌上中泉穴一针，出紫黑血半茶碗，随后有物如蚯蚓，令伊芳子以手探出，即使针孔中拉出胶痰一条，如匀粉，长七八寸，左手支沟穴一针，透左关手背三阳之络，用小针十数针。以后用药日日见效。前方止减石膏之半，服至七十余剂，自行出堂上轿矣。

（《吴鞠通医案》）

【诠解】吴氏指出："此中风夹痰之证，前医误与腻药补阴，故隧道俱塞"。从舌象和用药史及吴氏的处方我们可以看出该病目前主要病机是湿热夹痰阻络，湿热夹痰从何而来，前医予"与腻药补阴"而致中焦壅阻，湿热内生，湿郁生痰。治疗的关键在于祛湿清热。

古人形容治湿热之病"如抽丝剥茧，层出不穷"。燥湿则伤阴助热，清热则易伤阳，湿为阴邪，得阳则化，阳伤则对于祛湿不利。

治疗首先要使热与湿分，先祛其湿。治湿多采用分消的方法，即宣上、燥中、渗下。吴氏之方共八味药，其中直接治湿的有五味，原方云苓、防己、白通草利湿于下，陈皮、半夏燥湿于中焦（二者同时燥痰），只有一味石膏清热，仅用一味桑枝通络。为什么要用杏仁一味，在三仁汤里说得很明白，杏仁苦温，善开上焦，宣通肺气，肺主一身之气，气化则湿亦化也。宣肺亦即开宣肺气，故吴氏把治疗方法称之为"开肺法"。湿热化，隧道自通，不通经脉，经脉自畅。

（2）哈　六十六岁　中风湿，口歪，臂不举，腿肿，脉洪数，口渴，胃不开，与辛凉开水道法。

桂枝（三钱）　防己（二钱）　飞滑石（一两）　通草（二钱）　半夏（五钱）　桑叶（五钱）　石膏（四钱）　茯苓皮（一两）　晚蚕沙（三钱）

二剂而效，十四剂痊愈，后以补脾胃收全功。

（《吴鞠通医案》）

【诠解】　此患中风湿，口歪、臂不举、腿肿、脉洪数、口渴、胃不开，是湿热壅中所致，口渴为津液不能上乘所致。用桑叶开肺；通草气薄质轻，升而复降，利湿热，开水道；半夏燥湿化痰，降逆和胃；防己、茯苓皮、蚕沙利下水湿；石膏清热；用桂枝通阳利水，以防寒药伤中。此方治疗并无扶正之药，一者病邪亢盛为主，耐得一时攻伐；二者甘温可助中焦之热，甘寒阴柔之品可助生痰湿水饮，明显在治疗早期不合适。及病已痊愈，则补脾胃，强后天全功，又能体现出吴鞠通老道的诊治经验。

冯楚瞻医案

（重用人参，益气回阳固脱）

冯楚瞻治张铨部，先年以焦劳，遂得怔忡、耳鸣诸症。医以痰治，涌出痰涎斗许，复用滚痰丸，痰势虽清，精神内夺，初秋卒倒僵仆，痰涌鼻鼾，目窜口开，手足强直，自汗如雨，危甚。脉之，六部皆豁大无伦，其候欲脱，刻不容缓矣。乃用人参三两，白术二两，附子五钱，浓煎灌之。日三剂，按时而进。

服后，脉势渐敛，身热渐和，溃汗渐收。次日，仍用前方，日二服，夜一服。

至三日，诸症渐减，僵仆不省如故，此工夫未到，故标症稍平，而元神未复也。仍照前服，服后必灌浓米汁半盅，以保胃气，助药力。

或有劝入风药者，曰：保之不暇，敢散之乎？有劝加痰药者，曰：保之实难，敢消之乎？有劝入清火者，曰：尤误矣。元阳欲脱，挽之犹恐不及，敢清之乎？余之重用白术、附子者，既壮人参培元之力，而消痰去风息火之义已在其中。若稍涉标治，则虚证蜂起，势益难矣。违众勿用。

三日所用人参计三十五两，附子六两，白术二十四两。至晚间，忽能言语，稍省人事，进粥半碗而睡，其鼻鼾目窜诸症仍在。早间阳分，用大补心脾气血之药，如枣仁、当归、白术、白芍、茯神、远志、人参、桂圆、五味子之类。下午阴分，用八味汤冲人参浓汁。服之六七日后，诸症渐平。

每日人参尚用四五两，后早间，以生脉饮送八味丸，加牛膝、杜仲、鹿茸、五味子四五钱。日中，加减归脾与八味汤，照前煎服。日渐轻强，饮食倍进，一月而起。大凡治危笃证候，全在根本调理得力，自然邪无容地。

先哲云：识中标，只取本，治千人，无一损也。

（《续名医类案》）

【诠解】 患者焦劳，得怔忡、耳鸣，此心不藏神，元气不能上济于耳，痰浊蒙闭官窍之故。前医以吐法、清化之法，痰势虽一时得清，但精神内夺。初秋发病，卒倒僵仆，痰涌鼻鼾，目窜口开，手足强直，自汗如雨，六部脉皆豁大无伦，其候欲脱，用人参、白术、附子益气回阳，燥湿化痰，温通心肾阳气，还灌浓米汁以保胃气，更助药力。服后，脉势渐敛，身热渐和，溃汗渐收。此方每日3剂，药量宏大，3日所用人参计35两，附子6两，白术24两。至晚间，忽能言语，稍省人事，进粥半碗而睡，其鼻鼾目窜诸症仍在。

患者神志苏醒后，使用归脾丸、参麦饮、桂附地黄丸等方剂温养气血阴精，1个月下来，人参用量竟达175两之多，换算成当今剂量，约达5.7公斤，患者病情日渐减轻，饮食倍进，1个月而起。此案冯氏专注于补气培元，回阳救逆，而不是祛风、化痰、清热，真是让人大开眼界。

陆养愚医案

（急则治其标，通补结合治真中）

（1）邹春元心泉，年未五旬，患中风，耳聋鼻塞，二便不通，四肢不遂而厥，语言不出。或言：皆说亡故之人，已灌牛黄钱许矣。或曰：经云脱阳者见鬼，脱阴者目盲。今口说亡人，目无所见，是见鬼与目盲也。又洁古云：中腑者着四肢，中脏者滞九窍。今手足不遂，上下秘塞，是脏腑兼中也。且六脉弦数无伦，《脉诀》云：中风之脉迟浮吉，急实大数三魂孤。脉症俱危，恐无生理。立方人参五钱，熟地黄一两，桂、附各二钱半，未服。陆至脉之，浮按果极急数，中按稍觉和缓，此犹有胃气，第两尺重按觉空耳。乃曰：阴阳兼补，诚治本之法也，第上下秘塞之时，恐不能奏效。宜先通二便，使浊阴降，则清阳之气得以上升，然后议补。经谓病发急则先标而后本，先治其标，后治其本。咸谓病势已危急，恐不可虚缓，遂将前药灌之。连进数剂，俱停胸中，揉之作声而不下腹。再促诊，脉仍前，即袖中出家制神佑丸数十粒，抉其口纳之，令灌以淡姜汤。药已下，即为灸百会穴，使阳气上升，又灸关元穴，不使阳气下陷。一二壮，目即能开，眉频蹙。问痛否？能点头，四肢亦少动。

谓之曰：忍至七壮可生矣，亦点头。灸将毕，腹欲便，既而前后俱通，去垢秽极多。少顷，又泻一行，令急以前药倍人参煎候。及再便，有晕意，徐灌之，自苏。此后人事渐省，第手足振掉，左半身不遂，于大补气血药中，少佐却风顺气消痰之品，如秦艽、全蝎、僵蚕、乌药、南星、半夏之类，调治年余而愈。盖此症初起，气血不足为本，九窍闭塞为标。先通其秘者，急则治其标也。迨后见风证，亦不足为本，风证为标，而专补气血，少佐风药者，缓则治其本也。

（2）李思瑭母，年六旬，体甚肥，正月间忽中风卒倒，不省人事，口噤喉鸣，手足不遂，服牛黄丸、小续命不效。脉之，浮洪而滑，右手为甚，缘奉养极浓，形气盛而脉有余。经云：消瘅击仆，偏枯痿厥，气满发逆，肥贵人则膏粱之疾也。又云：土太过令人四肢不举。丹溪所谓湿生痰，痰生热，热生风也，当先用子和法涌吐之。

乃以稀涎散、齑汁调灌之，涌出痰涎碗许。少顷，又以三化汤灌之，至晚，泻两三行，喉声顿息，口亦能言。

但人事不甚者，知上下之障塞已通，中宫之积滞未去也，用二陈汤加枳实、黄连、莱菔子、木香、白蔻仁，每日二服。数日，人事渐爽，腹中知饥，令进稀粥。大便结，每日以润字丸五分，白汤点姜汁送下。犹时有拘挛燥结之患，知为血耗津衰，以四物加秦艽、黄芩、甘草数十剂，三个月而愈。

（《续名医类案》）

【诠解】 此两案都是先泻后补，通补结合治疗中风的病案。

案（1）患者耳聋鼻塞，二便不通，四肢不遂而厥，语言不出，是中脏中腑兼有。陆氏脉诊，浮取极急数，中按稍觉和缓，第两尺重按觉空耳，认为此本虚而标实之证也。先用神佑丸攻下逐邪。神佑丸出自《儒门事亲》，方由甘遂、大戟、芫花、黑牵牛、大黄组成，可攻下逐水，清热通腑，用灸百会、关元，不使阳气下陷，并内服人参、熟地黄、肉桂、附子以防药物攻邪太过，损耗正气。"大毒治病，十去其六"，陆氏此法显示了其惊人的胆魄和精湛的医术，果然药后神识得清，前后俱通。病人人事渐省后，于大补气血药中，少佐祛风顺气消痰之品，如秦艽、全蝎、僵蚕、乌药、南星、半夏之类善后，调治年余而愈。

案（2）用稀涎散（猪牙皂角、绿矾、藜芦）涌吐顽痰，三化汤（大黄、牵牛、朴硝）攻下导滞，待腑气得通，则中气得以斡旋，后用二陈汤加枳实、黄连、莱菔子、木香、白蔻仁燥湿化痰，导气下行巩固，最后用养血滋阴之法善后收工。

陈修园医案

（小续命汤，祛风扶正）

风为百病之长，中之者，势如矢石，险状自不待言。据称时方晌晚，步入内室用膳，便卒然倒地，痰涎上壅，口眼斜于左，显系中经之确证，幸脉尚浮大，阳证见阳脉，邪尚在腑，似无大碍之虞。因风治风，为疾驰解围计，亟用小续命汤进之：

桂枝　麻黄　人参　杏仁　川芎　黄芩　防己　甘草　炒白芍以上各八分
附子四分　防风一钱二分　加生姜三片　大枣五枚　煎服。

(《南雅堂医案》)

【诠解】　修园治外风，首推续命汤，认为其余诸方不足凭。解此方曰：天地之噫气为风，和风则生长万物，疾风则摧折万物，风之伤人者，皆带严寒肃杀之气，故此方桂枝、白芍、生姜、甘草，即伤寒论之桂枝汤；麻黄、杏仁、桂枝、甘草，即《伤寒论》之麻黄汤，二方合用，立法周到，然风动则火升，故用黄芩以降火，风胜则液伤，故用人参以生液，血行风自灭，故用川芎、白芍以行血，防风祛周身之风，为拨乱反正之要药，附子引诸药通行十二经脉，防己如车轴，有升转循环之用，以通大经小络，药品虽多，而丝丝入扣。

续命汤确为古今医家所重视，孙真人（孙思邈）方后注云："吾尝中风，言语謇涩，四肢瘈疭，处此方，日服四，十日十夜服之不绝，得愈。"《医学正传》从"内虚邪中"析方，蕴含了中风急症宜"标本兼治"的思想。其谓"故本方用附子，以其禀雄壮之资，而有斩关夺将之势，能引人参辈并行于十二经，以追复散失之元阳；又能引麻黄、防风、杏仁辈发表、开腠理，以驱散在表之风寒；引当归、芍药、川芎辈入血分，行血养血，以滋养其亏损之真阴……此急则治其标，与夫标而本之之治法也。"

徐灵胎医案

（中风初发，风火相煽，切忌温补）

（1）蔚门金性，早立门首，卒遏恶风，口眼歪斜，口噤不能言。医用人参、桂、附诸品，此近日时医治风证不祧之方也。趣余视之，其形如尸，面赤气粗，目瞪脉大，处以祛风消痰清火之剂。其家许以重货，留数日。余曰：我非行道之人，可货取也。固请，余曰：与其误药以死，莫若服此三剂，醒而能食，不服药可也。后月余，至余家拜谢。问之，果服三剂而起，竟不敢服他药。惟腿膝未健，手臂犹麻，为立育方而痊愈。此正《内经》所谓虚邪贼风也，以辛热刚燥治之固非，以补阴滋腻治之亦谬，治以辛凉，佐以甘温，《内经》有明训也。

（2）运使王公叙撰，自长芦罢官归里，每向余言，手足麻木而痰多。余谓公体本丰腴，又善饮啖，痰流经脉，宜撙节为妙。一日忽昏厥遗尿，口噤手拳，痰声如锯，皆属危证。医者进参、附、熟地黄等药，煎成未服。余诊其脉，洪大有力，面赤气粗，此乃痰火充实，活窍皆闭，服参附立毙矣。以小续命汤去桂附，加生军一钱，为末，假称他药纳之，恐旁人之疑骇也。戚党莫不哗然，太夫人素信余，力主服余药。三剂而有声，五剂而能言，然后以消痰养血之药调之，一月后步履如初。

（3）张由巷刘松岑，素好饮，后结酒友数人，终年聚饮，余戒之不止。时年才四十，除夕向店沽酒。秤银手振，秤坠而身亦仆地，口噤不知人，急扶归。岁朝，遣人邀余，予以至宝丹数粒，嘱其勿服他药，恐医者知其酒客，又新纳宠，必用温补也。初五至其家，竟未服药，诊其脉弦滑洪大，半身不遂，口强流涎，乃湿痰注经传腑之证。余用豁痰驱湿之品调之，月余而起。一手一足，不能如旧，言语始终艰涩。初无子，病愈后，连举子女皆成立，至七十二岁而卒。谁谓中风之人不能永年耶？凡病在经络筋骨，此为形体之病，能延岁月，不能除根。若求痊愈，过用重剂，必至伤生。富贵之人闻此等说，不仅不信，且触其怒，于是谄谀之人，群进温补，无小死者，终无一人悔悟也。

（4）西门外汪姓，新正出门，遇友于途，一揖而仆，口噤目闭，四肢瘫痪，不省人事，医亦用人参、熟地黄等药。其母前年曾抱危疾，余为之治愈，故信余求救。余曰：此所谓虚邪成风也，以小续命汤加减。医者骇，谓壮年得此，必大虚之证，岂可用猛剂？其母排众议而服之。隔日再往，手揽余衣，两足踏地，欲作叩头势。余曰：欲谢余乎？亟点首，余止之。复作垂涕感恩状，余慰之，且谓其母曰：风毒深入，舌本坚硬，病虽愈，言语不能骤出，毋惊恐而误投温补也。果月余而后能言，百日乃痊。

（5）东山席以万，年六十余，患风痹，时医总投温补，幸不至如近日之重用参、附，病尚未剧。余诊之，脉洪而气旺，此元气强实之体，而痰火充盛耳。

清火消痰以治标，养血顺气以治本。然经络之痰，无痊愈之理，于寿命无伤，十年可延也。以平淡之方，随时增损，调养数载，年七十分始卒。此所谓人实证实，养正驱邪，以调和之，自可永年。重药伤正，速之死耳。

（6）叔子静，素无疾，一日，余集亲友小酌，叔亦在座，吃饭至第二碗仅半，头忽垂，著亦落。同座问曰：醉耶？不应。又问：骨鲠耶？亦不应。细视之，目闭而口流涎，群起扶之别座，则颈已歪，脉已绝，痰声起，不知人矣。亟取至宝丹灌之，始不受，再灌而咽下。少顷开目，问扶者曰：此何地也？因告之故。曰：我欲归。扶之坐舆内以归，处以祛风消痰安神之品，明日已能起，惟软弱无力耳。以后亦不复发。此总名卒中，亦有食厥，亦有痰积，亦有气厥。病因不同，如药不预备，则一时气不能纳，经络闭塞，周时而死。如更以参、附等药助火助痰，则无一生者。及其死也，则以为病本不治，非温补之误，举世皆然也。

雄按《资生经》云：有人忽觉心腹中热甚。或曰：此中风之候，与治风药而风不作。夷陵某太守夏间忽患热甚，乃以水洒地，设卧其上，令人扇之，次日忽患中风而卒。人但咎其卧水簟而用扇也。暨见一澄阳老妇，见证与太守同，因服小续命汤而愈。合而观之，乃知中风由心腹中多大热而作也。徐氏之论，正与此合。《易》曰：风自火出。谚云：热极生风。何世人之不悟耶？若可用参、附等药者，乃脱证治法，不可误施于闭证也。

（《洄溪医案》）

【诠解】 徐大椿认为今之患中风偏瘫等病者，百无一愈，十死其九，非其症俱不治，皆医者误之也。

凡古圣定病之名，必指其实。名曰中风，则其病属风可知。既为风病，则主病之方，必以治风为本。况治病之法，凡久病后虚，骤病属实。所谓虚者，谓正虚也。所谓实者，谓邪实也。中风乃急暴之症，其为实邪无疑。天下未有行动如常，忽然大虚而昏仆者，岂可不以实邪治之哉？

风痰入络，风火相煽，必见头晕头痛，口眼歪斜，肢体麻木、颤动，颜面潮红，发热，舌红绛、苔黄腻，脉洪滑数大有力，痰盛者，喉中痰鸣，声如拽锯等症。此证北人发病多属寒，宜散寒；南人发病多属火，宜清火；而祛风消痰，则南北尽同。盖以风入经络，则内风与外风相煽，以致痰火一时壅塞，惟宜先驱其风，继清痰火，而后调其气血，则经脉可以渐通。故仲景取侯氏黑散、风引汤、防己地黄汤及唐人大小续命等方，皆多用风药，而因症增减。今人一见中风等症，即用人参、熟地黄、附子、肉桂等纯补温热之品，将风火痰气，尽行补住，不放风寒痰火一毫外出，轻者变重，重者即死。

或云"邪之所凑，其气必虚"，故补正即所以驱邪。此大缪也。惟其正虚而邪凑，尤当急驱其邪，以卫其正。若更补其邪气，则正气益不能支矣。

即使正气全虚，不能托邪于外，亦宜于祛风药中，少加扶正之品，以助驱邪之力，从未有纯用温补者。譬之盗贼入室，定当先驱盗贼，而后固其墙垣，未有盗贼未去，而先固其墙垣者。或云：补药托邪，犹之增家人以御盗也。是又不然，盖服纯补之药，断无专补正不补邪之理，非若家人之专于御盗贼也，是不但不驱盗，并助盗矣。

近现代医案篇

脑 梗 死

一、中经络

张锡纯医案

医案 1（推崇牛膝、赭石，平肝潜降，引药下行）

京都谈某某，年五十二岁，得脑充血头疼证。

病因：因劳心过度，遂得脑充血头疼证。

证候：脏腑之间恒觉有气上冲，头即作疼，甚或至于眩晕，其夜间头疼益甚，恒至疼不能寐。医治二年无效，浸至言语謇涩，肢体渐觉不利，饮食停滞胃口不下行，心中时常发热，大便干燥。其脉左右皆弦硬，关前有力，两尺重按不实。

诊断：弦为肝脉，至弦硬有力无论见于何部，皆系有肝火过升之痹。因肝火过升，恒引动冲气胃气相并上升，是以其脏腑之间恒觉有气上冲也。人之血随气行，气上升不已，血即随之上升不已，以致脑中血管充血过甚，是以作疼。其夜间疼益剧者，因其脉上盛下虚，阴分原不充足，是以夜则加剧，其偶作眩晕亦职此也。至其心常发热，肝火炽其心火亦炽也。

其饮食不下行，大便多干燥者，又皆因其冲气夹胃气上升，胃即不能传送饮食以速达于大肠也。其言语肢体謇涩不利者，因脑中血管充血过甚，妨碍司运动之神经也。此宜治以镇肝、降胃、安冲之剂，而以引血下行兼清热滋阴之药辅之。又须知肝为将军之官，中藏相火，强镇之恒起其反动力，又宜兼用疏肝之药，将顺其性之作引也。

处方：生赭石（一两，轧细）　　生怀地黄（一两）　　怀牛膝（六钱）　　大甘枸杞（六钱）　　生龙骨（六钱，捣碎）　　生牡蛎（六钱，捣碎）　　净山茱萸（五钱）　　生杭芍（五钱）　　茵陈（二钱）　　甘草（二钱）

共煎汤一大盅，温服。

复诊：将药连服四剂，头疼已愈强半，夜间可睡四五点钟，诸病亦皆见愈，脉象之弦硬已减，两尺重诊有根，拟即原方略为加减俾再服之。

处方：生赭石（一两，轧细）　　生怀地黄（一两）　　生怀山药（八钱）　　怀牛膝（六钱）　　生龙骨（六钱，捣碎）　　生牡蛎（六钱，捣碎）　　净山茱萸（五钱）　　生杭芍（五钱）　　生鸡内金（钱半，黄色的捣）　　茵陈（钱半）　　甘草（二钱）

共煎汤一大盅，温服。

三诊：将药连服五剂，头已不疼，能彻夜安睡，诸病皆愈。惟办事，略觉操劳过度，头仍作疼，脉象犹微有弦硬之意，其心中仍间有觉热之时，拟再治以滋阴清热之剂。

处方：生怀山药（一两）　　生怀地黄（八钱）　　玄参（四钱）　　北沙参（四钱）　　生杭芍（四钱）　　净山茱萸（四钱）　　生珍珠母（四钱，捣碎）　　生石决明（四钱，捣碎）　　生赭石（四钱，轧细）　　怀牛膝（三钱）　　生鸡内金（钱半，黄色的捣）　　甘草（二钱）

共煎汤一大盅，温饮下。

效果　将药连服六剂，至经理事务时，头亦不疼，脉象已和平如常。遂停服汤药，俾日用生山药细末，煮作茶汤调以白糖令适口，送服生赭石细末钱许，当点心服之以善其后。

（《医学衷中参西录·脑充血门》）

【诠解】张氏认为阴虚阳亢、上实下虚，多表现为头痛、眩晕、咯血、衄血、晕厥、偏枯等。其倡导引血下行法是对《内经》"血菀于上，使人薄厥"理论的发挥。

本案脉弦硬，自觉气上冲、心中热、头痛、眩晕，均为气火上冲、肝阳上亢之象，而两尺重按不实，为上实下虚，阴分不足之明证。血随气逆于上，下虚而不润，故有大便干燥等象。张氏推崇牛膝有补肾培本、引血下行之功，代赭石有平肝镇冲、下行通便之力，重用生地黄清肝肾之热，养阴凉血；山茱萸、白芍滋阴敛阳；龙骨、牡蛎滋阴潜阳、平肝镇冲；茵陈清利湿热，疏肝泄热；枸杞子补肝之阴血；甘草缓肝。其治以滋阴清热、平肝镇肝、疏肝通便、引血下行为法，而收速效，辨证准确，用药精当，值得师法。

医案2（滋阴潜阳，平肝息风，用治风阳上扰）

刘某丁卯来津后，其脑中常觉发热，时或眩晕，心中烦躁不宁，脉弦长有力，左右皆然，知系脑充血证。盖其愤激填胸，焦思积虑者已久，是以有斯证也。为其脑中觉热，俾用绿豆实于囊中作枕，为外治之法。又治以镇肝息风汤，于方中加：地黄一两，连服数剂，脑中已不觉热，遂去川楝子，又将生地黄改用六钱，服过旬日，脉象平和，心中亦不烦躁，遂将药停服。

（《医学衷中参西录》）

【诠解】 患者因长期焦思恼怒，气郁化火，伤耗肝阴，风阳升动，上冒颠顶而见脑热眩晕、烦躁、脉弦长有力，故用绿豆作枕泻其内火，用镇肝息风汤滋阴潜阳，平肝息风，加生地黄增强滋阴清热之力。

方中重用牛膝补肝肾，强腰膝，引血下行，用龙骨、牡蛎、龟甲、芍药镇息肝风，赭石降胃降冲，玄参、天冬润肺清热，肺中清肃之气下行，自能镇制肝木。两尺脉虚，属肾真阴真阳俱虚。真阳浮散而上奔，夹气血上冲脑部，故又加熟地黄、山茱萸以补精敛肾。从前所拟之方，原止此数味。后因用此方效者固多，间有初次将药服下转觉气血上攻而病加剧者，于斯加生麦芽、茵陈、川楝子即无斯弊。盖肝为将军之官，其性刚果，若用药强制，或转激发其反动之力。茵陈为青蒿之嫩者，得初春少阳生发之气，与肝木同气相求，泻肝热兼舒肝郁，实能顺肝木之性。麦芽为谷之萌芽，生用之亦善顺肝木之性，使不抑郁。川楝子善引肝气下达，又能折其反动之力。方中加此三味，而后用此方者，自无他虞也。心中热甚者，属伏气化热，故加石膏。有痰者，恐痰阻气化之升降，故加胆南星。数剂后，肝火已息，故去川楝子，减地黄用量。从此案可以窥见张氏重视情志致病和善用外治法的经验，并验证镇肝息风汤治肝阳上亢确有疗效。

丁甘仁医案

医案 1（益气温阳，祛风涤痰，开窍通腑）

罗左，年甫半百，阳气早亏，贼风入中经，营卫闭塞不行，陡然跌仆成中，舌强不语，神识似明似昧，嗜卧不醒，右手足不用。风性上升，痰湿随之，阻于廉泉，堵塞神明也。脉象尺部沉细，寸关弦紧而滑，苔白腻，阴霾弥漫，阳不用事，幸小溲未遗，肾气尚固，未至骤见脱象，亦云幸矣。急拟仲景小续命汤加减，助阳祛风，开其闭塞，运中涤痰，而通络道，冀望应手，始有转机。

净麻黄（四分）　　熟附片（一钱）　　川桂枝（八分）　　生甘草（六分）全当归（三钱）　　川芎（八分）　　姜半夏（三钱）　　光杏仁（三钱）　　生姜汁（冲服，一钱）　　淡竹沥（冲服，一两）　　另再造丸（去壳，研细末化服，一粒）

二诊：两进小续命汤，神识稍清，嗜寐渐减，佳兆也。而舌强不能言语，右手足不用，脉息尺部沉细，寸关弦紧稍和，苔薄腻。阳气本虚，藩篱不固，贼风中经，经痹塞，痰湿稽留，宗气不得分布，故右手足不用也。肾脉络舌本，脾脉络舌旁，痰阻心脾之络，故舌强不能言，灵机堵塞也。虽见小效，尚不敢有恃无恐，再拟维阳气以祛邪风，涤痰浊而通络道，努力前进，以观后效。

熟附片（一钱）　　云茯苓（三钱）　　川桂枝（八分）　　姜半夏（二钱）生甘草（六分）　　枳实炭（一钱）　　全当归（二钱）　　光杏仁（三钱）　　大川芎（八分）　　炙僵蚕（二钱）　　生姜汁（冲，一钱）　　淡竹沥（冲，一两）

三诊：又服三剂，神识较清，嗜寐大减，略能言语，阳气有流行之机，浊痰有克化之渐，是应手也。惟右手足依然不用，腑气六七日不行。苔腻，脉弦紧渐和，尺部沉细，肾阳早亏，宗气不得分布，腑中之浊垢，须阳气通，而后能下达，经腑之邪风，必正气旺，始托之外出。仍拟助阳益气，以驱邪风，通胃涤痰，而下浊垢，腑气以下行为顺，通腑亦不可缓也。

生黄芪（三钱）　　桂枝（八分）　　附子（一钱）　　生甘草（五分）　　当归（三钱）　　川芎（八分）　　云茯苓（三钱）　　风化硝（五分）　　全瓜蒌（三钱）枳实炭（一钱）　　肉苁蓉（三钱）　　半硫丸（吞服，一钱五分）

四诊：腑气已通，浊垢得以下行，神识已清，舌强，言语未能自如，右手足依然不用，脉弦紧转和，尺部沉细，阳气衰弱之体，风为百病之长，阴虚之邪风，即寒中之动气，阳气旺一分，邪风去一分。湿痰盘踞，亦藉阳气充足，始能克化。经所谓阳气者，若天与日，失其所则折寿而不彰，理有信然。仍助阳气以祛邪风，化湿痰而通络道，循序渐进，自获效果。

生黄芪（五钱）　生白术（二钱）　生甘草（五分）　熟附子（一钱）桂枝（八分）　全当归（三钱）　川芎（八分）　姜半夏（三钱）　西秦艽（二钱）　怀牛膝（二钱）　嫩桑枝（三钱）　指迷茯苓丸（包，五钱）

服前方，诸恙见轻，仍守原法扩充。生黄芪用至八钱，间日用鹿茸二分，研细末，饭为丸，陈酒吞服，大活络丹，每五日服一粒，去壳研末，陈酒化服，共服六十余剂，舌能言，手能握，足能履。接服膏滋方，药味与煎药仿佛，以善其后。

（《丁甘仁医案》）

【诠解】 罗某年已半百，阳气虚衰，卫气不固，外感风邪乘虚入之，与素有痰湿合为风痰，闭阻经络，蒙闭清窍，影响神明，病性为本虚标实，正气不足，湿痰壅盛。故丁氏首用小续命汤去防风、防己、人参、大枣、白芍、黄芩，加竹沥、姜半夏、当归涤痰通络，温阳散寒，少用桂枝、麻黄祛风，并配合再造丸祛风化痰，舒筋活血。

再诊去麻黄加茯苓、枳实、僵蚕，重在祛痰；三诊气虚之象已显，腑气不行更剧，但无热势；故重用黄芪、肉苁蓉、合桂枝、附子、硫黄，益气温阳补肾，使"阳气旺一分，邪风去一分。湿痰盘踞，亦藉阳气充足，始能克化。"瓜蒌、枳实、芒硝、茯苓、半夏合肉苁蓉，涤痰畅腑，润肠通便。

四诊神识已清，然"湿痰盘踞"，气虚更甚，故重用黄芪至八钱，加白术、怀牛膝、鹿茸、附子、桂枝益气温阳；当归、川芎、秦艽、桑枝、姜半夏配合指迷茯苓丸与大活络丹祛风除湿，活血通络，化痰息风。

丁氏治疗本案重在扶正祛痰，兼以祛风，汤、丸并举，膏滋善后。并根据病情变化，灵活加减，慎用活血化瘀药；附子、桂枝、当归、川芎贯彻始终，温阳散寒，养血通络；三诊与四诊重用黄芪与当归，即为当归补血汤补气生血，并与桂枝、附子、肉苁蓉、硫黄、牛膝、鹿茸、白术相配，补益气血阴阳，扶助正气，培补先天肾阳，温养后天脾胃，杜绝生痰之源；而温阳药与半夏、竹沥、茯苓、僵蚕及指迷茯苓丸祛痰息风以治标，更体现了"病痰饮者当以温药和之"的原则；兼用当归、川芎、秦艽、桑枝及大活络丹活血活络，促进气血畅通。连续服用60余剂，神识清，舌能言，手能握，足能履。而以膏滋方善后，以巩固疗效，培补正气，预防复发。丁氏使用的再造丸、半硫丸、指迷茯苓丸、大活络丹等中成药，值得临床辨证取用。

医案2（益气养阴，平肝化痰，润肠通腑）

沈左 年逾古稀，气阴早衰于未病之先，旧有头痛目疾，今日陡然跌仆成中，舌强不语，人事不省，左手足不用。舌质灰红，脉象尺部沉弱，寸关弦滑而数，按之而劲。良由水亏不能涵木，内风上旋，夹素蕴之痰热，蒙闭清窍，堵塞神明出入之路，致不省人事，痰热阻于廉泉，为舌强不语，风邪横窜经，则左手足不用。《金匮要略》云："风中于经，举重不胜，风中于腑，即不识人，此中经兼中腑之重证也。"急拟育阴息风，开窍涤痰，冀望转机为幸。

大麦冬（三钱） 玄参（二钱） 羚羊角片（先煎汁冲，八分） 仙半夏（二钱） 川贝（二钱） 天竺黄（一钱五分） 明天麻（八分） 陈胆南星（八分） 竹茹（一钱五分） 枳实（一钱） 全瓜蒌（切，四钱） 嫩钩藤（后入，三钱） 淡竹沥（冲，一两） 生姜汁（冲，二滴） 至宝丹（一粒，去壳研末化服）

二诊：两投育阴息风、开窍涤痰之剂，人事渐知，舌强不能言语，左手足不用，脉尺部细弱，寸关弦滑而数，舌灰红。高年营阴亏耗，风自内起，风扰于胃，胃为水谷之海，津液变为痰涎，上阻清窍，横窜经，论羌所由来也，本证阴虚，风烛堪虑！今仿河间地黄饮子加味，滋阴血以息内风，化痰热而清神明，风静浪平，始可转危为安。

大生地黄（四钱） 大麦冬（二钱） 川石斛（三钱） 羚羊角片（先煎汁冲，四分） 仙半夏（二钱） 明天麻（一钱） 左牡蛎（四钱） 川贝母（三钱） 陈胆南星（八分） 炙远志（一钱） 九节菖蒲（八分） 全瓜蒌（切，四钱） 嫩钩藤（后入，三钱） 淡竹沥（冲服，一两）

三诊：叠进育阴息风，清热化痰之剂，人事已清，舌强言语謇涩，左手足依然不用。苔色灰红，脉弦数较静，尺部细弱，内风渐平，阴血难复。津液被火炼而为痰，痰为火之标，火为痰之本，火不清，则痰不化，阴不充，则火不清。经枯涩，犹沟渠无水以贯通也。前地黄饮子能获效机，仍守原意进步。然草木功能，非易骤生有情之精血也。

西洋参（一钱五分）　大麦冬（三钱）　大生地黄（三钱）　川石斛（三钱）　生左牡蛎（四钱）　煨天麻（八分）　竹沥半夏（二钱）　川贝（三钱）　炙远志（一钱）　全瓜蒌（切，四钱）　鲜竹茹（二钱）　嫩钩藤（后入，三钱）　黑芝麻（研包，三钱）

四诊：神识清，舌强和，言语未能自如，腑气行而甚畅，痰热已有下行之势。左手足依然不用，脉弦小而数，津液亏耗，筋无血养，犹树木之偏枯，无滋液以灌溉也。仍议滋下焦之阴，清上焦之热，化中焦之痰，活经之血，复方图治，尚可延年。

西洋参（一钱五分）　大麦冬（二钱）　大生地黄（二钱）　川石斛（三钱）　生牡蛎（四钱）　仙半夏（二钱）　川贝（三钱）　全瓜蒌（切，四钱）　杜仲（二钱）　怀牛膝（二钱）　西秦艽（二钱）　嫩桑枝（三钱）黑芝麻（研包，三钱）

（《丁甘仁医案》）

【诠解】　沈某年逾古稀，气阴早衰，水不涵木，内风上旋，夹素蕴之痰热，蒙闭清窍，阻塞经络，影响神明，致使不省人事，失语，左手足瘫痪，"此中经兼中腑之重证也"。急则治标，丁氏首先用至宝丹配菖蒲清热开窍醒神，羚角钩藤汤配天麻清热平肝息风，半夏、天竺黄、胆南星、枳实、全瓜蒌、竹沥清热涤痰，麦冬、玄参育阴滋液。

服用2剂人事渐知，余症如故。因其年高阴血不足，故仿河间地黄饮子，去其温燥以防其滋养阴血，并加羚羊角、牡蛎、天麻、嫩钩藤平肝息风，半夏、贝母、胆南星、全瓜蒌、竹沥化痰清热，人事已清，舌强言语謇涩，左手足依然不用。仍仿地黄饮子加西洋参、黑芝麻，滋肾阴、益气生津、化痰息风。重用全瓜蒌，并与黑芝麻、麦冬、生地黄、石斛合用，养阴生津、润肠通便，则腑气通畅、神识清、舌强减轻，但语未能自如，然痰热已有下行之势，继续用药。虽然不知道瘫痪能否恢复，但窍开神清，腑气通畅，可以说明治疗方案的正确性。

本案重在化痰开窍，平肝息风；半夏、川贝母、天竺黄、胆南星、竹茹、全瓜蒌、竹沥、石菖蒲与天麻、嫩钩藤、羚羊角、牡蛎贯彻始终。尤其是全瓜蒌用至四钱，清热化痰，润肠通便，更是独具匠心，有仿刘完素三化汤及后世通腑化痰汤、星蒌承气汤和大黄瓜蒌汤之意，对于畅通腑气、醒脑开窍具有重要意义。

医案3（大补气血，兼以祛痰，少用化瘀）

祁妪 中风延今一载，左手不能招举，左足不能步履，舌根似强，言语謇涩，脉象尺部沉细，寸关濡滑，舌边光、苔薄腻，年逾七旬，气血两亏，邪风入中经，营卫闭塞不行，痰阻舌根，故言语謇涩也。书云：气主煦之，血主濡之。今宜益气养血，助阳化痰，兼通络道。冀望阳生阴长，气旺血行，则邪风可去，而湿痰自化也。

潞党参（三钱） 生黄（五钱） 生于术（二钱） 生甘草（六分） 熟附片（八分） 川桂枝（五分） 全当归（三钱） 大白芍（二钱） 大川芎（八分） 怀牛膝（二钱） 杜仲（三钱） 嫩桑枝（四钱） 红枣（十枚）
指迷茯苓丸（包，四钱）

此方服三十剂，诸恙均减，后服膏滋，得以收效。

（《丁甘仁医案》）

【诠解】 祁妪年逾七旬，左上下肢瘫痪，语言不利，迁延1年，说明中风治不得法或失治，丁氏根据临床表现，脉沉细濡滑，舌边光，苔薄腻，并结合体质状况，认为其病机是气血两亏、肾阳虚衰、邪风与痰浊痹阻经络。故重用黄芪、党参，配合白术、红枣、茯苓、甘草，补气健脾，气旺生血而又行血，兼可杜绝生痰之源；当归、白芍、川芎配桑枝养血活血，兼以通络；杜仲、怀牛膝配附子、桂枝温补肾阳，培补先天；指迷茯苓丸（茯苓、枳壳、半夏、芒硝）燥湿和中，化痰通络；扶正祛痰兼顾，重在益气养血、健脾补肾。稍用川芎活血，说明瘀血较轻，因而通络药只用了桑枝一味；稍用附子、桂枝不但可以温肾助阳，使其阳生阴长，而且还能协助指迷茯苓丸温化痰饮，有利于祛邪。效不更方，连续服用 30 剂，诸恙均减；因病程较长，遂改汤方为膏滋，长期服用，得以收效。其所拟汤方虽简，但实寓有当归补血汤、四君子汤、八珍汤、十全大补丸、桂枝汤等方；用四物汤去熟地黄，则避其滋腻妨碍脾胃运化；指迷茯苓丸中用芒硝可以佐制桂附温燥之性。大补气血，兼以祛痰，少用活血化瘀通络则是治疗本案的特色。

医案 4（平降化痰、滋养阴津相配，论治痰火阴伤并见之证）

李妪　旧有头痛眩晕之恙，今忽舌强不能言语，神识时明时昧，手足弛纵，小溲不固，脉象尺部细小，左寸关弦小而数，右寸关虚滑，舌光红。此阴血大亏，内风上扰，痰热阻络，灵窍堵塞，中风重症。急拟滋液息风，清神涤痰，甘凉濡润，以冀挽救。

大麦冬（三钱）　大生地黄（三钱）　川石斛（三钱）　左牡蛎（四钱）生石决明（四钱）　煨天麻（八分）　川贝（三钱）　炙远志（一钱）　天竺黄（一钱五分）　竹沥半夏（一钱五分）　鲜竹茹（一钱五分）　嫩钩藤（后入，三钱）　淡竹沥（冲服，一两）　珍珠粉（冲服，二分）

此方服十剂，诸恙已轻。原方去竹沥、珍珠粉、天竺黄，加西洋参（一钱五分），阿胶珠（一钱五分）。

（《丁甘仁医案》）

【诠解】 此患者素有头痛眩晕症，今舌强语謇，神识不清，肢体弛纵，小便失禁，尺脉细小，左寸关弦小而数，右寸关虚滑，舌光红，丁氏辨证以阴血大亏、内风上扰、痰热阻络、灵窍堵塞，是抓住了舌光红，舍脉从舌。

从用药来看，麦冬、生地黄、石斛养阴舒络；天麻、钩藤祛风平肝，远志沟通心肾，化痰降逆；天竺黄、竹沥、半夏、鲜竹茹、淡竹沥、川贝清热化痰，且此组药物化痰而不伤阴；牡蛎、生石决明、珍珠粉平肝降逆。此方平降化痰、滋养阴津相配，颇有法度，为痰火阴虚并见之证治疗的范例。

医案 5（益气祛风，涤痰通络防治中风先兆）

黎左　二年前右拇指麻木，今忽舌强语言謇涩，右手足麻木无力，脉虚弦而滑，舌苔薄腻。此体丰气虚，邪风入络，痰阻舌根，神气不灵。中风初步之重证也，急拟益气去风、涤痰通络。

生黄芪（五钱）　青防风（一钱）　防己（二钱）　生白术（二钱）　全当归（二钱）　大川芎（八分）　西秦艽（一钱五分）　竹沥半夏（二钱）枳实炭（一钱）　炒竹茹（一钱五分）　炙僵蚕（三钱）　陈胆南星（八分）嫩桑枝（三钱）　再造丸（一粒，去壳，研细末，化服）

五剂后恙已见轻，去再造丸、枳实，加指迷茯苓丸三钱吞服。

（《丁甘仁医案》）

【诠解】 气虚痰盛之体，2年前中风始萌，今气虚运水无力，痰浊内生，阻滞经络，上窜廉泉，故手足麻木、舌强语言謇涩。投以玉屏风散，益卫固表，培土御风；加减温胆汤化痰和中，且半夏、枳实化痰降气，利窍祛痰开音，既消已成之痰，又绝生痰之源；当归、川芎补血活血，血旺则经自通，络自盈；辅以桑枝通行多气多血之阳明经，"清阳实四肢"，使四末之气血得复，防己、秦艽祛风通络，僵蚕搜风通络而开音；再造散助阳固表，又用指迷茯苓丸祛除体内垢腻之痰以防复发，兼通络。全方配伍严谨，共奏培土御风，化痰通络之效。

医案6（风痰不去，真阴不生）

严左　右手足素患麻木，昨日陡然舌强，不能言语，诊脉左细弱，右弦滑，苔前光后腻，此乃气阴本亏，虚风内动，风者善行而数变，故其发病也速。夹痰浊上阻廉泉，横窜络道，营卫闭塞不通，类中根苗显著。经云：邪之所凑，其气必虚。又云：虚处受邪，其病则实。拟益气息风，化痰通络。

吉林参须（一钱，另煎汁冲服）　云茯苓（三钱）　炙僵蚕（三钱）　陈广皮（一钱）　生白术（一钱五分）　竹节白附子（一钱）　炙远志肉（一钱）　黑豆衣（三钱）　竹沥半夏（二钱）　陈胆南星（八分）　九节菖蒲（八分）　姜水炒竹茹（一钱五分）　嫩钩藤（后入，三钱）

二诊：舌强謇于语言，肢麻艰于举动，口干不多饮，舌光绛中后干腻，脉象右细弱，左弦滑，如昨诊状。心开窍于舌，肾脉络舌本，脾脉络舌旁，心肾阴亏，虚风内动，夹痰浊上阻廉泉。先哲云：舌废不能言，足痿不良行，即是暗痱重症。再仿地黄饮子意出入。

大生地黄（三钱）　　云茯苓（三钱）　　陈胆南星（八分）　　九节菖蒲（一钱）　　川石斛（三钱）　　竹沥半夏（二钱）　　川象贝（各二钱）　　炙远志（一钱）　　南沙参（三钱）　　煨天麻（八分）　　炙僵蚕（三钱）　　嫩钩藤（后入，三钱）

三诊：昨投地黄饮子加减，脉证依然，并无进退。昔人云：麻属气虚，木属湿痰。舌强言謇，亦是痰阻舌根之故。肾阴不足是其本，虚风痰热乃是标，标急于本，先治其标，标由本生，缓图其本。以养阴之剂，多能助湿生痰，而化痰之方，又每伤阴劫液，顾此失彼，煞费踌躇，再宜涤痰通络为主，而以养正育阴佐之，为急标缓本之图，作寓守于攻之策，能否有效，再商别途。

南沙参（三钱）　　云茯苓（三钱）　　川象贝（各二钱）　　西秦艽（一钱五分）　　竹沥半夏（二钱）　　炙远志（一钱）　　炙僵蚕（三钱）　　枳实炭（一钱）　　煨天麻（八分）　　广陈皮（一钱）　　陈胆南星（八分）　　嫩钩藤（后入，三钱）　　九节菖蒲（一钱）　　淡竹沥（一两，生姜汁两滴，同冲服）

四诊　脉左细滑，右濡数，舌中剥，苔薄腻。诸恙均觉平和，养正涤痰，通利节络，尚属获效，仍宗原法再进一筹。前方去秦艽、枳实，加焦谷芽四钱，指迷茯苓丸（包）四钱。

五诊　舌强言语謇涩，已见轻减，左手足麻木依然，脉细滑，舌苔薄腻，投剂合度，仍拟涤痰通络为法。

照前方去煨天麻、焦谷芽、指迷茯苓丸，加生白术二钱、云茯苓三钱、竹节白附子八分。

（《丁甘仁医案》）

【诠解】　患者素患麻木，突发舌强，言謇，脉左细弱，右弦滑，苔前光后腻。阴虚是其本，风痰是其标。前二诊疗效不明显，说明益气养阴、化痰通络之法不合其证。丁氏以养阴之剂，多能助湿生痰，而化痰之方，又易伤阴劫液，顾此失彼，非常纠结。三诊始拟涤痰通络为主，而少佐以养正育阴之剂，终取良效。

笔者认为，中风突发，必外风勾引内风为患，风痰不去，窍络不开，何以为治哉？患者脉虽细小，但仍有根，虽有光苔，但口干而不多饮，此时仍应先去风痰，开窍醒神，方能治疗此病。

观其后三诊的用药，南沙参益气养阴，宣畅肺窍；半夏、茯苓、陈皮、淡竹沥（温胆汤）、川贝燥湿化痰降逆；天麻、钩藤平肝化痰降逆；菖蒲、远志、胆南星、僵蚕、白附子祛风痰，开窍醒神；枳实炭破降三焦之气，导滞下行。丁氏真实记载了其初诊不效的医案，颇显其大医胸怀。

医案7（木得水，风自平，摇则止，病则向愈）

钱左 类中偏左，半体不用，神识虽清，舌强言謇，切牙嚼齿，牙缝渗血，呃逆频仍，舌绛，脉弦小而数。诸风掉眩，皆属于肝，阴分大伤，肝阳化风上扰，肝风鼓火内煽，痰热阻于廉泉之窍，肺胃肃降之令不行，恙势正在险关。勉拟地黄饮子合竹沥饮化裁，挽堕拯危，在此一举。

鲜生地黄（四钱） 川石斛（三钱） 瓜蒌皮（二钱） 柿蒂（十枚）大麦冬（二钱） 抱茯神（三钱） 生蛤壳（六钱） 老枇杷叶（四张） 西洋参（一钱五分） 川贝母（二钱） 鲜竹茹（三钱） 嫩钩藤（后入，三钱） 活芦根（去节，一尺） 淡竹沥（冲，一两） 真珍珠粉（一分） 真猴枣粉（一分，二味另服）

（《丁甘仁医案》）

【诠解】 此为中脏腑之重证，肝阴亏损、水不涵木，则相火妄动，"内火召风"则为中风。丁氏治此火宗程国彭，此"子"火可养而不可害，故重用生地黄、麦冬、西洋参、芦根生津养液之药育阴潜阳，"壮水之主，以制阳光"。而《理虚元鉴·治虚二统》载"阴虚为本者，其治有统，统于肺也"，丁氏用养阴药皆归肺经，可见先生深知其奥。又用贝母、瓜蒌皮、蛤壳、竹茹等诸多化痰通络药以治痰急，石斛与芦根生津以止呃，枇杷叶降逆肺胃，钩藤合珍珠粉平肝息风，猴枣散加大化痰力度以救急。此木得水，风自平，摇则止，病则向愈。此育阴息风、化痰之法也。

孔伯华医案

（升降并用，以降为主）

江某，女。

初诊：4月17日。肝火夹痰，脾湿久困，脉络壅塞不畅，迁延数月，经医未能治愈。近因嗔怒之后，肝阳暴动，陡然而风中络，言謇不语，左臂不遂，两腿麻木，二便俱少，舌苔白腻，脉弦滑而数，亟宜豁痰息风，镇肝宣窍。

处方：麻黄6g，生石膏24g（先煎，去沫），天竺黄9g，藿梗9g，瓜蒌皮15g，川郁金15g，生铁落12g（先煎），龙胆草9g，老苏梗9g，黛蛤粉30g（包），胆南星1.5g，栀子15g，嫩桑枝30g，白蒺藜9g，银花9g，银藤9g，肥知母9g，鲜荷叶1个，九节菖蒲12g，酒黄芩9g，羚羊角片0.6g（冲入），猴枣0.6g（研细冲服），竹茹12g，苏合香丸1粒（分化）。2剂。

二诊：4月19日。所闭得1剂即开，症象大转，今日已能言语而且清利，臂肢已渐和，惟有麻木尚存，出痰颇多，然胸膺仍觉不畅，溲如茶，大便下燥矢，且伴裹痰液、状如胶质，痰热未清，气机尚滞，是以经络未得通畅，脉弦滑而数，再依前方稍事变通。

处方：麻黄0.6g，生石膏24g（先行煎去沫），金礞石6g，桑寄生24g，酒黄芩9g，白蒺藜9g，黛蛤粉15g（包），旋覆花9g（布包），代赭石9g，竹茹12g，石决明24g（先煎），海风藤12g，灯心草4.5g，川郁金12g，威灵仙12g，防风12g，川黄柏9g，滑石块12g，川牛膝12g，秦艽3g，龙胆草9g，磁石粉9g，辰砂2g（冲），竹沥水15g（冲入），局方至宝丹1粒（分化）。2剂。

（《孔伯华医集》）

【诠解】 患者先有肝火夹痰，脾湿内困，脉络瘀塞之伏疾，又因情绪激动，嗔怒之后肝阳化风，夹痰内闭官窍，发为中风。左臂不遂，两腿麻木，言謇不语，说明风邪中经络血脉；舌苔白腻，知其痰湿内蕴；脉弦滑而数，正属肝风夹痰火上冲犯脑。风痰、瘀热阻痹清窍，故言謇不语，意识迟钝，语言难发。当以开窍豁痰化湿，清解镇肝息风为治。

一诊，孔老用麻黄宣畅太阳，发表宣肺，开达气机外散之力，配用石膏清泻阳明，防范风阳夹痰内郁化热，效仿大续命汤意，麻黄外开郁闭，透达风邪，使表气得畅，经脉得通，石膏泻肺胃气分郁火，直折风阳上攻之势，防止进一步伤损脑脉。通过麻黄开宣太阳肌表腠理和肺气，配以桑枝、银花藤祛风通络，以石膏、肥知母入肺胃，清泄气分郁热；酒黄芩、龙胆草、栀子清泻肝火，使风火不得相扇；鲜荷叶、藿梗芳香化湿；鲜九节菖蒲、天竺黄入心开窍豁痰；配合郁金行气豁痰，效力增强；瓜蒌皮、竹茹化痰，胆南星开痰结，黛蛤粉润肺化痰；生铁落重镇入肝，镇逆肝阳；羚羊角、猴枣入心肝，息风镇惊安神，再以苏合香丸芳香开窍，化湿豁痰醒神。

有异于其他名家的中风用药就是麻黄、石膏的配伍，体现了中风病机治法中一个很重要的思路，就是气机升降的调整，麻黄开宣，使气机得以外散通畅，石膏内泻，使郁火不能和痰瘀胶结，开肝阳亢逆之气机下肃之通路，正是以平为期之调整思路。此处麻黄的用量达到了6g，和孔伯华老中医其他中风治验病案麻黄用量（0.3～0.6g）有很大的剂量差别，笔者以为之所以能用这个量是整个证候中热势主要体现在气分，并未深入到营血分中。患者舌象未出现深红绛，在重镇药物和清火养阴药队中，伍用麻黄，主要是达到强化宣肺开泄腠理，疏解郁闭于络脉中之风邪，不会大汗，所以才有麻黄的应用。在第二诊中，麻黄的用量为0.6g，只是轻用其宣肺气之性，不再重用其发散开表的作用，用法用量依病机病情而行，药性掌握高超。另一诊中对于脾湿久困苔腻一证候，主要以芳香化湿为主，笔者认为可加用薏苡仁，以健脾渗湿，培土以治湿之源；在嗔怒之后，肝阳逆动，笔者认为似可加用怀牛膝以配合生铁落引血下行，助生铁落平逆气火亢逆更佳。

二诊时，痰湿瘀闭窍道得开，已能言语而且清利，臂肢已渐和，说明中风的一个重要病机就是风火痰瘀壅阻脉络窍道，而一诊中的开宣清降，通窍镇逆，在逐步恢复起人体的气机升降的有序机制，所以才神清言明，臂肢复用。患者目前的证候表现为痰多如胶质，脉仍弦滑而数，溲如茶，臂肢麻木尚存，说明其痰热尚未清化完全，脉络尚需开通。孔老在一诊用药的基础上加强了重镇平肝，祛风通络，利湿用药。石决明、金礞石、代赭石、磁石粉、辰砂分别入心、肝、肾，质重潜镇，较一诊时的生铁落效力倍增；桑寄生、秦艽、海风藤、威灵仙加强通络力度；滑石块专入下焦利湿，川牛膝引血下行、活血利湿，黄柏清热燥湿；应用至宝丹，开窍清镇之力比苏合香丸优，更适用于痰热瘀邪证候。通过这两次用药，患者在中医药的治疗中就逐渐度过了脑中风急性期，从此例中风治法来看，开宣升降潜镇并用，痰瘀开达升降同施，对于气火痰瘀夹肝风逆动之证候效果很好，孔老用药方法值得学习。

李振华医案

医案1（温胆汤加祛风药，豁痰息风）

徐某，男，61岁，干部。初诊：1991年3月7日。

主诉：左侧肢体麻木不遂1周。

病史：患者有高血压病史10余年，平素喜食肥甘。1周前因工作劳累突然半身不遂，口眼歪斜，语言不利，左侧肢体麻木。经省级医院CT检查，诊断为脑梗死形成，即入某市医院住院治疗，用低分子右旋糖酐、曲克芦丁、复方丹参滴丸等药物治疗1周，疗效欠佳，遂出院前来求治。

症见：头晕头沉，嗜睡梦多，口角流涎，语言不利，左侧肢体不遂。舌质淡，体胖大，歪向患侧，边见齿痕，苔白腻，脉弦滑。血压：180/110mmHg。

中医诊断：中风（风痰上逆）。

西医诊断：脑血栓形成。

治法：祛湿豁痰，息风通络。

处方：白术10g，茯苓20g，橘红10g，旱半夏10g，泽泻12g，佛手12g，郁金10g，九节菖蒲10g，枳壳10g，地龙15g，鸡血藤30g，木瓜20g，桑枝30g，乌梢蛇10g，蜈蚣3条，甘草3g。10剂，水煎服。

嘱：忌生冷油腻之品，注意肢体锻炼。

二诊：1991年3月13日。语言较前流利，痰涎减少，左侧肢体较前有力，手能握，并可抬至面部，足能抬起，但仍感头晕头沉，舌脉同前。

辨证论治：诸症减轻，守方去疏肝理气之佛手、枳壳，加玉米须30g利湿。仍有头晕头沉，加"止头眩之要药"天麻10g。15剂，水煎服。

三诊：1991年3月28日。头晕头沉大减，口角流涎消失，言语基本正常，已能缓慢行走。舌质淡，体胖大，边有齿痕，苔薄白，脉弦滑。

辨证论治：痰湿上扰、蒙闭清窍之症大减，守方去木瓜，加豨莶草30g以增祛风湿、通经络之力，加川牛膝15g，活血祛瘀，引药下行。

四诊：1991 年 4 月 22 日。诸症消失，血压 150/100mmHg。精神、饮食好，行走自如，语言流利。舌质淡红，苔薄白，脉弦。

辨证论治：诸症悉平，守上方去天麻、玉米须，加薏苡仁 30g，健脾利湿，兼能舒筋脉，缓挛急。继服以巩固疗效。

2 年后随访未复发，并上班工作。

（郭淑云，李郑生．李振华医案医论集．人民卫生出版社）

【诠解】 患者住院确诊为脑梗死，神清而左侧肢体麻木不遂，属中风中经络证型。从病例介绍，引起中风发作的诱因有三：①常年的高血压，引起血脉硬化。②平素喜食肥甘。③过度劳累。从多位医家中风医案中发现，中风的发病存在诱因和先兆症状，如能及早预防，则可大大减少发作的概率，中医治未病的思想应贯穿在整个疾病发展进程中，此病例如果早做重视，有效改进生活方式，适当进行中医药调养，完全可以避免脑中风的发生。

患者素喜肥甘，现又口角流涎，苔白腻，脉滑，属于痰湿内蕴、风痰壅盛的表现，加之劳累，积损日久，痰瘀混杂阻滞脉络，使血脉老化，血压增高，故头晕沉，嗜睡。需健脾利湿，开化风痰。白术、茯苓、泽泻、佛手、旱半夏、枳壳、橘红，这一组药就以健脾利湿、理气化痰为主，郁金、九节菖蒲、地龙、鸡血藤、木瓜、桑枝、乌梢蛇、蜈蚣用以祛风通络、开窍豁痰。临床中如能用点姜、竹茹，化痰清瘀热会更好。

二诊时，患者病情得以扭转，痰湿得以开达，言语较前流利，痰涎减少，运动能力改善，李老在后期的处理上减去了理气的枳壳和佛手，加用了玉米须来利湿，主要目的就是不使利气太过，出现中气虚耗，玉米须利水而不伤阴，正适合高血压病人的应用；加用天麻平肝通络祛风，配合地龙、鸡血藤、木瓜、桑枝、乌梢蛇、蜈蚣，对于风痰眩晕、络脉瘀阻配合效力倍增。在三诊中再加用的川牛膝、薏苡仁似乎可以早用，薏苡仁健脾渗湿的效力比茯苓强，且不耗气。后加用的豨莶草，也可用刺五加、桑寄生、女贞子代之，补益肝肾、强筋壮骨似更优。

医案 2（补阳还五汤加减，用治中风合并胃病）

刘某，女，41 岁，纺织工人。初诊：1991 年 10 月 6 日。

主诉：右侧肢体软瘫 5 天。

病史：素有慢性胃炎病史 4 年余，加之工作劳累，平素体质虚弱，形体消瘦。1991 年 10 月 1 日午睡起床时，感右侧肢体软瘫，手不能举，足不能抬，急送省某医院就诊。经脑 CT 检查提示：脑血栓形成。因该医院住院部暂无床位，而前来求治。现右侧肢体软瘫，语言清晰但语声无力，腹胀纳差，时作嗳气，面色萎黄。舌质淡暗，舌体歪斜，苔薄白，脉沉弱。

中医诊断：中风（气虚血瘀）。

西医诊断：脑血栓形成。

治法：益气活血，通窍活络。

处方：补阳还五汤加减。方药：黄芪 30g，当归 12g，川芎 10g，赤芍 15g，桃仁 10g，红花 10g，地龙 15g，川牛膝 12g，桂枝 6g，丹参 20g，九节菖蒲 10g，陈皮 10g，砂仁 8g，枳壳 10g，甘草 3g。6 剂，水煎服。

二诊：1991 年 10 月 12 日。腹胀、纳差、嗳气大减，右侧肢体较前有力，并能抬举。

辨证论治：右侧肢体较前有力并能抬举，说明气虚得补，经络始通，故守方加桑枝 30g，蜈蚣 3 条，加强祛风通络之力。12 剂，水煎服。

三诊：1991 年 10 月 25 日。已能下床扶杖行走，精神饮食好转，胃胀无，纳食增，语言较前有力。舌质淡，苔薄白，脉沉细。方中去枳壳，加党参 20g 以益气健脾。24 剂，水煎服。

四诊：1991 年 11 月 20 日。诸症消失，右侧肢体已能随意运动，但活动时间稍长，即感疲倦乏力，守方继服。

辨证论治：中风后肢体活动不利，需长期服药才能逐渐恢复功能，长期用药还可预防中风再发。

上方又服 2 个月，体重增加，面色红润，无明显不适感，病获痊愈。

（郭淑云，李郑生 . 李振华医案医论集 . 人民卫生出版社）

【诠解】 脑血栓形成是最常见的缺血性脑血管疾病，常见于中老年人，多安静时发病，发病后多神智清楚，无意识障碍，起病缓，病死率较低，如治疗不及时，往往遗留严重后遗症。从症状上看，此病例属"邪在于经，即重不胜"

之"中经"的急性期，王清任《医林改错》云："中风半身不遂，偏身麻木，是由气虚血瘀而成。"此患者平素脾虚，气血生化乏源，加之工作劳累，"劳则气耗"，气虚不能行血，致脉络痹阻，筋脉肌肉及舌体失去濡养而见诸症。

治疗气虚血瘀之中风选用补阳还五汤加减，重用黄芪令气旺血行，配当归、川芎、赤芍、桃仁、红花、地龙以补气活血通络；加丹参增加活血化瘀之力；九节菖蒲开窍通络，可治言语不利；川牛膝活血通经，强腰膝，善行下肢；桂枝温通经络，治肩臂不利，善行上肢；陈皮、砂仁、枳壳以行气和胃消胀。

患者在脑梗死明确诊断后，转李老处中医治疗。其意识清楚，右侧肢体软瘫动弹无力，证属中风之中经络证。从脉沉弱，语声无力，舌质淡和面色萎黄等症状辨析，主要是气血亏虚，现脑脉瘀阻，正应益气行血、化瘀通络，故方以补阳还五汤加减。重用黄芪，以益气推荡血脉上潮脑络以助活血药物当归、川芎、赤芍、桃仁、红花、地龙补气活血、溶栓通络，因其嗳气，属中焦气机阻滞，以陈皮、砂仁、枳壳理气消滞除胀。

以笔者观之，患者一诊之中就有舌歪一症，是风邪夹痰、瘀阻于心脑之脉的证候，在此时可以考虑应用全蝎来平息内风，是截断病势发展的有力用药，李老在二诊中才应用了蜈蚣3条，加强祛风通络。以笔者浅见，第一诊是可以全蝎、蜈蚣并用的，在以后的用药中，李老首方微调，患者2个月后痊愈。从整个病案的用药来考虑，患者气血亏虚，同时软瘫，除益气养血化瘀外，还应补益肝肾，强筋壮骨，如杜仲、巴戟天、续断、鸡血藤等，治疗效果会进一步加强。

颜德馨医案

医案1（善化痰瘀，去瘀生新）

丁某，男，80岁。

4年前有中风史，诊断为脑梗死，经治后留有左侧肢体无力。2年前出现头晕且胀，健忘失眠，思维偶然失控，迭经中西药物治疗效果不显而来求治。诊见头晕而胀，健忘失眠，性情烦躁，不思纳谷，大便维艰，面色少华，步履蹒跚，左侧肢体无力，舌苔厚腻，脉小数。此属年高痰瘀交困，脑失所养之候，亟拟化痰祛瘀，清脑泄热。

处方：水蛭3g，通天草9g，生蒲黄9g（包），石菖蒲9g，黄连3g，生大黄9g（后入），天麻4.5g，白蒺藜9g，钩藤9g（后入），丹参15g，赤芍9g，威灵仙9g，路路通9g，川芎9g，苍术9g，白术9g。

14剂，每日1剂，水煎服。

二诊：药后大便已畅，诸症悉减，精神较前为振，左侧肢体仍乏力，行动不便，脉小数，舌苔薄腻。上方去生大黄，加指迷茯苓丸9g（包）。上方加减出入治疗2个月，健忘失眠已渐好转，思维清晰。继以上方出入调理，并嘱加强记忆功能锻炼。

（中医杂志，2007，6）

【诠解】 患者性情烦躁，肝气郁结，木郁克土，土虚生痰，故胃纳不思、舌苔厚腻；气有余便是火，故大便秘结，脉来小数；木郁化风，肝风内旋，故头晕且胀；气机郁滞而瘀血内凝，脉络痹阻，故左侧肢体无力。总之，证属痰瘀热困阻清窍之象，当痰瘀同治，清脑泄热。方以水蛭、生蒲黄、石菖蒲、丹参、赤芍祛瘀化痰；苍术、白术运脾以杜生痰之源；大黄、黄连泄热通腑；天麻、白蒺藜、钩藤清肝息风；威灵仙、路路通畅通脉络；通天草为脑病之引经药。标本同治，故获效。

医案2（自拟脑梗灵平肝化瘀，清化湿热，疏通脉络）

王某，男，71岁。

有高血压病史20余年，糖尿病史10余年，常服复降片、甲苯磺丁脲等治疗。1994年曾发生脑梗死，经治疗后肢体功能完全恢复。本次发病出现在休息时，突感右侧肢体乏力，右手不能持物，步履不稳。入院后CT检查提示，两侧基底节放射冠区多发腔隙性脑梗死。查血糖16.8mmol/L，血胆固醇9.53mmol/L，三酰甘油5.74mmol/L。脑血管血流动力学示，左侧流量减少，流速减慢，外周阻力、动态阻力增高。右侧肢体乏力，右上肢肌力3级，右下肢肌力4级。头晕，消谷善饥，舌暗红，苔薄腻，脉细弦。辨证属肝肾不足，气阴本亏，肝阳夹瘀浊上扰，清窍受蒙，脉络受阻。治拟平肝化瘀，清化湿热，疏通脉络。予自拟脑梗灵加减治疗。

处方：生蒲黄 15g（包煎），通天草 9g，水蛭 3g，桃仁 9g，川黄连 2.4g，石菖蒲 9g，海藻 9g，葛根 9g，石决明 30g（先煎），钩藤 9g（后下），决明子 30g，生山楂 15g，地锦草 30g，苍术 9g。

7 剂后头晕、消谷善饥减轻，上方去石决明、钩藤。2 周后症情日渐好转，肢体活动逐渐恢复。复查血糖为 7.1mmol/L，血胆固醇 6.46mmol/L，三酰甘油 2.41mmol/L，脑血管血流动力学示左侧流量、流速基本达正常范围。

（上海中医药杂志，1998，6）

【诠解】 痰瘀之邪阻滞脑络，使清灵之气不能与脏气相接，遂致病成。治疗重在疏通脉道，推陈致新。颜老以自拟"脑梗灵"为主治疗颇为有效，"脑梗灵"由水蛭、通天草、石菖蒲、蒲黄、海藻、葛根等组成。方中以水蛭配伍通天草，水蛭味咸性寒，专入血分，破瘀而不伤气血，祛沉痼瘀血；通天草其气轻清上逸，与水蛭相配，能引药入脑，剔除脑络新久瘀血，使瘀化络通，脑窍复开。石菖蒲配蒲黄，盖石菖蒲禀天地清气而生，有怡心情、疏肝气、化脾浊、宁脑神之功，为治邪蒙清窍所致神昏、健忘等症要药。蒲黄生用善活血化瘀，与石菖蒲合用则能祛瘀浊以通脑络，醒心脑以神明，奏开窍安神、醒脑复智之功。海藻味咸性寒，气味俱厚，纯阴性沉，颇能软坚。葛根气味俱薄，轻而上升，浮而微降，阳中阴也，为阳明经药，兼入脾经，与海藻相配，能引其药入脑，增加脑血流量，软化脑血管。全方共奏祛瘀化痰、疏通脉道之功。若痰热炽盛，用大黄通腑泄热，尝谓"撤热有釜底抽薪之功，降火有导龙入海之力，入血直能凉血止血、散瘀醒脑，与芳香开窍有异曲同工之妙"。若肝阳亢盛，则投以滋阴潜阳之剂，如羚羊角粉、山羊角、生石决明、天麻等，以平上冲之气焰，潜其阳，降其气，随症加减，常获显效。

何任医案

（高年中风，窍络得开，即宜调补）

杨某，男，69 岁，退休职工，1982 年 7 月 30 日初诊。素患头眩，月前因操劳受风，始则手麻木抖动，不能持筷。昨起口眼歪斜，右半身不遂，略有寒热（某医院诊为脑动脉血栓形成，脑栓塞）。苔白腻，脉浮滑。先予祛风化痰和络。

处方：秦艽9g，全蝎4g，炙甘草9g，川芎12g，当归12g，羌活、独活各9g，防风9g，黄芩9g，白芍12g，白芷9g，生地黄、熟地黄各12g，北细辛3g，炒僵蚕9g，茯苓12g，白附子6g。7剂。

8月13日二诊：7月30日方服7剂后，又自行续服7剂，感口歪手抖略轻，流涎亦减少，寒热已无，大便日下略干，苔白，脉浮滑，仍以祛风化痰和络为续。

处方：豨莶草18g，桑寄生12g，络石藤15g，秦艽9g，全蝎4g，川芎12g，当归12g，白附子6g，炒僵蚕9g，羌活、独活各9g，防风9g，白芷9g，生地黄、熟地黄各12g，北细辛3g，石菖蒲9g。7剂。

8月27日三诊：药后证情日渐轻舒，仍原旨进。

处方：豨莶草18g，桑寄生12g，络石藤15g，全蝎3g，川芎12g，当归12g，白附子6g，炒僵蚕9g，桃仁9g，羌活、独活各9g，白芷9g，生地黄、熟地黄各12g，石菖蒲9g，另小活络丹14粒（每日上下午各服1粒）。7剂。

本案经治1个多月来，半身不遂渐见活动，可以自行移步。后又每日上下午各服小活络丹1粒。并适当活动肢体，而渐渐复原。

（何任. 跟名师学临床系列丛书——何任. 中国医药科技出版社）

【诠解】 此患者发病之时，未见神志昏迷，以手麻木抖动，口眼歪斜，右半身不遂为主症，诊断为：中风中经络证。其苔白腻，脉浮滑，以痰湿内蕴，兼日常操劳合并内伤积损，年事已高，真元亏耗而外风直中经络。

何老首诊以祛风通络为主，羌活、独活、防风，发表散风，黄芩化风痰内阻之郁火；秦艽散风湿通经络；白附子祛风通络兼化风痰；茯苓健脾利湿，绝风邪与湿邪相勾连。白芷，通阳明经之专药，合白附子、白僵蚕、全蝎，对于引起的阳明中风，口眼歪斜，祛风通络之力很强。手之麻木抖动，结合患者69岁高龄，当为精气亏耗，虚风内动，全蝎平其内风，白芍、当归，养血润肝，则肝血得补，生地黄、熟地黄滋养肝肾阴精，制约风散药外散刚猛之性。川芎活血化瘀，佐祛风之药以强化通络效果，也使生地黄、熟地黄、白芍等药滋养而性不腻滞；

细辛温通入肾合生地黄、熟地黄使少阴气化动静相合，与羌活相配，仿麻黄附子细辛汤之意，开通太阳少阴，使气机内外升降出入相贯，正能祛邪外出，最后用甘草以调合诸药，使药性发挥稳定。任老首诊用药，针对性强，紧紧抓住主要病机，用药力度刚柔相兼，主症、兼症和病机把握准确细腻，丝丝入扣，临证功力深厚。

二诊、三诊，患者症状有所改善，病情减轻，何老守住原方，加强了入肾祛风通络的用药，如豨莶草、桑寄生，活血药用桃仁活血通络，石菖蒲芳香化湿开窍，再加用了小活络丹以通达经络，对于半身不遂的经络痹阻治疗作用加强。对于风痰中经络的半身不遂、肢体麻痹，大活络丹、小活络丹是组方良好的成药，可以配合龙血竭胶囊，大剂量应用，效果较佳。在后期的治疗中，老年中风患者病情平稳后多以气虚精亏为主，可加黄芪并重用，强化益气通络，效果会更好。

患者高龄，本元亏虚，肾精不足而虚风内动，加之素有头眩抖动，可加息风止痉药，如天麻、蜈蚣，配合全蝎、僵蚕效力更强；手麻木抖动，不能持筷，可加用大剂量的鸡血藤，养血通络；在化痰药中，半夏、胆南星可以酌用，可增强化痰通络之功效；活血药物中，可以加用丹参、苏木，药力温和而不峻猛，配合川芎效力更强；调补肝肾可酌加龟甲、枸杞子、刺五加、杜仲、菟丝子、巴戟天等，平潜肝阳而不重镇，滋养肝肾阴精亦不滋腻寒凉，刺五加、菟丝子、巴戟天养肝肾之阳气而不燥烈，同时阴阳得生化，肾精得充足，正可贯督脉入脑生髓以修复脑损伤。药方中还可少加理气药如枳实、枳壳，理气通膈，对气机的升降调理会更强，同时也开通了阴阳生化平衡的通道，有助于提升治疗效果。

以此法中荐治疗手术后的中风患者，绝大部分病例疗效优于单一西医治疗方案。验证了中医学认为人体肾和命门、丹田之中闭藏的元气、精华物质是人体生命的原动力，这一观点是客观而准确的。

张琪医案

医案1（温胆汤加减，祛风逐痰开窍）

肖某，女，54岁，街道干部。1974年4月3日初诊。

于 1973 年 2 月患右侧半身不遂，当时诊断为脑血栓形成。经治疗，上下肢功能已恢复。突于当年 4 月 1 日睡醒后舌强，语言不清，舌胖大，吃东西觉费力。痰涎多，黏稠，随时咯吐。左右上下肢活动如常，全身稍瘦。血压 170/100mmHg。脉左弦滑、右沉滑有力，舌体肥大，苔白腻。此为风痰阻于舌本，宜豁痰通络祛风之法治之。

处方：天南星 15g，半夏 20g，橘红 15g，茯苓 20g，甘草 10g，党参 15g，石菖蒲 15g，竹茹 15g，枳实 15g。

4 月 6 日二诊：服前方 3 剂，舌强见柔，舌大见缩，言语较前稍清，饮食亦较顺利。但仍痰多黏稠，以前方增减治之。

处方：天南星 15g，半夏 15g，橘红 15g，茯苓 20g，甘草 10g，沙参 15g，竹茹 15g，麦冬 15g，石菖蒲 15g，枳实 15g。

4 月 11 日三诊：继服前方 3 剂，舌强明显好转，舌体见小，语言较前流利，痰涎减少。舌苔较薄，脉弦滑，风痰大减，仍以前方续服。

4 月 15 日四诊：又服前方 3 剂，痰涎显著减少，舌明显缩短，吃饭亦不费力，但舌仍稍硬，言语尚未完全恢复正常，仍时吐涎，舌苔已退。质稍紫，脉滑，沉取见缓。宜前方加活血通络之品。

处方：沙参 15g，半夏 15g，南星 15g，橘红 15g，茯苓 15g，竹茹 15g，枳实 15g，桃仁 15g，赤芍 15g，麦冬 15g，石菖蒲 15g。

4 月 26 日五诊：服前方 6 剂，除舌稍硬外，他症俱消失，血压 150/100mmHg。暂停药观察。随访 3 年余，病情稳定。

【原按】 本例中风患者属于中风之痰浊阻滞型，从病人痰涎多，黏稠，随时咯吐，以及脉左弦滑、右沉滑有力，舌体肥大，苔白腻，不难看出风痰阻络是本病的基本病机。针对此病机，医者采用的是温胆汤加减。温胆汤来源于《三因极一病证方论》卷八，由半夏（汤洗去滑）、麦冬（去心）各 45g，茯苓 60g，酸枣仁 90g（炒），炙甘草、桂心、远志（去心，姜汁炒）、黄芩、草薢、人参各 20g 组成。本方主要治疗胆郁痰扰证：胆怯易惊，头眩心悸，心烦不眠，夜多异梦；或呕恶呃逆，眩晕，癫痫，苔白腻，脉弦滑。因素体胆气不足，复由情志不遂，胆失疏泄，气郁生痰，痰浊内扰，胆胃不和所致。若胆为邪扰，失其宁谧，则胆怯易惊，心烦不眠，夜多异梦，惊悸不安；胆胃不和，胃失和降，则呕吐痰涎或呃逆、心悸；痰蒙清窍，则可发为眩晕，甚至癫痫。若心热烦甚者，加黄连、山栀、豆豉以清热除烦；失眠者，加琥珀粉、远志以宁心安神；惊悸者，加珍珠母、生牡蛎、生龙齿以重镇定惊；呕吐呃逆者，酌加苏叶或梗、枇杷叶、旋覆花以降逆止呕；眩晕，可加天麻、钩藤以平肝息风；癫痫抽搐，可加胆南星、钩藤、全蝎以息风止痉。本例中，患者有脑梗死病史，但是本次发病主要还是和痰关系比较密切，因此，用温胆汤治疗后效果十分理想。

（史大卓，李立志.专科专病名医临证经验丛书——心脑血管病.人民卫生出版社）

【诠解】 此案患者是脑中风2个月后再次发作，临床表现以舌强、语言不清为主症，中医诊断为中经络证。刻诊痰涎多，黏稠，随时咯吐，为风痰壅盛；脉左弦滑、右沉滑有力，舌体肥大，苔白腻，也是痰湿内盛之象，且两脉皆有力，正气不虚，风痰邪气亢盛，治当豁痰祛风、通络化瘀。治疗以涤痰汤加减，半夏、南星祛逐痰饮，橘红、枳实下利膈气，理气化痰，茯苓健脾利湿，石菖蒲芳香开窍入心包经，化痰通络，解舌强语塞。整个组方化痰、开窍、利气、健脾，调理心包、肺、脾、肝和三焦，则痰湿无所藏。三诊后，其言语流利，于涤痰汤复加桃仁、赤芍活血化瘀。后诸症皆除，随访3年余，病情稳定。

细思此案，核心病机以痰饮壅盛为主，临床见症言语不利，当为湿痰阻塞、心包脉络，其脉左弦，弦为肝胆之变脉，肝属木，通风气，风邪扰动肝脉和少阳之气相争，其脉弦而滑，此为风邪扰肝脉之象，两脉滑而有力为痰饮壅盛，用药当应祛风平肝通络，所以笔者认为一诊组方中应当可以使用天麻入肝，祛风通络，解风痰胶结；并加用郁金、远志入心包络，行气活血，开窍行瘀豁痰，正可配合菖蒲解痰气壅闭心包之候，个人以为加用天麻、远志、郁金效力会更强，也更加切中病机。

医案2（河间地黄饮子，平补阴阳，以平内风）

（1）刘某，男，47岁，干部。1974年2月10日初诊。

病人素有脑动脉硬化病史。2周前感觉右侧上肢酸麻软弱，不能持重物。1

月 28 日夜间，睡眠醒后出现右侧上下肢瘫痪，口眼歪斜，饮水呛、舌强、语言謇涩，血压 160/100mmHg。经某医院诊断为脑血栓形成。曾用曲克芦丁、低分子右旋糖苷等，患侧肢体略有恢复，但不明显。2 月 10 日邀余会诊，症状同前，舌质红无苔，脉象左虚弦、右细弱。此由心肾阴亏，肝风内动，夹痰浊上阻于廉泉，以河间地黄饮子大补肾阴兼温阳，使阴阳相济，以平内风。

处方：熟地黄 40g，石斛 15g，麦冬 15g，五味子 15g，石菖蒲 10g，远志 15g，肉苁蓉 20g，巴戟天 15g，枸杞子 15g，菟丝子 15g，肉桂 7.5g，附子 7.5g。

3 月 2 日复诊：连服前方 13 剂后，患肢不遂明显好转，能扶杖走十余步。上肢可伸缩上下活动，但仍软弱无力，舌较笨重，语言吃力。左脉虚弦稍有力，右脉弦细。药已对症，继以前方治之。

3 月 28 日复诊：继用前方 20 剂，患侧肢体功能进一步恢复，能扶杖行百余步。说话已基本恢复正常。饮水不呛，口眼已不歪斜，惟头部时昏，健忘。血压 140/95mmHg。脉象左弦滑、右弦细无力。遵前方继续治疗。

4 月 30 日复诊：服上方 6 剂，走路及说话大致同前。宗前方不变，继用若干剂，以巩固疗效。

（史大卓，李立志.专科专病名医临证经验丛书——心脑血管病.人民卫生出版社）

【诠解】 脑动脉硬化在中医辨证属于痰瘀痹阻脑络。脑为精明之府，诸阳之会，阳脉之海，五脏精气皆上注头脑。脑络硬化的产生有以下原因：①积损内伤，劳欲过度，肝肾不足，精气衰少，不能滋润濡养脑部脉络。②饮食伤脾，痰湿内生，气虚则气血推动力不足，痰湿则停滞脉络之内。③情志失调，肝气不疏，日久气滞血瘀，脉络瘀阻。④外感风邪侵袭头面，夹寒湿热邪，影响脑部脉络的疏通。⑤素体阳盛，阴阳失衡，阴亏于下，阳亢于上，或火邪伤阴，肝阴暗耗，阴不制阳，风阳升动，上扰脑窍。以上诸因，综合作用，引起气虚、阴虚与痰湿气滞、血瘀交阻的复杂病状，日久动脉逐渐硬化。

今患者突发舌强、语言謇涩，右侧上肢酸麻软弱，不能持重物，西医诊断为脑血栓形成，其证符合中风中经络。刻诊脉象左虚弦、右细弱，为气血亏虚之脉象，舌质红无苔，结合脉象，当有心胃肝肾阴虚，下元不足。此案以地黄饮子加减治疗，熟地黄、肉苁蓉、巴戟天、枸杞子、菟丝子、肉桂、附子补养肝肾之阴阳，调补精血；石菖蒲、远志开心窍，通心脉，治舌强、语謇；石斛、麦冬、五味子滋养肺胃之阴，金能生水，肺阴足，肾水得生。肾本五脏之本，精气足，则气血得运，血脉开，筋骨健。二诊时患者脉象由虚弱转有力，精气来复，肢体运动功能改善，得效续用前法，培元固本，直至诸症皆除。

此案的临床见症以舌强语謇为主，核心要点在于明辨虚实，抓住舌红无苔、两脉虚弱这一关键，准确辨证为肝肾阴虚、精血不足，以地黄阴子补阳滋阴、培元固本，精气生化来复，精足气运，血脉疏通，而康愈。"地黄饮子"出自金元四大家刘完素所著《宣明论方》，主治舌强不能言；足废不能用之喑痱证。功能滋肾阴，补肾阳，开窍化痰。陈修园曰："俾轻清走于阳分以散风，重浊走于阴分以降逆。取其轻清之气，易为升降，迅达经络，流走四肢百骸，以交阴阳，故名地黄饮子。"《绛雪园古方注》谓之开、清、通、泄、补五法齐全，不使浊阴之气横格于喉舌之间，则语自解。印会河教授介绍其父印秉忠老中医在临床使用地黄饮子的经验，原方不动治愈了很多"风痱"患者，遂把这一经验传授于印老，并强调指出说："你莫看河间地黄饮子这张杂乱无章之方，其又补阳又养阴，又治心，又治肝肾，可是它却能治疗'四肢不收'等怪病。"后印老与皮肤性病研究所同志合作研究治疗晚期梅毒脊髓痨时取得了很好的效果。先后在协和医院、天津市医院看过不少病例，西医的同志还给病人做了应做的各种检查和前后对比，表明其有效率达80%以上，在1960年莫斯科皮肤科学年会上宣读了这篇既有实用价值又经过理论证实的论文，受到当时国际学术界的好评，可见此方调补肝肾精血之力甚强，贯督益脑，不愧为中风调养期和后遗症期与补阳还五汤齐名的第一要方。从此病案中我们看到，患者不仅肝肾阴阳俱不足，其脉虚弱又气阴亏虚，笔者以为，一诊中还可以加用生晒参，补气生津，气阴生化，以气的推荡加强气化功能的运转及元气的培蓄，效力会更强。

(2) 曲某某，男，57岁，工人。

1970年4月10日初诊。脑动脉硬化多年。经常头眩、耳鸣，于3天前头眩加重，口唇麻如蚁走感，逐渐口眼歪斜，舌强语言不清，右侧半身瘫痪，血压

150/80mmHg。经某医院诊断为脑血栓形成。舌根部有薄苔，脉象左右虚弦。辨证为肾气虚衰，虚风内动，痰浊上泛，堵塞窍道。治宜滋肾阴、温肾阳以固本，开窍豁痰以治标，上下兼顾，以治下为主。

处方：熟地黄30g，山茱萸15g，石斛15g，麦冬15g，五味子15g，远志15g，肉苁蓉20g，巴戟天15g，甘菊花15g（后下），石菖蒲15g，钩藤15g（后下）。

4月24日复诊：连用前方10剂，口唇麻及眼斜明显好转，舌见软，语言较清，患侧上下肢比前有力，尤以下肢明显，能下地扶杖走几步，六脉稍有力。遵前方续进。

5月4日复诊：连用6剂，唇麻眼斜及语言基本恢复，半身不遂明显好转，脉左右渐有力，嘱继续用本方以善后。

（史大卓，李立志．专科专病名医临证经验丛书——心脑血管病．人民卫生出版社）

【诠解】 临床研究证实，高血脂、高血压、高血糖的三高症患者和脑动脉硬化症患者发生中风的概率最高。三高症和脑动脉硬化症是西医学脑卒中先兆，其诱发率最高达80%。有报道，在对236位中风先兆患者进行脑中风早期预防干预治疗观察，服用中药后，观察脑血流图、血脂、血压及症状改善情况。从服药后脑血流图对比看，服药前患者的平均指标不正常，与服药后的患者对比有显著差异，治疗后对血管紧张度和血管弹性以及血液黏度均有明显的改善。对降低血脂，改善脂质代谢紊乱，解除血管痉挛，缓解血小板聚集有良好的作用，其中以血胆固醇下降最为理想。显效156例占66.1%，好转65例占27.5%。高血压全部病例皆下降14.9~20.0mmHg，达到安全幅度，总有效率90%。综其所述，中风先兆在传统的中医四诊合参和西医学技术的指标检测配合下，是可以预先诊断的，也是绝对应当重视的，通过中医药的治疗完全可以改善，大大减少中风发病概率。类似本案患者的情况，主要原因是没做好中风先兆期的有效治疗，才引发中风，当中风病发作后，情况复杂，祸福难料，欲求完璧，事有几稀。

本案患者刻诊见头眩，耳鸣，口眼㖞斜，舌强语言不清，右侧半身瘫痪；其头眩、耳鸣为肝风内动、扰其清空之象；又两脉皆虚，是气血不足、肝肾亏虚之候；法当填补肝肾精血，疏风平肝，开窍化瘀。组方以河间地黄饮子加减，熟地黄、山茱萸、肉苁蓉、巴戟天入肝肾补养精血，培元固本；石斛、麦冬、五味子养阴滋润，合甘菊花、钩藤疏风通络以平肝息风，解清空之扰；石菖蒲、远志味辛透达以解厥阴心包脉络瘀阻，开窍解语；全方融开、清、通、泄、补诸法于一体，补虚泄实，通而不损，补而不滞，紧紧抓住正虚邪闭之要点，通补结合，通补相宜，无太过不及，于阴中求阳，阴生阳长，助阳畅达而化阴，阴阳互根生化，阴平阳秘，以平为期，积精累气，正胜邪去，治之康愈。从证候来分析，头晕眩、耳鸣，为下元亏虚、阴虚风动之象，可加入珍珠母，以介类蓄水，合山茱萸敛藏肝肾，更能平肝潜阳；患者早有脑动脉硬化一证，脉络中正气亏虚，瘀血累积方会硬化，今又中风偏瘫，必有血脉瘀积，因此，笔者认为可适当加入制首乌、丹参、桃仁、红花、桃红四物汤等方药，软化血脉，活血化瘀，则效更卓著。

颜正华医案

（善用黄芪，益气推荡津血运行）

林某，男，59 岁，北京市退休干部。

1999 年 6 月 11 日初诊：患者于 1997 年 12 月 3 日因过劳而昏倒，经抢救后苏醒，并恢复正常。于 1999 年 2 月第 2 次复发，即被送往医院急救，出院后遗留有右侧半身不遂，右手发胀疼痛，运动功能障碍，右手不能持物，右脚软而无力，行走内翻，活动稍甚，则胸闷气短。西医诊断为：腔隙性脑梗死。中西医多方治疗，均不显效，今特经人介绍前来请颜正华教授诊治。除上症外，昨因饮食不慎而致腹泻，今晨黄水样便已四行，身软无力，小便尚可，纳呆，舌质紫红，苔黄厚腻，舌下静脉青紫，脉细滑结代。右侧半身不遂。辨为气虚血滞，脉络瘀阻。今复伤饮食，"急则治其标"，故首当用健脾除湿利水法，从速止泻，以防气津两脱。

处方：苍术 15g，白术 15g，猪苓 15g，茯苓 30g，泽泻 15g，生薏苡仁 10g，陈皮 10g，大腹皮 12g，炒枳壳 12g，黄芩 6g，车前子 15g（包），焦三仙各 12g。

4剂，水煎服，每日1剂。

6月19日二诊：湿热之邪已祛，故腹泻止，大便日一行，此际应以"缓则治其本"为念。今见口干，为利湿燥湿伤及真阴之故；舌红紫、半身不遂，为营卫不周，血行不畅之象。议治以王清任补阳还五汤加减，补气活血，通经活络。

处方：生黄芪15g，丹参30g，赤芍15g，川芎10g，地龙12g，红花10g，桃仁10g，茯苓30g，生薏苡仁30g，车前子15g（包），生白术15g，天花粉12g，7剂，水煎服，每日1剂。

6月25日三诊：天花粉清热生津，故用药后口干始减。现右手发胀，右肩疼痛，活动受限，右手不能持握。病程日久，气血亏虚，脉络受阻，实非一时所能奏效，惟有缓图，遂守原法。

处方：生黄芪15g，丹参30g，赤芍15g，川芎10g，红花10g，桃仁10g，地龙12g，秦艽10g，片姜黄10g，天花粉12g，茯苓30g，白术15g。14剂，水煎服，每日1剂。

7月2日四诊：连投14剂，右手胀感始减，下肢力气有增。既已奏效，理应再进，强其药力。

处方：生黄芪30g，丹参30g，赤芍15g，川芎10g，红花10g，桃仁10g，地龙12g，秦艽10g，片姜黄10g，鸡血藤30g，水蛭10g，当归6g。14剂，水煎服，每日1剂。

7月16日五诊：气血得补，脉络渐通，手胀、肩痛大减，行走渐趋平稳有力，疗效卓然。前方倍用黄芪以补气，气足则血行矣。

处方：生黄芪60g，丹参30g，赤芍10g，红花10g，桃仁10g，地龙12g，当归6g，川芎10g，鸡血藤30g，水蛭10g，茯苓30g，炒白术12g。7剂，水煎服，每日1剂。

另嘱其早晚用温水调水蛭粉各1.5g口服，取其破血通络之力。

7月30日六诊：右手胀感已消，手指能持握轻物，肩痛亦渐止，上肢活动灵活，体力增强，精神亦佳，诸药合用，已趋全绩。

处方：生黄芪60g，丹参30g，制首乌15g，当归5g，川芎10g，红花10g，地龙12g，鸡血藤30g，水蛭10g，茯苓30g，炒白术12g。7剂，水煎服，每日

1 剂。

另嘱早晚温水送服水蛭粉各 1g。

（《颜正华临证论治》）

【诠解】 此案患者属中风后遗症，遗留偏瘫，寻求中医治疗。整个治疗过程历经两个阶段。

①患者就诊之前，因饮食不慎而致腹泻，今晨黄水样便已四行，身软无力，观其舌苔黄厚腻，脉象又滑，为脾虚湿邪内蕴化热，脉象还体现出细而结代，年岁近六旬，必当元气亏虚，脉络瘀阻，所以当先处理腹泻急症，否则，滑泻太过，容易气脱，以湿邪为主，治之健脾利湿为主。

②当腹泻改善后，患者的体质仍未改变，气血不足，无力推荡血脉运行，其核心病机就是气虚血瘀，所以改用补阳还五汤加减。一诊应用燥湿健脾之剂，有损胃阴，患者出现口渴；二诊在应用黄芪之时剂量比较小，佐用天花粉，益气滋阴养胃，使胃气得以恢复，而不是应用大剂黄芪，因黄芪性温而生发之性益气走表，正当腹泻之后津液脱失，胃阴不足之时，反易致虚不受补，易出现胃气逆，黄芪剂量的变化体现出颜老对疾病虚实标本的准确判断，用药之精细令人赞叹。在后期，仍续用补阳还五汤，加大黄芪用量，利用黄芪益气升发之性推荡血脉运行，配合活血化瘀药，益气通脉，气行血行而祛除瘀血；用水蛭专入血脉搜剔瘀血，荡涤败血，效力更强，六诊之后，患者已趋痊愈。结合病案原述：患者脑中风后，经中西医多方治疗，均不显效，思之，其实就是个辨证用药准确与否的问题。

另从本案患者后遗症的特点来看，以肢体偏瘫无力、肿痛为主，标实突出，因气虚从本治之以补阳还五汤加减，在益气活血中佐用秦艽、鸡血藤、地龙养血通络。笔者以为，可酌加用穿山甲、乌梢蛇、白花蛇等穿透祛风通经达络力更强的药物，血肉有情之品，又不损耗正气，效力更佳。再者，在一诊腹泻组方中还可酌用小量升麻、葛根，升清止泻，则治法更为全面。

张镜人医案

（中风初起，多见肝阳化风、痰瘀阻络）

洪某，男，71 岁。1993 年 2 月 12 日初诊。

主诉：语言障碍，左侧肢体活动不利 4 天。病史：素有高血压史。2 月 9 日突然口角歪斜，舌强难言，喉间痰声辘辘，左侧肢体活动不利，在急诊观察 4 天，拟诊脑血栓形成收入病房。检查：形体丰盛，神志尚清，血压 190/120mmHg。左额皱额运动较右侧差，左鼻唇沟较浅，口角歪斜，左侧肢体肌力减弱，约 4 级，左下肢引出病理反射。舌质红，苔黄腻。辨证：肝阳化风，兼痰瘀交阻，东垣所谓"中血脉则歪口眼，中腑则肢节废"是也。西医诊断：脑血栓形成。中医诊断：中风。治法：平肝潜阳，化痰清热，和营通络。

处方：羚羊角粉 0.3g（吞），生石决明 30g（先煎），钩藤 9g（后下），竹沥半夏 9g，陈皮 6g，陈胆南星 3g，炙远志 3g，石菖蒲 6g，广郁金 9g，炙僵蚕 6g，川芎 6g，炒桑枝 12g，指迷茯苓丸 12g（包煎），鲜竹沥 1 支。3 剂，每日 1 剂，水煎服。另：丹参注射液 10 支加入 5% 葡萄糖液 500ml 中，静脉滴注，日 1 次。

2 月 16 日二诊：神志清晰，口角歪斜好转，语言謇涩，左手足痿不能动。脉弦滑，苔腻较滑。血压 170/104mmHg。风阳虽息，痰瘀难逐，再守原方，无须易辙。9 剂，每日 1 剂，水煎服。

2 月 25 日三诊：迭进平肝潜阳、化痰清热、和营通络之剂，旋动之风阳已得平静，壅阻之痰热亦获清化，语言尚利，口角渐正，痰涎日见减少，惟左侧肢体偏枯，脉仍弦滑，质暗红，舌苔薄黄。显系瘀滞经脉，络气未宣。治宜侧重活血祛瘀，兼佐平肝化痰。

处方：生石决明 30g（先煎），钩藤 9g（后下），丹参 15g，赤芍 9g，白芍 9g，川芎 6g，红花 3g，炒桑枝 12g，茺蔚子 12g，炒白术 9g，茯苓 9g，陈皮 6g，炙远志 3g，炙僵蚕 6g，广地龙 9g，炒山楂 9g，炒神曲 9g，指迷茯苓丸 9g（包煎）。

患者住院 19 天，出院时体检：神清，语言尚利，面瘫纠正，血压160/96mmHg，左上、下肢肌力 2 级，未引出病理反射。出院后续服中药调治，随访 2 年，血压稳定，行动复常。

（《中华名中医治病囊秘·张镜人卷》）

【诠解】 中风一证，"乃身中阳气之变动"，因此，病势急骤，治不及时，危在旦夕。然风阳升扰，每夹痰火以为之援，痰火壅塞，必致络脉瘀凝，于是舌强音謇，歪僻不遂。初起宜合用天麻钩藤饮、涤痰汤及指迷茯苓丸等方意，先予平肝潜阳，化痰清热；待症状稍缓解，则须活血和营，消除经脉之瘀，风阳息，痰火平，营血调，络脉通，则枯者荣，废者起，可免后遗之患。本案提示：治病重在辨证，但辨证当审主次，论治宜分先后，如能指挥若定，常可化险为夷。

运用化痰法在中风治疗中应注意：①化痰法是中风病治疗、康复的主要环节，化痰法应贯穿治疗始终，急性期应与开窍法、通腑法配合，恢复期当与活血、息风、通络、健脾诸法合用。②化痰法的运用不受其症有无有形之痰的限制。③化痰法的药物配伍变化：痰热蒙闭清窍，安宫牛黄丸合涤痰汤；痰浊阻窍，苏合香丸合导痰汤；痰浊内阻，半夏白术天麻汤；痰瘀互结，指迷茯苓丸合通窍活血汤；痰阻络道，牵正散合补阳还五汤；风阳夹痰，温胆汤合镇肝息风汤。④化痰的主要药物：胆南星、半夏、茯苓、石菖蒲、泽泻、车前子、郁金、白附子等。

周仲瑛医案

（养肝平肝、沟通心肾，治疗腔隙性脑梗死）

张某，男，77岁。

高血压病史20年余，于晨起时发现右下肢无力3小时，就诊于附近某医院，急行头颅CT示：左腔隙性脑梗死；心电图示：ST－T缺血性改变，窦性心动过缓。当时查体见：言语欠清，颅神经（－），右下肢肌力接近4级，病理征（＋）。诊断为：左基底节区腔隙性脑梗死，高血压病3期，冠心病。及时予扩血管、改善脑供血治疗：口服阿司匹林、维生素E、静脉滴注尼莫地平等治疗3天后，上症无明显改善，遂来周老处就诊。症见：头昏头痛，言语欠清，右下肢行走拖曳，口干纳差，疲乏，动则心悸，舌质暗，苔黄薄腻，脉弦滑细。辨证属心肾交亏、肝阳偏亢、气阴两虚、心营不畅、痰瘀上蒙。

处方：党参 12g，黄芪 15g，当归 10g，丹参 15g，麦冬 10g，石菖蒲 10g，淫羊藿 10g，太子参 15g，川芎 10g，炙甘草 3g，制黄精 12g，罗布麻叶 12g。14 剂，日 1 剂。并继续口服阿司匹林、维生素 E，停静脉滴注药。

二诊：头昏减轻，无头痛，仍心悸，伴失眠、烦躁，余症与前无明显变化。仍以原法治疗，上方加熟酸枣仁 15g，肉桂 2g（后入）。7 剂，日 1 剂。

三诊：头昏明显缓解，言语对答较初时流利，自觉右下肢行走较前有力，心悸减轻，寐可，二便调，舌质暗，苔薄黄稍腻，脉弦滑。原方加熟地黄 10g，山茱萸 10g。14 剂，日 1 剂。

患者经上述治疗后，复查心电图示：窦性心律，缺血改变改善，病情也明显缓解。后经中药间隔巩固治疗，辅以功能锻炼，患者症状已趋于痊愈。

【原按】 从本例患者的表现来看，虚实夹杂的症状明显，因此，治疗上采用了虚实兼顾的方法，一方面用党参、黄芪、太子参、炙甘草等辅助正气，同时用丹参活血化瘀，罗布麻降压，共奏调补心肾，平肝降压，祛风之功。

（中医杂志，2001，8）

【诠解】 此案老者高龄 77 岁，有高血压病史 20 年余，突发中风入院。西医治疗 3 天后效不佳，中医参与治疗。患者尚未完全偏瘫，肢体尚能运动但无力，神志欠清，中医诊断为中风急性期，中经络证。刻诊：口干纳差，疲乏，动则心悸，这是气阴亏虚的证候；舌质暗乃气不行血，血脉瘀阻；苔黄薄腻为内有痰湿化热；头昏头痛、脉弦滑，主风阳上扰，脉又细为气血不足。综其证候，目前病机当为气阴不足，血脉瘀阻，痰热风阳上亢蒙闭心包。治当益气养阴化瘀，化痰开窍为主。党参、黄芪、太子参、麦冬益气养阴；石菖蒲开窍化痰；丹参、川芎活血化瘀；淫羊藿、制黄精补养肝肾精血，一阴一阳，阴阳生化；专用罗布麻，清肝泻郁火，降压。整个组方标本兼顾，其本在气阴不足、肝肾亏虚；其标在痰瘀阻窍，脉络瘀塞；固其本而达其标，患者症状已趋于痊愈。

此案患者患高血压病 20 年余，基本病机为痰瘀交阻脉络。从流行病学调查来看，不同地区的中风患者约有 70%～90% 都患有高血压病史多年；而本病的发病年龄也多集中在五六十岁以后的老年人群中，且多数合并有高血压、高血糖、高血脂及心血管病等基础疾病，其病机也多集中在痰瘀阻络、气阴亏虚、内伤积损、阴虚阳亢、肝肾精血不足等这几点上。有关研究证实，对三高和中风先兆期表现的患者进行中医药活血化瘀、调养肝肾等先期干预治疗，对降低血压、血糖和血脂水平，改善血液黏稠度，降低血管紧张度和弹性方面作用十分明显，总有效率高达 90% 以上，如果对这类人群进行宣传教育和有效干预，则此类中风高发类人群的中风发作率会明显降低。可见，对中风病的防治，要充分利用中医药治未病的思维理念，发挥好中医体质辨证的优势，防微杜渐，在先兆期就注重从人体整体功能的调理上改善内循环，增强人之体质，则正气存内，邪不可干。

方和谦医案

（通络化痰、少佐通腑，治糖尿病合并脑梗死）

李某，女，65 岁。2004 年 7 月 20 日初诊。

患者 2 周前突发语言不利，到我院就诊，诊断为：再发脑梗死。经西医治疗渐有好转。就诊时，症见语言不利，左上肢、右下肢运动不利，喝水发呛，大便 5 日未行。舌质淡红，苔薄腻，脉沉弦。诊其为：①中风——中经络（脑梗死）。②消渴（糖尿病）。方老分析：本例患者年老体弱，多种疾病缠身，气血虚弱，脉络空虚，内风夹痰，横窜经络而发半身不遂，语言不利；痰阻中焦，传导动能失司，腑气不通而便秘。治法：通络化痰。

处方：天麻 10g，钩藤 12g，陈皮 10g，竹茹 10g，莲子心 5g，石菖蒲 6g，白僵蚕 3g，薄荷 5g（后下），桑枝 15g，麦冬 10g，石斛 10g，火麻仁 10g，丝瓜络 6g。6 剂，水煎服，每日 1 剂。

二诊：患者服药 6 剂后自觉舒畅，语言不利，左上肢、右下肢运动不利，饮食发呛，大便难，舌质淡红，苔薄腻，脉沉弦。前方有效，效不更方，继续通络化痰。前方加生薏苡仁 15g。10 剂，水煎服，每日 1 剂，服 3 天停 1 天。

三诊：患者服药 10 剂，语言不利及左上肢、右下肢运动不利好转，饮食不呛，大便难，舌质淡红，苔薄腻，脉沉弦。前方有效，效不更方，继进前方 15 剂。水煎服，每日 1 剂，服 3 天停 1 天。

（《中国现代百名中医临床家丛书——方和谦》）

【诠解】 本例患者是糖尿病合并脑梗死，证候以风痰瘀阻脉络为主。以通络化痰、润腑通下为治。方中天麻、钩藤、白僵蚕平肝息风止痉；石菖蒲开窍化湿；陈皮理气化痰；石斛、麦冬养肺胃之阴；桑枝、丝瓜络、生薏苡仁通络利关节；莲子心、竹茹清心化痰除烦；火麻仁润肠通便。诸药配合，化痰通络，使患者肢体功能有所恢复。方和谦先生治疗中风临证常用药物有四大类。

①温通经络。对于中风肢体活动障碍者，常取温通发散治法，例如大秦艽汤、小续命汤、独活寄生汤，选用秦艽、川芎、羌活、独活、桑寄生、桑枝、木瓜、防风、桂枝、防己等药。

②活血行痹。对麻木不仁、肢体关节疼痛者，注重活血通经，常以桃红四物汤、补阳还五汤为基本方，选用当归、芍药、桃仁、红花、鸡血藤、牛膝、丹参、威灵仙配伍成方，养血活血通经，取"治风先治血，血行风自灭"之意。

③息风化痰平肝。常以镇肝息风汤、建瓴汤、天麻钩藤饮加减调配，选用桑叶、菊花、生决明、代赭石、钩藤、全蝎、白僵蚕、地龙、天麻、天竺黄、蜈蚣等，甘凉散风平肝，虫药祛风平肝、息风解痉。

④健脾补肝肾。中风病人特别是老年患者，内伤积损、肝肾阴精耗伤者众，常选用河间地黄饮子、六味地黄丸、天王补心丹，选用生地黄、熟地黄、生山药、麦冬、玉竹、石斛、北沙参、枸杞子、远志、夜交藤、何首乌诸药，安神养心，滋补肝肾，以平调为期，滋而不腻，养而不峻，适合中风后期气阴不足，不耐峻猛之药，以培元固本，徐调慢养建功。

吴翰香医案

（活血化瘀、平肝息风并重）

王某某，男，55 岁。1979 年 9 月 22 日初诊。

左侧肢体活动障碍，伴流涎、伸舌困难已 5 天。病史：罹高血压已 7 年，血压最高曾达 200/100mmHg。5 天前起左上肢力弱，左下肢活动障碍、行走偏斜，伴右颞头痛、手抖、伸舌困难、流涎，神志清楚，但感胸闷。血压波动于（170～180）／（90～120）mmHg。曾检验血脂偏高（血胆固醇 4.40mmol/L、三酰甘油 1.85mmol/L、β－脂蛋白 6.68g/L）。望诊发现左口角下垂，舌苔微黄。切诊脉管发硬，右手脉弦动。诊断：中风（脑血栓形成）。辨证：内风扰动，瘀阻脉络。治宜活血化瘀，平肝息风。方药：桃红四物汤合羚角钩藤饮加减。

处方：石决明 30g（先煎），丹参 30g，钩藤 15g（后下），豨莶草 15g，白蒺藜 15g，桑寄生 15g，赤芍 15g，生地黄 15g，全瓜蒌 15g，茺蔚子 12g，白芍 12g，桃仁 9g，当归 9g，三棱 9g，莪术 9g，地龙 9g，广郁金 9g，红花 6g，川芎 6g，降香 6g，羚羊角粉 0.6g（吞）。

服药 3 天，流涎减少，去羚羊角粉续服。7 天后伸舌转灵活，讲话清楚，左上肢握力恢复，2 周后瘫痪肢体已完全恢复，能自由活动；血压 170/90mmHg。此后，长期应用丹参，收缩压稳定在年龄数加 90mmHg 左右，舒张压在 80～90mmHg 之间。观察至今已 10 年余，未见中风再发。

（《名老中医治疗脑血管病经验》）

【诠解】 吴翰香先生在脑中风病临床治疗中，以中医活血化瘀为主，以西医对症治疗为辅，共治 95 例脑血栓形成，服药后半个月时的总有效率为 78.9%，3 个月时的总有效率达 93.6%，基本痊愈和显著进步者达 64.2%，常用组方为桃红四物汤加减、补阳还五汤加减及自拟活血化瘀组方：鸡血藤 30g，赤芍 15g，葛根 15g，红花 1g，桃仁 10g。并提出中风病肝肾阴虚夹气火亢逆者，应禁忌用黄芪的观点。吴先生认为，中风发病以积损正衰，肝肾阴虚，肝阳上亢，肝风内动，夹风痰瘀血痹阻脑脉为主。而此案患者高血压病 7 年，血脂偏高，意识清醒，说明邪入经络，属于中经络。头痛，手抖说明风象明显；口角歪斜流涎，左肢体力弱并活动障碍，脉管硬化，属于明显的脑脉瘀阻，不通则痛。血脂偏高，说明平时饮食不节，痰浊内聚。

中风之后，脉弦，流涎，左下肢活动障碍，整个病机以风痰瘀阻为主，气火亢盛燔灼并不突出，所以组方中就重点体现了活血化瘀、平肝息风治法。丹参、桃仁、当归、三棱、莪术、地龙、广郁金、红花、川芎、茺蔚子活血化瘀，行气通脉；伍以平肝息风之石决明、钩藤、豨莶草、白蒺藜、羚羊角粉。这两组药主要针对了目前的主要病机风痰瘀，药证对应，疗效显著，瘫痪完全恢复，能自由活动。后经多年的应用丹参等活血祛瘀药调治，血压稳定，10 余年未复发中风，可见活血化瘀在中风病的先兆期、发病期、恢复期和后遗症期调养及预防时，都是必不可少的适用治法。

李寿山医案
（先镇肝息风，后补阳还五，法度严谨）

张某，女，59岁。素患高血压，经常头痛眩晕，手指麻木。近因家务纠纷，郁怒生气，翌日起床突感肢体软弱无力，头痛恶心，眩晕，两目模糊，口黏纳呆，二便不畅。又过1日，渐次出现右侧半身不遂，时有抽搐，遂急诊入院。经CT检查，诊断为脑血栓形成。患者神志清楚，问话能答，但舌强板滞，语言不清，右侧偏瘫，诊脉弦劲有力而数，舌质红，苔薄黄，舌下络脉淡紫粗长。脉症合参，证属中经络，气阴两虚、肝风内动、痰瘀阻络。治以平肝息风、化痰通络，镇肝息风汤化裁。

处方：生赭石15g，怀牛膝15g，夏枯草15g，天麻10g，石菖蒲6g，钩藤25g，枸杞子10g，白蒺藜15g，橘红10g，郁金10g，鸡血藤25g，生龙骨30g，生牡蛎30g

旬日后，眩晕已平，抽搐止，语言自如，血压正常，但半身不遂如故，舌淡红无苔，舌下脉络淡紫细短，脉转弦缓。此风火已潜，证转气虚血滞之候，予补阳还五汤加减，并辅以针刺治疗。约1月余，已能生活自理，复查CT大部病灶吸收。遂出院调养3月余而康复。

（单书健.当代名医临证精华·中风卷.中医古籍出版社出版）

【诠解】此中风病案治疗中风分两个时间段治疗。

①患者素患高血压，同时具有中风先兆证候，结合临床证候，脉弦劲有力而数，舌质红，苔薄黄相参，病机为肝肾阴虚、肝风内动；用镇肝息风加减治疗，以生赭石、生龙骨、生牡蛎、枸杞子、怀牛膝入肝肾潜敛阳气，滋养精血使水能涵木，抑制亢逆肝阳；同时配用天麻、钩藤、白蒺藜祛风通络，平肝息风；再佐活血化瘀、理气化痰之品，治标为主，固本相随，在病情急凑之时，治标证以挫折邪气蔓延之势，从而扭转病势，脱离危险。

②当风火痰气亢盛之势得以平潜，这个过程虽挫折了邪气，但正邪相争之际也会耗伤肝肾精气，再加上患者本身内伤积损，此时虚证毕露，病机转变为气虚血瘀为主，所以再选用补阳还五汤加减，益气活血养血，通达经络，逐瘀扶瘫。在中风后遗症治疗中，补阳还五汤合地黄饮子加减是常见的治法用方，针对气虚血瘀和（或）肝肾精血亏虚的病机特点，随症加减，标本兼顾。

李可医案

（补阳还五温通，气虚偏瘫康愈）

张亚康，69 岁，城关合作商店会计。

1980 年 4 月 19 日初诊：高大肥胖体型，1 个月来腰困如折，夜甚。小便余沥，昨晚睡前觉右肢麻木，今晨醒来已偏瘫。嘴向右歪斜，漏气，漏饭。舌短，语謇，头晕气短，按脉浮软，舌淡胖有齿痕，舌左瘀斑成片。县医院内科诊为脑血栓形成。年近古稀，形盛气衰，肾元久亏，肝失滋荣，气虚失运，发为偏枯。拟补阳还五汤加减，益气固肾、祛痰化瘀、虫类通络。

处方：生芪 120g，当归 30g，赤芍 15g，川芎、桃仁、红花、地龙、白芥子、天南星、白附子、天麻、僵蚕、土元、桂枝、炙甘草各 10g，生龙牡各 30g，鲜生姜 10 片，枣 10 枚，胡桃 4 枚，3 剂。

4 月 21 日二诊：药进 3 剂，每日针灸曲池透少海、合谷透后溪、阳陵透阴陵，风市、足三里，面部：牵正穴，口眼歪斜已愈。语言饮食已无碍。手脚可抬举，患手握力恢复。效不更方，原方 3 剂。

4 月 24 日三诊：生活已能自理，舌下瘀斑退净，予三七、琥珀、红参、全河车、止痉散各 30g，研粉，每服 3g，2 次/日，痊愈。追访 5 年，一切如常。

（《李可老中医急危重症疑难病经验专辑》）

【诠解】 患者体型肥胖，易内生痰湿，现风中经络出现右肢麻木，口眼歪斜。其脉浮软，舌淡胖有齿痕，为阳气亏虚、水湿痰饮不运，年老肾衰，风中脉络，整个证候中无风火夹痰及肝阳上亢，所以李可老中医应用补阳还五汤加减治疗。

应用大、小续命汤治疗中风病在北方地区时有成功案例，如名医孔伯华便应用麻黄、羌活等药用在中风病治疗中。虽有气火夹痰，壅塞上亢，但用麻黄和羌活时患者多数是无汗的；虽有内热，通过小剂麻黄和羌活宣达太阳，有助于整体调整人体的气化升降出入机制，就是患者有汗，也一样会存在气机升降郁滞，孔伯华老中医一样以0.3~0.6g麻黄，轻宣肺气，不会大汗或者汗出，又能调节太阳体表的络脉疏通，用西医学的说法，能调节并改善人体的外周循环。值得重视的是，对内有气火燔灼，舌红之时，没见有医家用桂枝这味药，也就是说小续命汤中的麻黄、附子有医家在清解药中混用过，桂枝在真有热证时应用会妄动血脉，很容易引动风火或者造成脑脉的破损。在本病案中，李可老中医组方中首诊就应用了桂枝，那是因为虽是中风病例，患者内无火热风动之证，其病机根本是在于阳气亏虚、无力推运血脉，所以用了桂枝，以温通血脉，合黄芪之益气推荡血脉，事半功倍，疗效显著。这也说明中医的应用，重在对病机的认识，病机不同，治法方药各异，辨证论治须分清阴阳寒热虚实，气血六经八纲等病机特点，方证对应才能高效。

廖先齐医案

（柴胡桂枝汤合白虎汤，表里双解治中风）

谭某某，男，49岁。1961年1月3日入院。

患者于入院前10天，开始头顶部有针刺样疼痛，伴有眼花、耳鸣，当时尚能行走，勉强工作。于入院前1天下午，起床小便，突然跌倒，右半身完全不能活动，并呕吐2~3次，二便失禁，来院治疗。检查：神志清楚，说话有个别字吐不清，瞳孔等大，对光反射存在，左侧鼻唇沟变浅，口角右歪，舌向左偏，颈软，左侧上下肢瘫痪。血压：128/84mmHg。眼底：未见明显改变。脑脊液：颜色清亮，压力高，细胞数2个。西医诊断：脑血栓形成，并左侧上、下肢瘫痪。入院后给青霉素、溴化钾、维生素C等对症支持疗法，同时加用中药治疗。

中医辨证与治疗：病员面色潮红，眼球充血，自述恶风恶寒，时觉发热，目眩耳鸣，周身骨节疼痛，口眼歪斜，左侧偏瘫，时感疼痛，并说年前曾作挖井工作3个月。舌质红苔黄白厚腻，脉沉迟而弦。考《黄帝内经》"中风有四：一曰偏枯，二曰风痱，三曰风懿，四曰风痹"。《千金要方》注"偏枯者，身半不遂，肌肉偏而不用而痛，言不变，志不乱，病在分腠之间"。今病员上下肢偏瘫而不用，但有疼痛，神志清楚，能自诉所苦，颇与此论有相似之处，证属中医的真中风。系腠理不密，太阳虚不能卫外而为固，病在分腠之间。方用柴桂汤和解表里，因表失解，渐生内热，故病员面色潮红，舌苔黄白厚腻，复加白虎汤，寓清里于解邪之中。处方如下：

竹叶柴胡16g，野台参9g，京半夏9g，枯黄芩9g，嫩桂枝10g，生白芍9g，生石膏31g，肥知母9g，粳米15g，炙甘草6g，生姜9g，大枣6g。

1月10日：血压124/86mmHg，恶寒发及周身骨节疼痛均减，尚感头昏头痛，左侧上下肢偏瘫如前，仍时感疼痛，舌质正常，舌苔仍黄白厚腻，脉象转缓。再处下方：

竹叶柴胡25g，野台参15g，枯黄芩9g，生白芍9g，嫩桂枝9g，防风9g，明天麻9g，广角参30g，炙甘草9g，生姜9g，大枣10g。

二诊：1月14日，服4剂，恶寒发已罢，头痛消失，眼球充血亦消失，左侧上下肢偏瘫如前，时感疼痛，舌无苔，脉缓。乃风寒湿之邪，阻滞经络所致，再进祛风散寒除湿，活血通之药。《金匮要略》乌头汤加减。

方药：生黄芪30g，炒麻黄9g，制川乌15g，黑附片15g，全当归15g，紫丹参9g，乳香9g，没药9g，明天麻9g，蜈蚣2条，净地龙6g，北秦艽6g，威灵仙5g，鹿角胶9g。

针：左肩髃 肩贞 肩井 曲池 阳陵 足三里

2月25日：血压：120/80mmHg，左侧上下肢瘫痪明显好转，疼痛消失，已能下地行走，左手能自由伸屈，左下肢尚感有些麻木，脉舌无异，再进益气活血通络。

方药：生黄芪18g，全当归9g，紫丹参9g，甘松9g，乳香9g，没药9g，制川乌21g，鹿角胶15g，鸡血藤9g，北秦艽9g，生甘草5g。

效果：一般情况良好，血压正常，无任何自觉症状，左侧半身瘫痪完全恢复正常，自由行走如常人，于3月27日痊愈出院。

（单书健．当代名医临证精华·中风卷．中医古籍出版社）

【诠解】 本案患者伤风寒在先，风寒湿邪气交杂中之于经络，故常见周身骨节疼痛，左侧偏瘫，时感疼痛。其肢体疼痛正说明太阳卫气虚，又见舌苔黄白厚腻为湿热内蕴，外寒内热，法当发表清里，所以一诊以柴胡桂枝汤发表散风寒。驱在表之邪，开达太阳腠理，调和营卫，以解肌止痛；内则以白虎汤清解内热。二诊时，寒战头痛消失，太阳卫气受风寒湿所束得解，而左侧上、下肢偏瘫如前，时感疼痛，属顽痰瘀血夹聚，阻于经络与卫气相争而痛，重在祛风通络、活血化瘀。组方以《金匮要略》乌头汤加减。以麻黄开太阳，发散寒邪；制川乌、黑附片温通十二经脉，祛寒除痹止痛；通过黄芪益气荡血，佐全当归、丹参、乳香、没药养血活血化瘀；明天麻、蜈蚣、净地龙、北秦艽、威灵仙等祛风通络除痹；鹿角胶添补精血、生化精气以强营卫，通而不损，配合针灸，疏通经络，经治两月，行走如常人，痊愈出院。

此案体现脑中风病当夹有外邪客于太阳肌表之时，当驱邪、内调同时进行，以病机性质来选取用药，并非出现有脑中风就忌畏辛温的桂附，当寒湿之证确实，营血火热不明显时，可以大胆效法，有是证用是药，方得中医辨证施治精髓。

戴裕光医案

医案 1（补阳还五汤，益气活血通络）

曹某某，女，46 岁，干部。初诊：1978 年 12 月 3 日。

现病史：患者 8 年前因关节疼痛发现风湿性心肌病，心悸，气急，水肿。近 1 周来气急加重，双下肢水肿较剧。心脏听诊可闻及收缩期吹风样杂音Ⅲ级，主动脉瓣区亦可闻及收缩期杂音，心律不齐，心率 110 次/分。腹部有移动性浊音。双下肢可见凹陷性水肿。诊断：风湿性心脏病，瓣膜联合病变，房颤，慢性充血性心力衰竭，心功能不全Ⅲ度，心源性肝硬化。入内科病房后，给予强心剂（毛花苷 C、地高辛）及利尿药，补钾，水肿迅速消退。

2 天前患者左半肢体不灵活，昨天午饭时突然左手端碗滑落地上，继则左侧上下肢不能活动，急请神经科会诊，考虑脑血栓形成。请中医会诊。此心阳不振、肺脾肾阳气不足，中焦运化失司，气血亏损，血瘀阻络，络脉不通以致半身不遂，法当益气温阳、通活经络，宗王清任补阳还五汤加味。

方药：黄芪90g，赤芍15g，川芎9g，地龙12g，当归尾15g，桃仁9g，红花9g，淫羊藿15g，丹参15g，泽兰12g，川桂枝4g，路路通12g，怀牛膝15g。5剂，每日1剂，水煎服。

二诊：1978年12月10日。服药后左侧上下肢已能活动，但尚无力。天气渐冷，手足冰凉，拟加强益气温阳。前方加党参20g、白术12g、制附片（先煎）9g、大枣12g、生姜2片，连服5剂。

三诊：1978年12月18日。前方已进5剂，手足活动自如，周身气血通泰，心悸也有好转。原方5剂，隔日1剂，嘱适当活动，可以出院。

（《戴裕光医案医话集》）

【诠解】 本案患者先发水肿合并有心痹证候，继发脑梗死。从双下肢可见凹陷性水肿判断为脾肾阳虚；心率每分钟110次，此数脉不是阴虚所致，乃心阳不足，痰湿瘀血壅塞心脉，心阳孤立抗争所致。治当温阳益气、化瘀通脉。一诊以补阳还五汤加减为主，重用黄芪益气，达到气足行水化瘀的功效，也体现气为血之帅，气行则津液血脉行的中医理法思维；桂枝温通心脉、温阳化气行水，结合路路通，通络行水。整个组方抓住气虚、阳虚为主证，血脉瘀阻为标证，虚实同调，切中病机。二诊时，加用制附片，温阳通脉、化气行水，效真武汤方义，配合补阳还五汤，效果显著。此案患者临床表现为多年的阳气亏虚，气化无力，心阳虚明显，若早用中医中药益气化瘀、培元固本为治，也许可以避免后面的这次脑梗，生活质量更为改善。

医案2（补养肝肾，配合补阳还五汤益气通络）

郑某某，男，57岁，干部。初诊：2003年9月26日。

主诉：反复头昏10余年，右侧肢体乏力1个月。

现病史：患者10年前因紧张并饮酒后出现头昏，但其未引起注意，未去就诊。1个月前患者无明显诱因突发左下肢无力，口角左歪，无神昏及恶心呕吐，到我院就诊，诊断为：①高血压；②脑梗死；③高血脂。在神经内科住院治疗。

现右侧肢体无力，右下肢明显，纳少，口不干，无头昏、头痛及腰痛，大便日1行，舌淡，苔腻，脉沉小弦。家族中父母均患高血压，嗜烟酒。

查体：血压190/140mmHg，神志清晰，口角左歪。心率：84次/分，A2＞P2，心界向左扩大。右下肢肌力3级，左下肢肌力4＋级，巴宾斯基征（＋）。核磁共振成像（MRI）示：双侧基底节区、丘脑多发性脑梗死，皮质下动脉硬化性脑病。

西医诊断：①高血压；②脑梗死；③高血脂。

中医诊断：中风（肝肾阴虚，瘀血阻络）。

辨治：患者素有高血压，现年已半百，头发稀薄，其肝肾已虚，阴虚不涵阳，则虚阳上亢；水不涵木，虚风内动，加之嗜酒，形肥之体，痰浊内生，故虚风夹痰上扰，可见风痰内动，瘀血阻络，此乃本虚标实之证，治以益气疏络，化痰降浊，方选二至丸合补阳还五汤加减。

方药：生黄芪60g，全当归9g，女贞子12g，墨旱莲12g，丹参30g，鸡血藤30g，桑寄生15g，何首乌12g，生山楂30g，怀牛膝15g，桃仁9g，红花9g，地龙12g，晚蚕沙15g，柴胡4g，生石决明15g（打），杜仲12g，益母草15g，泽泻12g。10剂，每日1剂，水煎服。

二诊：2003年10月8日。患者服前方10剂，肢体无力有所改善，已无头昏、耳鸣、纳差、眠可、多汗。益气、补肝肾、疏络法有效，继续加强滋补下元。

方药：生黄芪60g，全当归9g，何首乌12g，桑寄生15g，丹参15g，鸡血藤30g，怀牛膝15g，山茱萸15g，熟地黄18g，砂仁4g，山药20g，枸杞子15g，陈皮6g，大枣12g，蜈蚣1条，柴胡4g，杜仲12g。10剂，每日1剂，水煎服。

三诊：2003年11月14日。患者下肢麻木减轻，乏力，神怠，右侧肢体软，大便日1行，纳可，眠可，舌淡，苔腻，脉沉。患者年已半百，肝肾阴阳双亏，加强益肾之品。

方药：生黄芪40g，全当归9g，白芍12g，何首乌12g，桑寄生15g，丹参15g，鸡血藤30g，怀牛膝30g，山茱萸15g，熟地黄15g，桃仁12g，红花10g，山药20g，枸杞子15g，麦冬12g，肉苁蓉20g，肉桂4g，威灵仙15g，陈皮6g，炙甘草6g，太子参15g，生姜2片。7剂，每日1剂，水煎服。

四诊：2004年1月9日。患者肢体已有力气，行动自如，纳可，眠可，二便调，舌淡红，苔白，脉沉。久病入络，加之正虚，慢病缓图。守方10剂。

（《戴裕光医案医话集》）

【诠解】 此案患者西医诊断的三个疾病：①高血压；②脑梗死；③高血脂。在中医的病因病机体系中都具有痰瘀互结、阻塞经脉的特点。年已半百，头发稀薄，脉沉小弦，都是肝肾亏虚的表现；苔腻为湿浊内蕴的征象。四诊合参，为中风气血亏虚、血脉瘀阻，夹肝肾阴精不足、湿浊内蕴，所以用补阳还五汤益气活血通络；用二至丸（女贞子、墨旱莲）加何首乌、杜仲、桑寄生补养肝肾阴精；山楂活血化瘀消积降脂；泽泻利水化痰，晚蚕沙宣化湿浊，生石决明平肝育阴。整个组方体现泻其有余，补其不足的虚实同调思路，上下兼顾，与证合拍。

内伤积损是中风病重要的体质因素和病因病机。内伤积损除气血的亏虚外，还有肝肾阴精的耗伤，当阴不敛阳之时，肝阳在风邪的外在侵扰下，逆动上亢，引发中风。客观上脑脉瘀塞又成了脑中风后遗症的一个主要病机特点，也就是属实证的表现，但病人本身来说也有虚证的一面。所以王清任先生制补阳还五汤益气活血，被大量用来治疗脑中风后遗症。临床中补阳还五汤在应用中，因黄芪用量比较大，益气升发升阳的力量较强，往往对肝肾阴虚、阴精亏虚、下元不足证而不适应，因其不能补养真水、涵养肝木，反而易激发肝阳亢逆、阳动化火，所以戴裕光先生在此案病人的治疗上充分考虑到患者有肝肾精血亏耗病机特点，应用二至丸滋养肝肾阴精和补阳还五汤合方化裁加味，起到标本兼顾的作用。

二诊之时，患者诸症大有改善。效不更法，戴裕光先生仍续用补阳还五合并滋补肝肾精血之法，培元固本、缓图徐调。后又适时参用蜈蚣、威灵仙等祛风通络药物，一竟全功。整个治疗过程病机分析透彻，组方用药合理精炼，治疗进程轻重缓急把控严密，是一应用补阳还五汤加减治疗中风后遗症的好案。

医案3（填精补髓，温阳通脉）

张某某，男54岁。初诊：2004年10月31日。

病史：4天前下楼梯行走左偏，继则右侧上下肢行走不利，诊断脑梗死，于2004年10月28日住我院脑一科47床。10月31日中医会诊，述2年前因头前额痛、水肿被某医院诊为垂体瘤，行放射治疗后缓解。今住脑科以常规治疗。头昏，右半身活动失灵，舌根发硬，说话时稍觉不灵活。自述近3~4年心动过缓，心律齐，每分钟50~59次，无心悸之感，查住院化验单惟血胆固醇、三酰甘油轻度升高，血沉17mm/h。此气虚，心阳不振，气血失和，身高170cm，体型丰满。二便自调，舌苔白腻，脉沉缓，法当益气温阳、活络化痰，宗当归补血汤合桂枝汤，佐以化痰通络。

方药：黄芪50g，当归10g，川桂枝10g，赤芍15g，炙甘草9g，淡干姜9g，大红枣20g，制半夏12g，茯苓12g，陈皮9g，全蝎6g，白僵蚕12g，怀牛膝15g，肉苁蓉24g。10剂，水煎服，每日1剂，分3次服。

二诊：2004年11月3日。

已出院2天，脑科无特殊治疗。说话已较前流利，右肢亦活络，苔白腻已转薄，脉沉缓，继以前方加杜仲12g，续断15g，连服10剂。

三诊：2004年11月25日。

语言流利，行走方便。述已戒酒8年，近两年有阳痿不举，睡眠尚可，大便每日1行，夜尿2次，给予拟方做丸，常服。法当益气补肾、助阳通络。

方药：黄芪30g，当归9g，党参20g，焦白术12g，茯苓10g，山茱萸12g，杜仲12g，桑寄生30g，怀牛膝15g，枸杞子15g，肉苁蓉24g，续断15g，紫石英9g，蜈蚣1条，鹿茸1.5g，白僵蚕12g，鸡血藤30g，川桂枝6g，山楂15g，丹参15g，生麦芽15g，柴胡4g，赤芍15g。上药5剂研粉炼蜜丸，每丸含药6g，日服3次，白开水送下。

（《戴裕光医案医话集》）

【诠解】 本案患者已确诊为脑梗死，从发病经历来看：4天前下楼梯行走左偏，继则右侧上下肢行走不利，符合中风中经络。现患者心动过缓：每分钟50~59次，脉沉缓，无口渴舌红等阴虚证候，实属心阳不足之象，这也是本案患者的核心病机，阳虚气虚为主。所以组方以当归补血汤重用黄芪益气升阳，配合桂枝汤养血温通，助心阳，行血脉；其舌根强，为风痰阻络，佐用全蝎、白僵蚕祛风通络,半夏、茯苓、陈皮化痰理气渗湿；怀牛膝、肉苁蓉补养肾精。整个组方抓住阳虚为特点，益气温阳、活络化痰，切中病机。

二诊时说话已较前流利，右肢亦活络，苔白腻已转薄，说明风痰得化，血脉通运，湿浊得泻，后组方再配以丸药徐图缓进，注重肝肾精血补养，如鹿茸、山茱萸、杜仲、桑寄生、怀牛膝、枸杞子、肉苁蓉、续断，血肉有情，阴阳并补，填养精血，精血足则生髓；中风病，其实就是脑髓的伤损，脑细胞自身再生力弱，需要精血的充养以激发其修复和再生，所以补肾贯督，益精生髓在中风病人恢复期和后遗症期治疗中，应全程参与并加强，才能有效地促进伤损脑髓的修复和再生，才能起到更好的治疗效果。

另本案病人，舌强语言不利，舌苔白腻，脉又沉缓，诸症虽以阳虚为主，但语言受影响属内蕴湿浊，风痰阻络，蒙闭心窍之象，笔者以为这是应用石菖蒲、远志开窍化湿化痰的指征，一诊时可以适时使用以提高疗效。

刘志明医案

（脾虚胸痹合并中风，健脾温阳化气涤痰）

（1）王某某，女，53岁，银行职员。1980年12月18日初诊。

患者有风湿性心脏病史，因脑栓塞而致右半身不遂。现感右侧头面部及肢体麻木，手足活动不灵便，手指有如带皮手套，下肢从足趾麻至膝盖，语言不利，舌体强，晨起面部浮肿，胸闷气短，有时心慌，口干不饮，大便溏软，脉濡细滑，苔薄白。刘氏诊为脾阳不振，痰湿阻滞之中风。治以健脾温化痰饮，佐开胸散结，方用苓桂术甘汤合瓜蒌薤白汤化裁。

处方：茯苓12g，白术9g，桂枝3g，甘草3g，瓜蒌12g，薤白9g，太子参12g，生黄芪12g，生薏苡仁24g，防风9g。

服7剂后，面部浮肿除，肢体麻感著减，语言较前流利，舌体稍觉灵活。嗣后以此方出入，服药2月余，右侧头面肢体麻木感完全消失，手足活动正常。

（《刘志明医案》）

【诠解】 此案患者素有心痹一证，基本病机就有痰瘀阻痹心脉。观其肢体麻木，胸闷气短，口干不饮，大便溏软，脉濡细滑，苔薄白，说明痰饮内阻、脾阳不振，口干不渴，说明不属热证。再则其晨起面部浮肿为风邪居表卫气不化水饮，所以刘志明先生据证组方，以苓桂术甘汤加防风、薏苡仁温阳化气，发表畅卫，健脾利湿，配合瓜蒌薤白汤涤荡胸中痰浊，开胸散结，标本兼顾，标本兼治，抓住病机本质加减药物应用，2个月痊愈。患者有舌强语謇一证，可佐用郁金疏调肝胆气机，行气活血解郁。再者，本案方中活血化瘀用药很少，虽主证以阳虚痰饮为主，但津不行，气血也见瘀滞，况且脑梗死一证病机本就是瘀血阻塞脑络，所以适当的应用桃红四物汤活血化瘀会更显疗效。

（2）杨某某，女，66岁，退休工人。1980年9月8日初诊。

患者于本月6日下午3时许坐于家中，突然感觉左上肢麻木无力，不能持物，左下肢酸软乏力，难以抬步，由家属背来就诊。语言謇涩，口唇麻木，伴头胀，大便干，脉弦，苔薄黄，血压190/106mmHg。昨至某某医院确诊为脑血栓形成。刘氏诊为中风，先以天麻钩藤饮滋阴潜镇，投药10剂，至9月20日言謇已除，左侧肢体活动好转，血压降至160/90mmHg。惟药后嗜睡，神疲乏力，脉细弦，故投以补阳还五汤。

处方：黄芪18g，当归9g，赤芍13g，川芎6g，地龙12g，钩藤12g，菊花9g，牛膝12g，桑寄生15g，石决明30g，菖蒲6g，远志6g。

上方随症加减，连服月余，左上肢活动恢复，左下肢能行走，余症亦除，追访年余未复发。

（《刘志明医案》）

【诠解】 本案患者中风后，以风痰上盛，腑气不通为主要标证，急则治其标，所以前期用药是以天麻钩藤饮加减祛风平肝滋阴为主，当标证渐去，逆乱之阴阳调和后，主要体现的就是本虚证。以气虚血瘀为主要病机特点，这时应用以补阳还五汤加减，连续治疗，诸症皆除，数年未复发中风。从中风的病案分析，多数发作病人都在四五十岁以后，中老年人居多，本虚标实是此类中风病人的基本病机特点。如何区分并把握好病机变化特点和治疗步骤，需要临证者细心体会，方随机转，药据证出，方能取得更好疗效。

二、中脏腑

孔伯华医案

（重镇平肝，豁痰开窍，祛风通腑，诸法并用）

赵某，男，除夕，年逾六旬，素患肝阳偏盛而多痰，头晕目眩，手大指次指麻木。今晚进餐之时，卒然昏仆于地，不省人事，痰涎壅盛，醒后即见口眼歪，音暗不语，善哭笑，左半身不遂，舌苔垢，舌心黑，大便秘结，小溲短小，脉弦大而浮数，此为风湿中经络，邪闭心包所致。亟宜豁痰开窍，息风通络。

麻黄 0.3g，生石膏 24g（同煎先去沫），川郁金 12g，桑枝 30g，苏子霜 4.5g，天竺黄 15g，辛夷 6g，青竹茹 18g，桃仁 3g，杏仁 3g，莲子心 10g，龙胆草 15g，全瓜蒌 30g，鲜芦根 30g，鲜苇根 30g，金银花 18g，羚羊角 0.6g（分冲），犀牛角 0.6g（分冲），竹沥水 30g（分冲），鲜石斛 30g（先煎），鲜荷叶 1 个（带梗尺许），鲜九节菖蒲根 30g（洗净，兑凉开水兑入），安宫牛黄丸 1 粒，苏合香丸 1 粒（每次各半粒）。

二诊：进前方药后，症象略减，闭者渐开，肌腠略和，痰出颇多，歪斜减轻，欲言而舌謇语涩，吐字不清，善烦躁而哭，内风夹痰，上犯清窍，肝阳未戢所致，舌脉同前。《黄帝内经》云：风淫于内，治以甘寒。仍服原方药，加石决明 30g（生研先煎），黛蛤散 30g（布包同煎），1 剂。

三诊：进服逐风祛痰之剂。邪势顿开，脉络渐和，舌强言謇均转，左肢虽能稍动，但仍不遂，饮水易呛，痰涎仍盛，烦躁渐平息，悲泣已渐少，舌苔仍黑垢，较前稍润，小溲短赤，大便 7 日未更矣，再依前方稍事变通，佐润下之品，以存阴液。

处方：麻黄 0.6g，生石膏 30g，天竺黄 30g，桃仁泥 9g，杏仁 9g，连翘 9g，苏子霜 4.5g，胆南星 3g，白蒺藜 9g，桑寄生 30g，鲜石斛 30g（先煎），石决明 45g（生研先煎），威灵仙 12g，龙胆草 9g，全瓜蒌 30g，火麻仁 9g，川牛膝 9g，旋覆花 12g（布包），滑石 12g，鲜九节菖蒲 9g，代赭石 12g，独活 1.5g，清宁片 9g（开水泡兑），局方至宝丹 1 粒（分化），苏合香丸 1 粒（分化）。

四诊：口目已正，舌强渐转，遂能语，唇音较正，舌音尚迟，大便下黄褐色球状燥矢，小溲较前通利，臂能举，腿渐能伸曲，精神颇佳，舌上黑苔已少，包络热邪阻窍之象已退，而脉络犹未和也，脉弦数，左寸关较盛，亟宜柔润通络之品。

处方：麻黄0.6g，生石膏24g（先煎去沫），川郁金9g，旋覆花9g，代赭石9g，海风藤12g，石决明30g（生研先煎），威灵仙12g，生知母9g，生黄柏9g，生山甲9g，天仙藤12g，秦艽6g，川牛膝9g，桑寄生30g，广地龙12g，独活1.5g，清半夏9g，全瓜蒌30g，火麻仁9g，广陈皮6g，车前子9g，小木通3g，灯心草3g，局方至宝丹1粒（分化），苏合香丸1粒（分化）。2剂。

五诊：连进前方药，症已好转，左肢已渐恢复，腿部仍不良，二便已畅，纳物较佳，舌黑苔垢退变滑薄，语言仍较缓涩，肝阳渐平，脾家尚困，前进滑凉，然柔润之功尚须偏重，免致劫烁津液，此外切忌劳倦，食伤等。

处方：鲜石斛45g，生龙齿15g，威灵仙15g，络石藤12g，鲜地龙15g，生山甲9g，苏地龙9g，海风藤12g，珍珠母45g，桑寄生30g，桃仁泥6g，川牛膝12g，旋覆花9g（布包），代赭石9g，川郁金9g（生白矾水浸），生芪皮15g，化橘红4.5g，火麻仁6g，肥玉竹9g，秦艽3g，牛黄清心丸1粒（分化）。3剂。

六诊：连服前方药，诸症均好转，歪僻，言语皆正，湿痰得宣化之后，目下卧蚕已除，惟臂不能高举，行走无力，神疲欲寐，脉较平允而缓，邪势已去，元气未复，再予清益气，通经达络之品。

处方：生牡蛎18g，北沙参9g，桂枝1.5g，绿豆衣15g，珍珠母30g，生山甲9g，合欢皮12g，生黄芪9g，生海蛤30g，桑寄生30g，火麻仁15g，秦艽1.5g，肉苁蓉15g，苏地龙9g，川牛膝18g，玳瑁3g，大活络丹1粒（分化），虎潜丸5丸（分化）。4剂。

（《孔伯华医集》）

【诠解】 从病案开头所述，年逾六旬赵姓老人，素患肝阳偏盛而多痰，头晕目眩，手大指次指麻木，这是中风先兆表现。中风先兆俗称小中风，早在《素问》中就有表述"肌肉蠕动，名曰微风。营气虚则不仁，卫气虚则不用。"朱丹溪指出"麻为气虚，木为湿痰败血"。罗天益《卫生宝鉴·中风篇》云："凡人初觉大指，次指麻木不仁，或者不用者，三年内必有中风之疾。"龚廷贤《寿世保元·卷二·预防中风篇》："论中风者，俱有先兆之症。凡人如觉大拇指及次指麻木不仁，或手足少力，或肌肉蠕动者，3年内必有大风之至。手大指次指属手太阴、阳明经，风多着此经也，预防之法宜朝服六味地黄丸或八味丸，暮服竹沥枳术丸与搜风顺气丸。二药间服，久而久之，诸病可除，何患中风之疾。是以圣人治未病而不治已病，论此方，专化痰清火，顺气除湿，祛眩晕，疗麻木，消酒食，开郁结，养气血，健脾胃，平常可服。"

一诊时，患者中风昏仆之后醒来，意识渐清，不能言语，左半身不遂，无其他厥脱证候，诊为中风中经络。苔垢为素有痰湿，舌中黑，为邪火内闭之象；脉弦大浮数，为风痰郁络化热，大便秘结，小溲短小为邪热内扰，腑气不通，气化不利；口眼歪斜是风中经络牵引所致，当开窍化痰，清心、肝、肺、胃邪火，息风通络。其脉浮弦为风邪客于表，中之于经络，太阳郁闭不开，痰火内陷心包，孔老首用麻黄，宣肺开达太阳肌表，使营卫出入之道路得通，麻黄用量很轻，只用其宣散之性，不动气耗血，治法用量很巧妙；第二味药，石膏大剂清阳明胃和太阴肺气分之热，使内热不再燎原；莲子心入心经，清郁闭之火；天竺黄入心包经，清热豁痰，开痰热内闭，以助莲子心清泻心包之火；羚羊角、犀牛角入心肝，祛风清火安神，解风火痰胶结，效力更强；有些医家在中风病案治疗中采用水牛角和山羊角来替代犀角和羚羊角，临床疗效也满意，犀牛是国际野生保护动物，犀牛角原药材十分稀缺，所以临床一般用水牛角代替。青竹茹、竹沥水、鲜石斛、鲜苇根养肺胃之阴，存阴液以息风火；龙胆草清肝胆实火；瓜蒌壳化痰降气通腑；辛夷开肺窍以利化痰；石菖蒲豁痰开心窍；杏仁、苏子霜化痰降肺气，肺气下肃利于大肠排出糟粕，气行则痰易化。加用的安宫牛黄丸和苏合香丸，重在清热化痰，开窍醒神，配合汤药应对气火痰闭，效力倍增。

二诊时，患者服前方1剂，症状略有改善，虽风痰仍盛，但口眼歪斜减轻，欲言舌謇语涩，吐字不清，烦躁，此心窍得开，前方得效，孔老减轻了麻黄用量，抑其发散之力，只用其宣肺之性，用石决明加强潜镇力度，因脉仍数大，舌心黑，其内热仍盛，所以选用黛蛤散清肺抑肝、化痰清热泻肺、抑制肝木过度升发。因病重，病证复杂，所以孔老急症时只用1剂，可以灵活应对，及时处置患者病情的变化。

三诊时，左肢已能稍动，舌强言謇均好转，烦躁渐平息，舌苔仍黑，较前稍润，说明痰闭心窍得开，神志渐清，风痰得化，络脉已有疏通。舌黑说明心火郁闭至极仍未彻底扭转，治法重在清热化痰解毒，凉营开窍，平肝潜阳，祛风通络。方用白蒺藜，胆南星，强化开达风痰；成药清宁片主要成分为熟大黄，加火麻仁清热润肠通便；杏仁、苏子霜、旋覆花、全瓜蒌宣降肺气化痰；此方中还用威灵仙通经络祛风湿，桑寄生祛风湿、补肝肾、强筋骨，但独活辛苦温燥，入肾，易燥伤肾阴，用于现在患者阳热仍盛之时，不太理解，方中桑寄生没独活苦燥，已能有效，故此时独活的用药存疑。弃安宫牛黄丸，改用了局方至宝丹，至宝丹中含有金箔和银箔，其重镇安神及开窍之力优于安宫牛黄丸，对中风热证，神昏风动，效力较安宫牛黄丸更佳。另风痰郁热，蒙闭心窍之时，患者大便不通，孔老用青竹茹、竹沥水、鲜石斛、鲜苇根、天竺黄甘润存阴，若能用少量风化硝、玄明粉化痰润燥软坚，似更为理想。

四诊到五诊，患者症状改善明显，舌已能转动，言语顺，口目正，只有风痰闭壅心窍得解，风邪客于脉络得清才能有此改善。续前治法，清热化痰，祛风通络，平肝降逆通腑。在患者神志清醒，气火夹痰渐平，正气来复时，孔老加强了通络药物的应用，如：海风藤、秦艽、威灵仙、络石藤、天仙藤、鲜地龙、苏地龙、生山甲等，主证已平，大量的通络药不会损伤正气。上述用法，体现出中医急症重症，必伏其主，先其所因的治则，抓住主要矛盾，最先解决急重问题，预先考虑好证候主次先后及各类病因病机的关联和进退预后。

六诊时，患者已度过急性期，诸症平复，因大病一场，元气未复，进入后遗症期的调治，此时证候已减，所以药味明显减少，这也是根具病机进退的特点来组方的，应用生山甲强力化瘀通络，合欢皮疏肝安神的功效，这一点上就体现出老中医的经验和学识。大病之人，突遭重创，精神意志也会受到创伤，精气尚弱，胆气不充，易灰心感叹人生，从而出现肝郁。合欢皮甘、平，归心、肝经，解郁安神之力较强，不似郁金、香附只疏理肝郁气机，合欢皮此时恰到好处。黄芪、北沙参气阴并补，肉苁蓉益养肝肾精血，气血精气并调，这是老年中风后遗症期重要治法，也是中医的独有思维，治病求本，重虚之病求于脾肾，对于尽快康复十分重要。

患者对早期出现的中风先兆症状未引起足够的重视和及时针对病症的调养，时日长久，一触即发，最终酿成中风重症。中风从先兆到急性发作的间隔时间一般是较长的，有时长达数年，所以临床医者应该有治未病的思维，尽量在早期就能发现并重视，及时防治。下面就中医对中风先兆的常见症状罗列于下，以供临床医师参考。

①头晕头胀，头痛头闷，血压较高。

②单侧或双侧肢体麻木，手大拇指、次指、小指发麻，常肌肉蠕动或痉挛。

③常出现突发说话不利，一过性耳鸣耳聋，面部侧面麻木，面部肌肉蠕动抽搐，或口角抽动。

④身体肥胖，素有血压较高，出现神昏嗜睡，口角流涎，项强，后枕骨疼痛明显，心悸乏力气虚自汗。

⑤身体瘦，舌红，目赤面赤颧潮红，汗多，心悸易怒，视物昏花，易眩晕耳鸣，走路时有踩在棉花上的轻空感觉。

⑥西医学体检指标血脂、血压、血黏度、血胆固醇超越正常值较多。

邓铁涛医案

（重用羚羊角，羚角钩藤汤化痰平肝建功）

黄某，男，67岁，中医教师。1969年6月9日初诊。

患者因左侧半身不遂7天入院，素有高血压及肺气肿病史。7天前，早上4点左右起床小便，突然觉左下肢无力倒地，当时自己还能爬回床上，顿觉气促，并发现左侧上下肢活动不灵，当日晚上时或说胡话，连日来神情烦躁激动，服自处之方药数日，5天前结合针灸治疗，症状改善不大而入院。入院时诊断为"脑血栓形成"，并请会诊。

诊查：症见烦躁多言，对外界反应冷漠，口角向右歪斜，卧床不起，左上下肢不完全性瘫痪，感觉迟钝，咳嗽有痰，色黄白而稠，7天来仅1次排少量大便，舌质红，苔白润，脉稍弦滑。体查：血压218/100mmHg，左眼睑稍下垂，口角微向右歪斜，左鼻唇沟稍浅，肺气肿，两肺满布干湿啰音，左侧上下肢肌力减退，余无其他明显病理体征。

辨证：中风（中脏腑），肝风内动夹痰。

治法：平肝息风，除痰醒窍。

处方：羚羊角30g（先煎），秦艽25g，枳实10g，郁李仁10g，地龙12g，牛膝19g，钩藤15g，天竺黄10g，法半夏15g，丹参15g，牡丹皮10g。

每日1剂，水煎服。

另蛇胆川贝液2支1次服，日服2次（同时服用益寿宁，日服3次，50%葡萄糖40ml静脉注射，每日1次）。

治疗5天后，口眼歪斜消失，大便通调，惟仍觉乏力，诉述病情喋喋不休，夜晚觉畏寒，舌质暗红，苔白润，脉弦滑。上方去秦艽、郁李仁、枳实，以党参15g，白术10g，云茯苓12g，黄芪30g，杜仲12g等药加减选用。

第11天精神状态正常，血压175/102mmHg，惟左上下肢感觉尚未完全恢复，要求出院，出院时已能步行返家。

（《邓铁涛临床经验辑要》）

【诠解】 患者中风后出现意识障碍，且大便难，诊断为中风中脏腑证。咳嗽有痰，色黄白而稠，为痰饮蕴肺，气郁微有化热；舌质红为营分有郁热，苔白而润，是脾肾气虚，水饮不化，风阳夹痰上亢，痰气交阻，营分郁热。也就是风阳痰饮是目前的主证，其治当息风化痰降气通络。所以邓铁涛先生选用羚角钩藤汤加减化裁。

本案最大的病机特点就是患者风阳化热明显，而在治疗中，重用羚羊角充分体现出了治病必伏其主的用药法度。直接重用羚羊角，咸、寒直入心肝经，清热镇痉、平肝息风，《药性赋》中说道："犀角解乎心热，羚羊清乎肺肝。"因其性寒凉入肝经，故对肝经之高热有良效。主治高热神昏、谵语发狂、惊痫抽搐、目赤肿痛等症。《神农本草经》云其"主明目，益气起阴，去恶血注下……安心气"。《本草纲目》云："入厥阴肝经甚捷……肝主木，开窍于目，其发病也，目暗障翳，而羚羊角能平之。肝主风，在合为筋，其发病也，小儿惊痫，妇人子痫，大人中风搐搦，及筋脉挛急，历节掣痛，而羚羊角能舒之。"配合钩藤散风平肝；丹皮入心肝肾营分，清其内在郁热；天竺黄入心、肺，化痰，枳实破降三焦气机，半夏降气化痰，郁李仁润肠通腑，以减轻大脑颅内压，改善脑内循环；再以丹参、牛膝、地龙、秦艽活血化瘀通络。全方紧紧抓住平息风阳为主，辅以化痰逐瘀通络，治疗5天后，口眼歪斜消失，大便通调，疗效显著。在风阳渐息之后，其舌仍以润滑为主，当是脾肾气虚，水湿运化无力，故用党参、白术、云茯苓、黄芪健脾益气利水，加用杜仲益肾气，强筋骨。

邓老针对患者肠腑的通畅，以枳实降气和郁李仁润肠利水气，配合巧妙，郁李仁既可利水又可润通大肠，一举两得。从后期用药加用黄芪、党参来看，患者当有气虚，且患者在中风急性期虽有痰湿蒙窍，气逆不降的病机特点，但枳实破降气机太过，似宜减量而用。再则一诊时和后期都有苔滑水湿不利一证，故一诊也宜用茯苓利水，不必在二诊时才用，水邪泛溢，气机不畅，津凝生痰，阻闭心窍，障碍神识，早用茯苓能更好地利水化痰开窍，治之宜早，先其所因。

颜德馨医案

医案1（大黄撤热有釜底抽薪之力，降火有导龙归海之功）

杨某，女，74岁。

高血压病史30余年，冠心病史10余年，房颤病史5年，长期服用异山梨酯、硝苯地平。1979年左眼底出血，1990年行胆囊切除术，1991年青霉素过敏休克，1992年腰椎压缩性骨折。1993年3月4日在1米高处晒衣时跌仆倒地，左面颊着地，意识不清，由家人抬起后，即见左上肢不能活动，左下肢活动欠利，口眼歪斜，语言謇涩。入院做CT检查示：两侧放射冠区腔隙性脑梗死，老年性脑萎缩。双眼向左凝视、麻痹，左侧鼻唇沟变浅，伸舌向左全斜，左上肢肌力1级，左下肢肌力0级，右侧肢体活动好，感觉无缺失。

初诊：年高素有胸痹病史，因跌仆致中，偏枯语謇，咳嗽频作，喉间痰声辘辘，大便秘结，意识昏昧，脉弦滑而结代，舌紫暗，苔黄腻。肥人多痰，痰瘀同源，心气不足，行血无力，经络闭阻，遏于手足厥阴心包、肝二经。亟予清心息风，祛痰化瘀，防有变端。

处方：生石决明 30g（先煎），山羊角 30g（先煎），黄连 3g，石菖蒲 15g，制胆南星 9g，生蒲黄 30g（包煎），白金丸 9g（包煎），赤芍 9g，桃仁 15g，川芎 15g，威灵仙 15g，海藻 15g，牛黄清心片 4 片（吞），大黄 9g。7 剂。

二诊：药后腑气畅行，症情改善，意识稍清，疲倦易睡，胸闷已瘥，语言謇涩，口眼歪斜，左侧肢体不用，纳谷不香，脉弦滑结代，舌红，苔黄腻。药症合拍，上方停牛黄清心片，去大黄，加水蛭 3g。7 剂。

三诊：服药 14 剂，颇合病机，语言较前为利，口眼歪斜已复，纳食渐增，二便通调，左上肢活动欠利，左下肢活动明显改善，能在扶持下行走，肌力 3～4 级。上方加伸筋草 15g，续 14 剂，同意出院、门诊随访。

（《颜德馨中医心脑病诊治精粹》）

【诠解】 腔隙性脑梗死病灶小而多发，见于深穿支供血区，临床表现常呈特异性，有运动、感觉、构音障碍和共济失调性轻偏瘫，与《备急千金要方》之论偏枯、风痱、风懿相类。本例因跌仆致中，素为肝阳夹痰瘀之体，风火相煽，痰瘀交搏，气血逆乱。无论因仆致中，或因中而仆，但以解除病之急候为务。初诊用清心平肝息风，化痰祛瘀通络，汤丸并进，大黄尤为着力之笔，撤热有釜底抽薪之力，降火有导龙归海之功，入血直能凉血散瘀，腑气一通，气机由逆转顺，于醒脑复神有神效。拨乱反正之后，疏理各类病理产物又为切要之举。

医案 2（风火痰瘀，诸邪得去，窍络自然得开）

侩某，女，64 岁。

有脑梗死史，经治后肢体活动恢复。近月来常感肢体麻木，未予重视，1 小时前家属发现病者卧床，右侧肢体不能活动，伴失语，小便失禁，即来院。头颅 CT 提示：右侧顶枕叶脑梗死（大面积），左侧额叶梗死（新发）。检查：意识模糊，查体不合作，混合性失语，右侧肢体偏瘫，肌力 0 级。初诊：因大面积脑梗死入院，平素操持家务，多有烦神。《素问·生气通天论》云："阳气者，烦劳则张。"虚阳易于上越可知也。刻下神志昏昧，体丰失语，小便自遗，大便 3 日未行，右侧肢体不用，脉弦滑而数，舌红苔薄。辨证属风阳上扰，热结胃腑，神明受制，痰瘀阻于廉泉。症势非轻，殊防正不胜邪，亟拟清心醒脑，化瘀通络，泻下泄热。

予安宫牛黄丸1粒，石菖蒲30g，薄荷9g，煎汤化丸，分次送下。

另处方：水蛭3g，大黄9g（后下），川芎6g，通天草9g，生蒲黄30g，海藻9g，石菖蒲9g，天竺黄12g，僵蚕9g，威灵仙9g，莪术9g。4剂，每日1剂，水煎服。玳瑁、紫贝齿、生石决明各30g，同入先煎半小时。

二诊：经过开窍化瘀、祛痰通腑之剂，腑气已通，神志时清时昏，牙关紧闭较前为松，失语，饮食不能吞咽，右侧肢体不用，脉弦滑而数，舌红少津。气阴不足，痰瘀交困，神明受累，固不可轻忽，继以神仙解语丹图之。

予安宫牛黄丸，每日1次，开水化服。

另处方：水蛭3g，生蒲黄15g，通天草9g，石菖蒲9g，僵蚕9g，天麻4.5g，白蒺藜15g，远志9g，茯苓9g，茯神9g，白附子6g，生紫菀9g，豨莶草15g，天竺黄9g，郁金9g（矾水炒）。浓煎100ml，2剂。

三诊：神色渐次开朗，对答切题，惟手足躁动不安，右侧肢体仍不用，脉弦数，舌红，苔薄。痰瘀虽有化机，心肝之火上炎，继以清心热，平肝息风。予羚羊角粉0.6g吞服，每日2次，连用2天。牛黄清心片2片，每日2次。

另处方：水蛭3g，通天草9g，益母草30g，黄连3g，连翘心30g，莲子心9g，黄芩10g，茯苓9g，茯神9g，明天麻4.5g，珍珠母30g，煅龙骨30g，煅牡蛎30g，双钩藤15g，芦根30g，茅根30g，知母9g，黄柏9g。2剂，每日1剂，水煎服。

2剂后去牛黄清心片，羚羊角粉改为0.3g，再服2周。药后神志已清，口噤除，肢体活动较前为利，尚余烦躁，手足偶见蠕动，出院门诊随访。

（黑龙江中医药，1996，4）

【诠解】《金匮要略》云："风中于经，即重不胜。风中于腑，即不识人。"患者入院时神志时清时昧，小便自遗，且伴肢体偏瘫，显属经络脏腑并中之重症。再观口噤失语，大便不通，脉弦舌红，此乃风火内盛，痰热腑实所致之阳闭。故颜老首诊即重用活血化瘀法，方用抵当汤化裁，豁痰开窍、通腑泄热、清心化瘀于一炉。且重用石菖蒲及薄荷煎汤化服丸药，亦取其开窍之功也，加川芎、通天草引经，汤丸并施，初战告捷。三诊症情渐趋稳定，因烦躁未解，寝食亦不安，重用连翘心、莲子心清心肝之火，且予羚羊角粉平肝，牛黄清心片清心，以上均为药随症转，灵活变更之法，故收效明显。综观全案，辨证精确，用药丝丝入扣，非高手莫可臻此。

路志正医案

医案 1 （泄热通腑、急下存阴，诛邪而不伤正气）

曾治一患者，耄耋之年，素患消渴，形体消瘦，精神矍铄。半年来渐觉肢体不利，在医院做脑血管造影，诊为脑血栓形成。连续注射曲克芦丁。

近 1 个月来，性情怪僻，急躁易怒。发病前 1 日，因家庆心悦神荡，议论不休，又过食鸡肉，于当晚 10 点钟，忽头晕，腿软，口眼歪斜，失语流涎，右半身废弛，痰声辘辘，口臭喷人，大便秘结，小便失禁，急送某医院，测血压 200/100mmHg，给牛黄清心丸、复方降压片口服。

次日延余出诊。舌质红赤，苔焦黄厚，上起芒刺，脉滑数有力，右寸独大。证属肝肾阴虚，肺胃痰热，鸡肉属巽主风，再兼五志过极，旋即化火生风，顿成卒中危候。此时滋阴固本，有碍痰热腑实，通腑导痰，又虑阴竭阳离。吴鞠通在《温病条辨·中焦篇》写道："正虚不能运药，不运药者死，新加黄龙汤主之。"吴氏自注："因其正虚不运药者，正气既虚，邪气复实，勉拟黄龙法，以人参扶正，以大黄逐邪，以冬、地增液，邪退正存一线，即可以大队补阴而生，此邪正合治法也。"此法与本例病机相合，采取异病同治，师其法，不泥其方。

用药：太子参、沙参、麦冬、大黄、黄连、竹茹、枳实、半夏、陈皮、鲜竹沥。以二参、麦冬养阴增液；大黄清热泻下，荡涤实邪；黄连温胆汤清化痰热；鲜竹沥化经隧络窍间的顽痰。合奏益气养阴、清热涤痰、通腑泻浊之功。

服药 4 剂，神志清醒，右侧肢体已能略动，喉中痰鸣大减，大便得通，小便自控。上方酌减黄连、陈皮之苦寒辛降，加钩藤、蝉衣平肝息风，胆南星、旋覆花降气化痰，地龙通经活络，麻仁滋脾丸通腑降浊。

服药 7 剂，口眼歪斜明显好转，右手握拳，右脚抬举自如，语言渐清，饮食思纳，仅喉间有少量黏痰，大便干涩，而气虚乏力之象已显。舌质深红有裂纹，干燥少津，苔仍焦黄，右脉细软，左脉沉滑小数。为气阴大伤，痰热亦渐减少之候。继以益气养阴，清肺化痰。用药：西洋参、黄芪、麦冬、黄精、生何首乌、柏子仁、枇杷叶、谷芽、麦芽、旋覆花、枳实。

服药6剂，神态自若，起坐自如，语言清楚，扶杖能行，痰净息匀，大便畅行，仅觉口干，纳谷不馨。终以健脾益气、理气化痰之剂调理而愈。

【原按】 中风为中老年常见病、多发病，具有高死亡率及高致残率的特点。运用通腑法治疗中风首见于金元时代的张元素，他创立了三化汤，用厚朴、大黄、枳实通腑泄热剂治疗中风，其后刘河间提出中风"内有便溺之阻隔"者可用三化汤以及大承气汤、调胃承气汤治之。明代王肯堂复拟三一承气汤治疗中风便秘、牙关紧闭、浆粥不入者。沈金鳌认为"中风若二便不秘，邪之中犹浅"，以大便是否秘结来判断病邪的深浅。中风急性期，胃肠蠕动受到了抑制，肠内容物积留过久，肠源性内毒素进一步加剧了脑血液循环障碍。因此，通腑能排除积于肠中的代谢废物，改善血液循环，对恢复大脑功能有积极意义。化痰法治疗中风由朱丹溪提出，他认为"半身不遂，大率多痰"，治疗用竹沥、姜汁以化痰、开窍。后世医家在此基础上多有发挥。化痰法具有醒神开窍、畅利中焦、升清降浊的作用，可以改善机体脂质代谢，有利于机体血液循环，提高大脑供血供氧能力，促进神经系统功能恢复。

中风急性期多以本虚标实为主，其病机初由痰瘀互阻而中焦壅滞，升降失常，进而肝失疏泄，气郁化火，故病后多从阳化，邪热风火充斥三焦，而致痰浊化热，腑气不通。本例患者年事高迈，阴竭阳脱，痰热壅盛，五志过极，中风不语，偏瘫不遂，属于危急重症，若能正邪兼顾，脏腑同调，药随证转，调理阴阳，以平为期，亦可化险为夷，转危为安。

从本结果可见，中风急性期患者出现神志不清、便秘不通，证属实热内结，腑气不通，痰热生风。在常规脱水、降低颅内压等治疗基础上加用通腑化痰法，中药治疗效果明显。

（《路志正医林集腋》）

【诠解】 患者高年体瘦，精神旺，素患糖尿病，早有脑部瘀血内阻，体质以阴虚为主。食鸡后（鸡为风木之属），引动肝风，风火相煽，夹痰热内阻阳明胃肠，致大便不行，口臭；舌质红赤，苔焦黄厚，上起芒刺，大便秘结，此为气火两燔，津液大伤；其脉滑数有力为痰热内盛；右寸独大，右寸在脉理上候肺之疾，今独大，为气火亢极，痰火壅聚于肺不得泻，无以肃降故独大。整个证候以风火痰热为主证，标证突出，热在肺胃；但又出现小便失禁，此为邪热伤正，肾气不固，无以约束水液。

其治当降伏风火，以清热滋阴通腑为主，急救其标，不损正气，泄热通腑，急下存阴，方可使气阴来复，转危为安。当上下交困之势，可以取其中。因中焦之地，是气化升降之枢，运脾则中气升、津液布，通阳明腑气，则胃气降，气火平。所以用太子参、沙参、麦冬、竹茹、鲜竹沥入肺胃养阴润燥泻火，因太子参、沙参入肺胃益气阴，肺阴得降，则金水相生，肾阴得充。肾水足，则真阴旺，可以养润肝木，同时以参类药之益气可以使脾之己土得旺，己土控制封固肾中癸水之力得增，肾气得固，小便失禁也就得以改善，此法甚巧。之所以不用生地黄、玄参入肾，凉血益阴，因其寒凉之性入肾会有损肾气之固摄，对小便失禁之脱证，反而加重脱失，变生危候。再用少量枳实、陈皮、降气理膈化痰，和黄连直清心肝之火，大黄泻下阳明通腑，这就使壅逆于肺之痰火随气机通降而有了下行之路，随大便排出而外泻，减少了体内的毒素，降低了颅内压，有助于中风患者神志的恢复和大脑细胞的修复和保护。

从整体来看，患者上盛下虚，风火、痰热标证突出，肾气不固之脱证明显。在组方用药时，巧妙地避开了寒凉入肾的药物，不使肾气有损，不加重脱证的风险，运用五行相生的原理，药物主要集中在上、中二焦和通降胃肠上，把握好脾主运化，有斡旋气机的作用，以此来协调整个气化升降机制，使五行得以运转，病势转危为安。

二诊时，患者神志清醒，喉中痰鸣大减，肢体已能略动，大便得通，小便自控。说明前方治疗后，风、火、痰邪大减，肾气得固，标实去，本虚改善，正是正进邪退之时，尚有余邪未净，仍属本虚标实。续用前法，慎用苦寒，一则避免伤损胃气，再则避免折损心肾阳气，反致危候。去黄连和陈皮，以钩藤、蝉衣平肝息风，加以半夏、胆南星、旋覆花降气化痰，地龙通经活络，再用"麻子仁丸"润降通腑泻浊，用法缓和，不伤正气。路老牢牢抓住风、火、痰、瘀四大标证，攻邪而不伤正气，患者逐渐度过急性期。再后，风火之证已息，标证已去，病机转化以本虚之证为主时，才应用西洋参、黄芪、麦冬、黄精、生何首乌益气养阴，填补肝肾，同时以枇杷叶、谷芽、麦芽、旋覆花、枳实运脾理气，斡旋中焦升降，从本治之，直至康愈。

从本案治疗中我们看到：辨证的精准是关键，路老在用药上灵活巧妙，以中焦脾胃升降来斡旋气机，对人体的整个气化升降出入特点和要点认识十分深刻，只有这样才能清醒地区分治疗用药中的标本宜忌和先后次序，以平调为期，稳扎稳打，徐徐建功。

医案 2（回阳固脱、益气养阴、兼以清利，治疗中风并癃闭）

潘某，男，75 岁，江苏江阴县人，干部。1993 年 9 月 25 日入院。

小便不通，导尿后小便淋漓不畅 8 个月。语言不利，半身不遂 7 个月。患者 1992 年 12 月因故憋尿较久而致小便淋漓不畅，继则尿闭，遂住北京某医院行导尿术，导尿后小便淋漓不畅，经脑电图、CT 检查，诊为脑萎缩。住院 1 个月后，因无人陪伴，夜间从病床跌落地下，即见头晕目眩，半身不遂，转北京某医院住院，诊为脑动脉硬化、脑萎缩、脑软化、帕金森病等。经中西医治疗，小便较前通畅，精神转好，头不晕。后服用溴隐亭，药后语言不清，语音低微，双下肢无力，足不能任地，右上肢颤抖，遂停用上药，停药后小便不畅，诸症未减。病人自通中医，对西药治疗丧失信心，于 1993 年 9 月上旬留置导尿管出院。1993 年 9 月 25 日，来我院要求中医治疗，以解决小便不通。当日住院，以轮椅推入病房。

入院时病人留置导尿管已达 20 余天，小便淋漓不畅，色黄赤，语言不利，语音低弱，手足颤动，以右上肢为甚，双足无力，左甚于右，不能站立，左上肢运动不灵活，面色红，神疲呆滞，思维迟钝，嗜睡，纳可寐安，大便干，口苦而黏，舌胖略短缩、运转不灵活，舌质暗红，舌苔薄白、根部厚腻，脉弦滑、两尺部脉弱。检查：体温 36℃，心率 94 次/分，呼吸 20 次/分，血压 150/90mmHg。病人发育良好，营养佳，表情淡漠，反应迟钝，被动体位，手足颤动，两肺呼吸音清晰，未闻及干湿啰音，心律齐，各瓣膜区未闻及病理性杂音，肝脾未触及，腹软无压痛，未及包块，全身浅表淋巴结不肿大。尿常规：白细胞（＋＋＋～＋

+++），红细胞（-~+），蛋白（++）。诊断：癃闭、中风。病人入院后，从宣肺气、化湿浊入手，用三仁汤加减治疗，9月26日拔除导尿管，于26日夜间排尿5次。未见小便淋漓不下之况。

9月29日，病人大便6日未行，欲便不下，上午9点20分用开塞露1/2支，至中午大便7次，量多而臭秽。晚9点许病人颜面潮红，汗出，语言不清，喉中痰鸣，左肢瘫痪，口角及舌体轻度歪斜，反应迟钝，血压170/100mmHg。继则二便失禁，吞咽困难，大汗淋漓，汗出黏衣，肢体轻度抽搐。29日晨起病人两目少神，反应迟钝，周身冷汗黏衣，张口呼吸，左臂偏瘫，右臂颤抖，舌卷囊缩，二便失禁，大便恶臭，其状如水从肛门溢出，小便黄浊而恶臭。舌质暗红，苔白而干，脉始滑数，沉取无力，趺阳脉无力。病人正气亏虚，湿热蕴结，阴损及阳，元气欲脱，系中风脱证。治以回阳固脱，益气养阴，兼以清利。

处方：西洋参10g（另煎兑入），黄芪20g，白术10g，山药15g，广肉桂2g，败酱草30g，薏苡仁20g，炙甘草9g。1剂，急煎服。

9月30日再诊：病人汗止身温，而面色浮红，舌卷加重，左半身偏瘫更明显，处于半昏睡状态，舌苔变黄，脉象变化不明显。痰湿化热，肝风内动已上升为主要矛盾。治以化痰通络，清热解毒，柔肝息风。用桑钩温胆汤化裁。

处方：桑寄生15g，钩藤12g（后下），茯苓15g，橘络10g，石菖蒲9g，竹沥水30ml（分冲），琥珀粉3g（分冲），羚羊角2g（分冲），西洋参6g（另煎兑入），当归12g，白芍12g，怀牛膝9g，忍冬藤20g，甘草6g。3剂，每日1剂，水煎服。

10月1日三诊：病人面色浮红，嗜睡，呼之能应，张口呼吸，头汗出，大便2日未行，矢气臭秽，小便腥臊，舌卷缩，颈项微强，舌暗红，苔黄厚少津，脉两寸大。腹部柔软不拒按，未扪及包块。病情稳定，两寸脉大系心肺虚热，矢气恶臭是阳明热邪所致。病仍处于危重阶段，不容乐观。原方去忍冬藤，加蒲公英20g，焦大黄9g。1剂。

另：羚羊角粉3g，珍珠粉3g，真牛黄粉3g，猴枣粉3g，川贝母粉10g，共研，每服1.5g，日3次。

【原按】 本例患者初为正气不足，湿热蕴结，故采用黄芪、白术、山药、西洋参补气扶正，同时用败酱草、薏苡仁祛湿热，此时痰湿化热，肝阳上亢已为主要矛盾，因此用温胆汤加减化裁。温胆汤出自唐代著名医学家孙思邈所著的《备急千金要方》，临床常用以治疗因痰热所致的虚烦不眠或呕吐呃逆、惊悸不宁、癫痫等病症。脑梗死属中医的"中风"病范畴，多属"中经络"，多由于忧思恼怒，或嗜酒及肥美之食，或房事所伤、劳累过度等，以致阴亏于下，肝阳暴涨，内风旋动，气血逆乱，夹痰夹火，横窜经脉，蒙闭心窍，而发生卒然昏仆、半身不遂诸症。在临床上无论是缺血性脑梗死或是出血性脑梗死，只要符合痰瘀互结之辨证标准者，均可用温胆汤加减治疗，并能收到一定疗效，这种双向调节作用是靠辨证论治的手段来实现的。在辨证治疗脑梗死的同时，也应重视患者肢体及语言的功能锻炼，并且要节饮食、调情志，才能得到更好的康复。

（《中医内科急症》）

【诠解】　此案患者年龄高，基础疾病较多，经确诊的就有：脑动脉硬化、脑萎缩、脑软化、帕金森病等。现突发中风，属本元亏虚，肝风内动，痰瘀交阻之证。刻诊二便失禁，已属中风中脏腑脱证，病势危急。大便恶臭，其状如水从肛门溢出，小便黄浊而恶臭，为下焦湿热蕴结；舌质暗红，苔白而干，脉始滑数，为阴虚痰热，沉取无力则本元亏虚。晚9点许病人颜面潮红、汗出，此为戴阳之证，有元阳虚脱之象。综其证候，患者本虚标实，真元不固，虚阳外越，下焦湿热蕴结，妨碍气化，脱证危候已近。治当补养气阴，回阳固脱。

《理虚元鉴》有云："阳虚之证，急救中气为先，有形之精血不能速生，无形之真气所宜急固，此益气之所以切于填精。回衰甚之火，有两阳相激之弊，益清纯之气，有冲和之美，此益气妙于益火也。"所以急补中气是当务之急，以西洋参，黄芪，益气养阴，气阴生化，益气固脱；白术、山药健脾；重用败酱草、薏苡仁清利下焦利湿热；少佐肉桂，回命门之火，引火归原，少火生气；甘草缓中，药方简易，标本兼顾，回元气固脱。

当病人服药后，汗止身温，元气回固，此时病机出现转变，一是神志昏迷，二是舌卷加重，舌乃少阴心之候，舌卷正是风痰之邪内陷厥阴心包，蒙闭心窍。病机由虚脱证，转变为肝风内动，夹痰热内闭心包为主的闭证，因此治法转变为化痰通络，清热解毒，柔肝息风，用桑钩温胆汤化裁。西洋参益气养阴固本，羚羊角、琥珀粉、钩藤清心定惊开窍息风；竹沥水清热化痰；茯苓健脾利湿；怀牛膝入肝肾引血下行，合白芍潜敛肝阳；石菖蒲芳香醒神开窍；橘络理气通络不耗气；忍冬藤通络清热；整个组方主要以清热化痰开窍息风为主，标本兼治，治标为主，不耗正气。笔者认为，当下风火痰盛之时，本方清解之力不够，通腑泻浊未用，下焦浊邪会和风火相杂，扰乱阴阳。所以二诊用药后，神志昏迷未见改变，矢气臭秽，小便腥臊仍不止，其脉大，一是热盛于内，积于上焦心肺，再则为气阴虚损之脉象。阳明瘀热未解，心肺之火不能降肃，神志就难以清醒。三诊，蒲公英、焦大黄入阳明之地，清热解毒、通下肠中浊垢，另加重羚羊角粉、珍珠粉、真牛黄粉、猴枣粉清心、肺、心包、肝火，化痰开窍醒神。三诊在清镇醒神和通腑泻浊上下功夫，才能扭转病势。

周仲瑛医案

（自拟凉血通瘀方，清润相合、通中无损、去瘀生新）

患者，女，78 岁，于 2007 年 4 月 22 日因"突发右侧肢体麻木无力，言语不能 5 小时"就诊。

初诊时见：躁扰不宁，手足心热，腹胀满，3 日未解大便。面色暗红，右侧半身不遂，右上下肢肌力 1 级，口舌歪，舌质暗红，苔黄厚腻，脉弦滑细数，血压 200/120mmHg。既往有高血压病史 30 年，急查 CT 见左侧额颞叶模糊低密度影，头颅磁共振增强弥散项见左额颞叶新发长信号梗死灶。西医诊断为脑梗死（急性期）、高血压病。时患者意识从躁扰不宁渐见神昏，并有循衣摸床之征。中医诊断为中风中脏腑，辨证为瘀热阻窍。予凉血通瘀方口服。

处方：熟大黄 6g，生大黄 6g，水牛角片 30g，赤芍 15g，生地黄 20g，牡丹皮 10g，地龙 10g，三七 5g，石菖蒲 10g。

水煎服，每日 1 剂，分早晚 2 次鼻饲。

并用降压药及拜阿司匹林常规服用。

半月后患者意识清楚，能含糊言语，瘫痪肢体肌力明显提高，达到 3 级，二便通调，舌红，苔微黄，脉弦。继续原方服用 20 天，患者言语较前又有所转清，已能在搀扶下行走，复查头颅核磁见病灶稳定，后转为功能康复。

（北京中医，2007，12）

【诠解】 患者78岁，有30年高血压病史，突发中风，神志昏迷，右侧半身不遂，在急性期中医参与治疗，诊断为中脏腑闭证。中风患者腑气不通，大便3日未行，气机不能下肃，最易使痰火气厥逆于上不得下降，壅塞脑络和心包脉络，毒素不能排出，颅内压不能及时下降改善，成为闭证，大脑病灶不稳定，病势难以缓解，患者难以脱险；舌质暗红，苔黄厚腻，脉弦滑细数，一派痰热之象，热在营血；四诊合参，风火痰热瘀结，闭阻心包。治当凉血通瘀，醒神开窍。水牛角片、赤芍、生地黄、牡丹皮入心肝肾营血分，清热息风，佐石菖蒲辛开透窍醒神；生大黄、熟大黄活血通腑降气，有助于醒神开窍；再以三七化瘀养络；地龙柔润血脉、通络。整个治疗针对痰热瘀血，蒙闭心窍证，患者得以苏醒。

患者高龄，精血亏虚，又患高血压病30余年，血脉瘀阻在所难免。今精气不足以润养脉络，其血管脉络必然老化，弹性降低，脆性增大，不宜用刚猛之活血化瘀药，方中用三七、地龙，一则活血通络化瘀，再则药性柔润可润养脉管，一举两得，用意深刻，结合大黄通大便排瘀毒，治法于通中无损，去瘀毒而生新，正气易于来复，药味虽简，却深达其意。

万济舫医案

（痰厥闭证，截痰为先）

王某某，女，45岁，农民，已婚，湖北省汉阳县人。

初诊日期：1932年4月8日。

主诉：卒然昏倒，不省人事1日。

病史：1日来，人事不省，喉中痰声辘辘，选用探吐法，吐出痰涎颇多。日晡时曾呻吟数声，仍昏迷不醒，左侧半身不遂。

检查：面色苍白，颧微赤，息粗，痰声辘辘。舌苔黄，舌质红，脉象模糊难辨，虽属中风，并非实证。喉中痰鸣有声，显系热痰壅闭清窍。急治其标，首当息风开窍化痰。

治则：辛香开窍，息风化痰。

处方：半夏 6g，胆南星 6g，川郁金 9g，橘红 9g，石菖蒲 9g，苦杏仁 9g。

另加：至宝丹 1 粒，随汤药冲服。

二诊：服上方 1 剂，神志较前略清，脉转细弱，病情已有好转。脉络瘀阻，气血两亏之象已见。前方加高丽参 6g（另炖兑服）。1 剂后，神志已清，脉象仍细弱，虚象显然。治以益气生血，调肝祛痰之法，此证难图速效，需满百剂。

处方：嫩怀芪 9g，生白术 4.5g，生甘草 6g，全当归 7.5g，杭白芍 7.5g，红丹参 9g，川红花 4.5g，京半夏 6g，川贝母 9g，云茯苓 9g，赖橘红 6g，清阿胶 6g，肥玉竹 10.5g。

前方日服 1 剂，每服至 5 剂后，加嫩怀芪 3g，全当归 1.5g。嫩怀芪加到 60g，全当归加到 30g 为度。服至百余剂而病即愈。

（《名中医治愈脑血管疾病医案集》）

【诠解】 患者中风后，脉象至数不明，以神昏、喉中痰鸣为主，证属热痰壅盛闭阻心窍，首当肾热化痰开窍醒神。万老用半夏化湿痰；胆南星逐经络风痰；川郁金入厥阴肝经和少阴心经，行气解郁，橘红行气化痰；石菖蒲入少阴心经芳香开窍醒神；配合至宝丹透窍醒神，药简力专，病人渐渐苏醒。

神志得清之后，二诊时脉细弱，本虚之象毕显，正是气阴虚弱，虚不受补，而此时痰瘀等余邪未清，所以补气的黄芪用量很轻，只有 9g，佐用川贝母、半夏、云茯苓、橘红化痰理气；全当归、杭白芍、红丹参、川红花养血活血；清阿胶、肥玉竹滋养阴血；整方药量轻灵不重猛，考虑到病人虚弱之时，虚实错杂，脾胃消化吸收力弱，虚不受补，故用量轻微，以徐进缓图。随着病人气血渐旺，脾胃功能增强，逐渐加大补气的黄芪剂量到 60g，养血的当归到 30g，服百余剂病愈。

一诊时，痰盛闭窍是整个病机的核心，化痰开窍醒神是治疗的第一要务，而此时血瘀和内热都不是表现最突出的证，所以用极为简练的六味药直中病机要点，药力专一，用量恰当，患者意识得以清醒过来。神志清醒后，痰蒙心窍已除，但风、痰、瘀等余邪尚存，但此时的主要矛盾体现在实邪去正气虚的本虚这一方面，恢复人体正气，调养气血，祛除余邪就是治疗的主要方向，所以万老用了系列的养血益气药物，并考虑到虚实错杂，药物用量逐渐增大，平调缓养，深识虚实用药之道。笔者认为，张锡纯《医学衷中参西录》所载镇肝息风汤中，以生谷、麦芽运化脾胃，疏调肝气，平淡之味不失妙用，而此时患者气血亏虚，虚不受补，正当运化脾胃以增强受纳，所以二诊时似可佐用谷麦芽运脾行气，一则更有利于气血的生化，气旺则可推动血脉运行；再则脾实利于痰湿消除，则整个治法更完备。

李斯炽医案

（阴亏阳亢夹痰生风，调补气阴息风开窍）

胡某某，男，成年，工人。1973 年 1 月 29 日初诊。

患者 2 日前突然现手足失灵，神志模糊不清，语言謇涩，口角流涎。当即送入医院，确诊为脑血栓形成。2 日后，患者由于心跳快，病情急危，由家属来请会诊。诊见患者神志迷糊，口中喃喃自语，唇缓不收，口流涎。令其伸舌尚能勉强合作，但不能伸出口外。且舌体颤动，舌质红润而滑，面色微红，右手足尚能自主伸缩，左手则始终不能运动。诊时脉浮滑而数，尤以左手为甚。属中风危症。

因患者以往有心动过速史，考虑其素有心阴亏损之疾，未能及时治疗，心阴愈亏则心阳愈亢。由于"心藏神""主语""其华在面"，故心脏之阳热上冲，则使神不能藏，产生喃喃自语，面色微红。且阳热上亢最易夹痰动风，舌为心之苗窍，其反映在舌之部位为舌体不能自主伸缩颤动等风痰阻窍之象。风痰蒙闭心则神志迷糊。心肝为子母之脏，心病及肝，亦同时兼见肝阴亏损阳亢生风之象。由于"肝主筋""其用在左"，肝脏之阴血不足，使筋脉不得濡养，故使左手足不能自主伸缩及口唇筋肌松弛而出现唇缓不收，口流涎。同时舌质红净而滑，为阴亏夹痰，脉浮而滑数，亦符阴亏阳亢夹痰生风之证。其左寸反映最为明显，说明主要发病部位是在心脏。综合脉证分析，诊断为心肝阴亏，阳亢生风，夹痰阻窍。治以养心柔肝通络，潜阳安神息风，豁痰开窍涤热。

方药：丹参 12g，玉竹 12g，麦冬 9g，女贞子 12g，白芍 15g，牡蛎 12g，钩藤 12g，茯神 9g，柏子仁 9g，远志 6g，竹茹 12g，石菖蒲 6g，知母 9g，甘草 3g。

服 4 剂后，神志逐渐清醒，谵语仅偶尔出现。左侧手足渐能活动，已能起坐，自己能小便，面红退。但精神仍困乏，口干不思饮食，自觉心慌，舌质淡净，脉浮细而弱。此风阳夹痰之热已缓解，心窍已开豁，阳热之势虽缓而正气又感不支。其精神困乏，口干不思饮食，心慌舌质淡净，脉浮细而弱，均为气阴两虚之象。故应在前方中去潜阳清热豁痰药物，而加调补气阴，扶脾益胃药。

处方：大红参 6g，白芍 9g，石菖蒲 6g，桑枝 30g，丹参 12g，麦冬 9g，柏子仁 12g，花粉 12g，茯苓 12g，玉竹 9g，莲子 15g，甘草 3g。

服 3 剂后，精神显著好转，左侧手足已灵活自如，已不觉心慌。但仍觉口干燥，饮食乏味，舌质淡红而干，脉象稍转有力。根气尚好，此为邪去正衰，气阴亏耗之象。仍以前方加减调整而愈。无后遗症。

（单书健. 当代名医临证精华·中风卷. 中医古籍出版社出版）

【诠解】 此案的要点在于确诊中风之后，对病证虚实寒热的准确判断。口流涎，舌质红润而滑，脉浮而滑数，提示患者气阴不足，风痰上涌化热。一诊以玉竹、麦冬、竹茹、知母养阴清热，甘凉濡润，不伤脾胃；茯神利湿运脾化痰，使痰涎水湿从下消，不致与风邪夹聚上溢从口中流出；女贞子、白芍、牡蛎敛固肝肾阴精，蓄养真水，涵养肝阳；远志、石菖蒲开心窍，豁痰醒神，钩藤平息肝风。仔细分析病情，患者舌红脉数是阴虚有热的表现，但其口流痰涎，苔水滑又是脾虚不能运化水湿而泛溢在上之象，这说明患者体内之火不是实火，而是郁火为主，实火会灼伤津液，引起舌面干燥，所以用清营分热和大苦大寒的黄连、龙胆之属，只是轻量应用甘润平和清解气分的药物，药量不大，无伤脾肾阳气，又能清解因中风后阴阳逆乱津停瘀滞的郁火，体现出医者明辨阴阳，细审虚实，用药用量恰到好处，以平为期的治疗原则。

二诊时，神志逐渐清醒，风痰郁热得解，气阴亏虚明显，标证渐去，本虚显露，方中加入红参、麦冬、天花粉、玉竹养阴益气，气阴生化，再以莲子健脾固肾，恢复脾升清运化水湿之能以消痰涎，重用桑枝疏通肢体脉络。后守方加减调治而愈，患者无后遗症。此案治疗要点明确，用药简捷了当，虚实宜忌把握准确，治疗效果极佳，能充分体现中医辨证论治的核心思维，理法方药一线贯穿，堪称佳案。

方和谦医案

（由经到腑，化痰透窍为先）

邢某，84 岁。1984 年 9 月 24 日初诊。

因着急后自觉身颤发冷，继而腿软无力，欲跌倒，但无头痛、呕吐及意识障碍，未曾引起重视。2 天后症状逐渐加重，不能行走，语言謇涩，口角歪斜，左上下肢不遂，到医院急诊，医生考虑其为脑血栓形成，因家属不同意腰椎穿刺，要求服中药治疗，遂建立家庭病房并邀请方老会诊。查体：老年貌，卧位，左半身不遂，鼻唇沟变浅，舌左偏，语言謇涩，烦躁不安，3 天未排大便，无尿失禁，左膝腱反射亢进，巴宾斯基征阳性，左上下肢肌力 0 级，舌质红嫩，苔略黄，脉弦数。诊断为中风（中经络），辨证属肝风内动，病在经络。治法：镇肝息风，通经络。

处方：桑寄生 20g，钩藤 15g，薄荷 6g，桑叶 15g，夏枯草 8g，白蒺藜 10g，夜交藤 15g，白茯苓 15g，大白芍 15g，珍珠母 15g（先煎），瓜蒌仁 15g，莲子心 2g。3 剂，水煎服，每日 1 剂。另服：安宫牛黄丸 2 丸，每日服用 1 丸。

9 月 27 日二诊：患者家属陈述患者仍无大便，尿黄，烦躁不安加重，谵语。查心率 104 次/分，双肺呼吸音清，左下腹可扪及肠型。舌苔黄垢，脉弦数。方老分析目前患者已经有意识障碍，病情向纵深变化，从中经络发展为中脏腑，辨证为肝风内动。治法：镇肝息风，通腑醒神。

处方：调胃承气汤加味。桑枝 20g，桑寄生 20g，夜交藤 15g，白芍 15g，炙甘草 10g，生地黄 15g，玄参 10g，麦冬 10g，沙参 10g，生大黄 6g，玄明粉 5g（分冲），丝瓜络 10g，太子参 10g。2 剂，水煎服，每日 1 剂。

9 月 29 日三诊：家属陈述，药后排便 1 次，量甚多，臭味重。查心率 110 次/分，双肺偶闻干鸣音，腹软，四肢末梢发凉，轻度脱水。舌嫩红少津，脉虚数略沉。神志已清醒，但精神弱。方老分析患者腑气已通，邪去正虚，且患者年高体迈，治宜滋补固元。

处方：红人参 6g（单煎兑入），西洋参 3g，麦冬 8g，五味子 8g，生山药 10g，炒山药 10g，炙甘草 10g，大枣 6 枚，白茯苓 12g，熟地黄 15g，白芍药 10g，山茱萸 10g，玉竹 10g。1 剂，水煎服，每日 1 剂。

9 月 30 日四诊：家属感觉患者较前有精神，食欲有增加，能纳少许稀粥，又排便 1 次，量减少，但仍有手足寒。舌质嫩红转润，舌苔花剥，脉弦细，较前有力。方老认为仍属元气不足，中焦虚弱。治法：培本固元和中。

处方：五味异功散加味。西洋参 3g（单煎兑入），党参 12g，麦冬 8g，五味子 6g，生山药 10g，炒山药 10g，炒白术 10g，白茯苓 12g，炙甘草 10g，鲜生姜 4g，大枣 5 枚，陈皮 5g，山茱萸 10g，焦神曲 6g，鸡内金 3g，炒薏苡仁 10g。3 剂，水煎服，每日 1 剂。

10 月 2 日五诊：病情平稳，食欲转佳，精神好。方老再予通络养阴和中。

处方：桑寄生 15g，生地黄 15g，玉竹 10g，怀牛膝 8g，桑枝 15g，生山药 15g，白芍 12g，麦冬 8g，白茯苓 12g，炙甘草 10g，焦神曲 10g，砂仁 3g（后下）。3 剂，水煎服，每日 1 剂。

10 月 5 日六诊：左上肢略能轻轻抬举，下肢有动感，口仍干，舌少津，脉弦细平。方老言患者发病已半月，气阴两虚，经络阻滞失养，再以滋培通络和中调治，前方继服 6 剂，并嘱可请针灸医师配合调治。

【原按】 关于中风的病因病机，历代先贤抒见不一，在唐宋以前主要以"外风"学说为主，多以"内虚邪中"立论。唐宋以后，特别是金元时代，突出以"内风"定论。其中刘河间力主"心火暴甚"；李东垣认为"正气自虚"；朱丹溪主张"湿痰化热"；王履提出"真中""类中"之说。张景岳倡导"非风"之语，提出"内伤积损"的观点；李中梓又将中风分为"闭""脱"二证。叶天士阐明"精血衰耗，水不涵木……肝阳偏亢，内风时起"；王清任专主"气虚血瘀"。张山雷、张锡纯主"内风"，认为"肝阳化风，气血并逆，直冲犯脑"。总之不外虚、火、风、痰、气、血六字。方老认为本例患者为耄耋之年，年高体迈，元气不足，肝肾两虚，水不涵木，肝阳偏亢，加之情志过激，致使阴亏于下，肝阳鸱张，阳化风动，气血上逆，元神被扰，神志昏冒，发为中风。

关于中风治疗，历代先贤多采用疏风祛邪、扶助正气、开闭固脱等法，并根据证情缓急，中经络、中脏腑之不同，而有祛风通络、养血和营、育阴潜阳、镇肝息风等。对于阳闭则辛凉开窍，清肝息风：阴闭则辛温开窍，豁痰息风。脱证益气回阳，扶正固脱。后遗症在辨证论治原则下，随证化裁，结合活血、化瘀、通络之品，还配合针灸、按摩等疗法以提高疗效。此患者在病的初期表现出不排大便、心烦不安、谵妄、脉弦数、舌苔黄垢等腑实之证。治疗上选用调胃承气汤急下存阴。随着腑实的缓和与通下，呈现出正气外脱之危候，表现出手足逆冷、精神萎靡，病变由实转虚，阳气速衰，神不守舍。方老当即取扶正固本调治，使病人正气得复，转危为安。中风为病当属危候，病情演变错综复杂，此案说明，只要细心审查，知犯何逆，随证遣方用药，就可以收到很好的效验。

（方和谦．中国现代百名中医临床家丛书——方和谦）

【诠解】 此案患者确诊为中风，舌质红嫩，苔略黄，脉弦数，大便3日不通，说明肝肾阴虚，风阳上亢，夹痰上逆，腑气不通，治法以滋养肝肾阴精，清热平肝息风通腑为主。一诊用药，在滋养肝肾，清热通腑用药没有重视应用。

二诊时，烦躁不安加重，谵语，邪热痰火有内闭趋象，病势有加重之势，宜急当清热平肝息风通腑。方老以调胃承气汤方意加减，生地黄、玄参、麦冬、沙参、太子参清肺胃热，滋肝肾阴；生大黄、玄明粉通腑泻火，釜底抽薪。三诊时，患者已泻下大便，腑气通降，气火得清，气机下肃，神志转清。此时脉虚数，病机转为邪去正虚，当补益气阴，培本固元，用生脉散加熟地黄、山茱萸，益气养阴固本。第五诊时，调脾胃、养肝肾、通络、养阴和中，平安度过急性期。后期以中药加针灸理疗，逐步康复。

从此案整个治疗过程来看，用药得失体现了中医治则治病必伏其主。一诊以气火亢逆，肝肾阴虚，腑气不通三证为主证，一诊用药就没有应用生地黄、玄参、麦冬、大黄、玄明粉，就没做到伏其主要病机，二诊时病势加重，及时调整治法，对于主证的应对用药加强，病势得以抑制，神志清醒，三诊至五诊，对于不同时间段的正邪虚实对比辨证精准，应对恰当，标本轻重明晰，顺利度过中风危重期。

王季儒医案

医案 1（镇肝风、清血热、开神窍，稍事固脱止血之法治卒中重症）

郝某某，女，74 岁。1978 年 9 月 7 日入院。

患者入院前 2 天，突然出现心慌、胸闷、恶心，曾呕吐 2 次，为胃内容物，吐时大汗淋漓，四肢发挺。持续 2 小时后，症状缓解，而左半身无力，尚能活动。语无伦次。大便 2 次，为稀便，小便正常。经用强心药和健胃药，症状好转。今晨发现左侧偏瘫，来院就诊。既往无高血压史，1976 年曾出现过心房纤维颤动。症见：体温 36.7℃，血压 180/120mmHg，神志朦胧，答非所问，口角向右歪，左鼻唇沟及左眼裂变浅，闭合欠佳，两眼闭不能睁，瞳孔等大等圆，对光反射尚好，牙关紧闭，颈有抵抗感，两肺呼吸音清晰，心率 84 次/分，肺动脉区可闻收缩期杂音Ⅱ级。左侧肢体呈弛缓性瘫痪，肌张力下降，感觉迟钝，左侧膝腱反射亢进，脉弦滑。西医诊断为"脑血栓形成"。

该患者年逾古稀，家务操劳，阴虚于内，肝阳妄动，煽动肝风，故卒然四肢强直，牙关紧闭，口歪。此所谓"诸暴强直，皆属于风"；肝阳上犯心包，则心慌烦躁，语无伦次；犯胃则胸闷呕吐。且热有生痰，肝风夹痰横窜络道，故半身不遂。眼不能睁亦经络闭阻而为上眼睑麻痹。治以育阴潜阳，清热豁痰，佐以芳香开窍。

处方：生海蛤 30g，生牡蛎 15g，生龙骨 15g，杭菊花 10g，清半夏 10g，陈皮 5g，茯神 12g，天竺黄 9g，石菖蒲 9g，知母 9g，黄柏 9g，郁金 9g，十香丹 1 粒（化服）。同时用脉通液 500ml 静脉滴注，抗感染等治疗，并氧气吸入。

入院后，当天下午发现尿失禁，第 2 天上午嗜睡，神志半清，两侧瞳孔小，反射弱，颈有抵抗感，尿失禁。血压 150/100mmHg，心率 84 次/分，左侧肌张力增强，至下午深度昏迷，病情加重。

9 月 9 日，体温 37.4℃，深度昏迷，眼合，遗尿，颈有抵抗感，牙关紧，瞳孔左大于右，反射微弱，脉弦滑无力。已成中脏腑之闭脱兼见。腰穿脑脊液鲜血样，颅压高。停用脉通液，改用降颅压止血剂。中药以镇肝息风、清热凉血、醒脑开窍，稍事固脱止血之法。

处方：生石决明 30g，生龙骨 20g，生牡蛎 20g，天竺黄 9g，石菖蒲 9g，磁石 15g，全蝎 5g，钩藤 10g，牛膝 10g，丹皮 9g，杭菊花 12g，生地黄 20g，鲜茅根 30g，血余炭 9g，党参 15g，广角粉 1g（冲），安宫牛黄丸 1 粒（化入）。鼻饲。

9 月 10 日，体温 37.4℃，血压 110/70mmHg，昨天下午及夜间吐咖啡样物 2 次，潜血（＋＋＋＋），颈略抵抗，瞳孔左大于右，夜间多汗。症见眼合，口开，遗尿，舌质红绛，舌苔微呈黄黑色，脉转虚大，沉取似无。听诊：两肺呼吸音粗，有湿性啰音，腹隆起，肠鸣音减弱。左侧肢体紧张力下降，痛觉消失。

患者眼合、口开、遗尿，是五绝中已现其三，且汗出颇多，脉虚大无根，是阳气有外越之象，正气有暴脱之险，急宜改弦更张，用强心固脱，补气止血法。

处方：炙黄芪 24g，党参 20g，熟地黄 20g，生地黄炭 15g，生龙骨 20g，生牡蛎 20g，枸杞子 15g，菟丝子 15g，茯神 12g，石菖蒲 9g，天竺黄 9g，山茱萸 12g，三七粉 3g，白及粉 3g（分 2 次冲服）。

9 月 11 日，患者于凌晨半点出现抽搐 5 分钟，后呼吸表浅，时伴潮式呼吸，至 1 时半又抽搐 1 次，血压 110/70mmHg，体温 37.6℃，病情继续恶化，除有心、肝、肾三绝外，又加呼吸表浅及抽搐，是虚风内动，随时有厥脱之险。仍以强心补肾，益气固脱。

处方：党参 15g，麦冬 15g，五味子 5g，菟丝子 12g，枸杞子 12g，杭芍 12g，桂圆肉 5g，生龙骨 20g，生牡蛎 20g，栀子 10g，丹皮 10g，生地黄 20g，三七粉、白及粉各 3g（冲入）。

9 月 12 日，服药后脉转滑数，是虚脱之象已得控制，口开已合，今早又抽搐 4 次。体温 37.8℃，血压 136/100mmHg，昏迷虽然未减，而脉则大有转机，且血压回升，当舍证从脉，改用镇肝息风，清热祛痰，少加固正之本。

处方：生石决明 30g，胆草 9g，生地黄 15g，僵蚕 9g，生龙骨 20g，生牡蛎 20g，知母 9g，地龙 9g，丹皮 9g，忍冬藤 15g，生石膏 24g，竹茹 15g，杭芍 15g，栀子 9g，天竺黄 9g，石菖蒲 9g，党参 20g，羚羊角粉 0.6g（分冲），安宫牛黄丸 1 粒。

9 月 13 日，仍深度昏迷，肌肤转灼热，脉转疾数，偶有间歇，呼吸平稳，右肺有少许啰音，舌质干乏津，眼睑偶有抽动，但抽搐已减，血压 180/110mmHg。患者血压逐渐回升，脉转数疾而促，虽昏迷未减，而呼吸平稳，喉有痰声，肌肤灼热，舌干乏津，痰热虽然炽张，正气已有来复之渐，再以祛邪扶正，虚实兼顾，以清热镇肝，养阴固正。

处方：生石膏 30g，石决明 30g，天竺黄 9g，石菖蒲 9g，知母 9g，黄柏 9g，竹茹 12g，党参 20g，黛蛤粉 30g，甘草 3g，竹沥水 30g（兑入），安宫牛黄丸 1 粒（化入）。

9 月 14 日，烧退、体温 37.2℃，呼吸平稳，喉有痰声，两侧瞳孔等大，反射迟钝，脉象亦较缓和，因多日无大便，原方加火麻仁 15g。

9 月 15 日，夜间有时睁眼，右手亦偶有活动，呼吸平稳，痰减少，呼之有意识反应，脉弦滑。自 9 月 8 日起已昏迷 8 天，今日稍清醒，原方每日 1 剂。

9 月 18 日，神志较清，能叫醒，有时领会精神，可简单回答问题，惟吐字清，自言有饥饿感，血压 150/110mmHg，脉缓和，再予育阴柔肝，豁痰通络。

处方：生石决明 30g，生龙骨 20g，杭菊花 9g，天竺黄 9g，石菖蒲 9g，郁金 9g，知母 9g，黄柏 9g，竹茹 12g，生地黄 15g，桑寄生 30g，威灵仙 9g，清半夏 9g，瓜蒌 30g，黛蛤粉 30g，竹沥水 30g（冲入），十香丹 1 粒（化入）。

9 月 19 日，取出鼻饲。大便 1 次如柏油样便，潜血（＋＋＋＋），自病后 10 天无大便，其潜血是病后曾吐血，是蓄血之故。以后即按此方稍事增减，至 11 月 13 日步行出院。

（单书健．当代名医临证精华·中风卷．中医古籍出版社出版）

【诠解】 患者突然出现心慌、胸闷、恶心，曾呕吐 2 次，大汗之后，左半身无力，语无伦次。后发现左侧偏瘫，牙关紧闭，神志朦胧，两眼闭不能睁，符合中风中脏腑证。王老用生牡蛎、生龙骨潜敛肝阳；清半夏、陈皮、茯神、生海蛤、天竺黄理气化痰；石菖蒲、十香丹醒神开窍；以上治法符合当前病人痰闭心包，神志不清的证候；但患者前有大汗大吐之症，吐汗之后津液、正气亏失，此时用知母、黄柏苦寒泻火，似未对症。

中风之病，多发于老年人群，本就肝肾精气不足，而风动阳亢夹痰火瘀血冲逆上行，成上实下虚之证，法当清泻其上，泻其有余，通其壅滞，又不可太过而虚其正气。肾无实证，泻火若过用苦寒，易损肾阳，以致出现亡脱危证。此案虽有龙牡潜敛，但黄柏苦泻太过，易伤肾元，似用麦冬、怀牛膝、女贞子平调肝肾，无太过之弊。《黄帝内经》云："阴平阳秘，精神乃治。"

病案中提到四肢强直的风痉之证，而方中只有一味菊花散风，其效力很有限，在风邪亢进之时，应选用天麻、全蝎、钩藤等息风解痉。

一诊用药后，发现患者尿失禁，脉滑而无力，滑为痰饮，无力是正气不足，牙关紧，瞳孔左大于右，反射微弱，成闭脱并见之势；经腰穿见脑脊液鲜血样，考虑脑出血，急宜开窍醒神，固脱息风痰。

二诊时，王老去掉苦寒的黄柏，加党参益气健脾，龙牡以潜敛固脱；生石决明、磁石重镇平肝；全蝎、钩藤息风止痉；安宫牛黄丸加石菖蒲，犀角醒神开窍，其清透之力更强。值得提出的是，急性期用安宫牛黄丸开窍，配清水全蝎息风止痉通络，是中风治疗的重要组合。另病人出血时除用止血药如蒲黄、仙鹤草、白茅根、血余炭等外，还可用三七超细粉2～3g吞服，每日4～5次，止血效果颇佳。

三诊时，大汗遗尿，脉虚大无根，属正气不持，元气外泻的脱证，王老急用黄芪、党参、生龙骨、生牡蛎益气固脱；熟地黄、枸杞子、山茱萸、菟丝子益肾培元固脱；三七、白及止血；生地黄炒炭存性，入血分凉血止血，而不损正气。在这汗多脉大无根，正气脱亡之时，生晒参或者生脉饮的应用似更有效力，生晒参大补元气、益气固脱，与重镇潜敛的龙牡为伍，加以麦冬、生石膏不会助气火上亢，反能促进肾中气阴生化，益元固脱。

四诊时，患者仍处脱绝险证之中，抽搐为风动之象，此时的用药似乎较单薄，可加天麻、全蝎息风止痉；生晒参固元气（党参似显力弱），且方中栀子、丹皮都是泻实火的药，没有生晒参的使用，营血分清泻太过，不是最佳用药组合。《理虚元鉴》云："有形之精血不能速生，无形之真气所宜急固。"

经强心固脱之法，虚脱之象得以控制，险中得胜，口已能合，脉象大有转机，王老以镇肝息风之法，祛痰清热，续以安宫牛黄丸，渐风痰得化，热邪内清，气阴来复，经8日昏迷，终得醒来。安宫牛黄丸，在中风脑病神志昏迷时的应用很重要，今举两例说明。2007年，李姓老太太丘脑出血，微创去血肿，术后半月仍昏迷，应诊处方，加用同仁堂金箔安宫牛黄丸，每日正午时服 1/3 粒，3 日后患者神识苏醒，7 日后能简单对话，其夫与院方甚感惊奇，遂将安宫牛黄丸使用告知住院康复的一位中风 2 年言语不清的老干部，此人服用两丸安宫牛黄丸即能清晰对话。从诊治中风病人以来 10 余年间，使用过的安宫牛黄丸近千粒，其通窍醒神疗效十分可靠，充分证明脑病治疗中，中医开窍治法，应用独具特色。

医案 2（镇肝益阴汤，清热镇肝、豁痰开窍治阳闭）

赵某，男，54 岁。初诊：1972 年 2 月 22 日。

主诉（代主诉）：2 月 21 日晚 10 点，劳动后突然口眼歪斜，左侧肢体瘫痪，言语不清，头痛。2 月 22 日上午来院门诊而收入住院。既往有高血压史及哮喘史 15 年，经常头晕、头胀、咳喘、痰多。诊查：血压 170/120mmHg，神志半清，合作欠佳，左侧瞳孔缩小，右侧正常，对光反射存在。口眼歪斜，心律齐、心率不快。左半身偏瘫。凯尔尼格征（＋）、巴宾斯基征（＋）。患者 2 月 22 日 11 点入院，至午后 1 点神志不清，处于全昏迷状态，瞳孔继续缩小，深睡后有鼾音。舌质肿大，脉弦滑有力。西医诊断为脑出血。

辨证：患者平素咳喘痰多，舌质肿大，系湿痰素盛之候；头晕头胀，脉弦滑有力乃肝阳上亢之象。突然左半身不遂，不语，逐渐昏迷，肝阳夹湿痰上冲，蒙闭清窍则神昏，横阻络道则瘫。证为中脏腑之邪属阳闭者。

治则：清热镇肝，豁痰开窍。

处方：生石膏 30g，石决明 30g，龙胆草 10g，栀子 10g，莲子心 6g，天竺黄 10g，郁金 10g，石菖蒲 10g，清半夏 10g，瓜蒌 30g，竹茹 15g，滑石 12g，知母 10g，黄柏 10g，安宫牛黄丸 2 粒（分 2 次吞）。

二诊：2 月 24 日。前方服 1 剂，神志渐清，能示意，不说话，左半身偏瘫，可进流质饮食，脉弦滑。血压 130/90mmHg。仍以清热豁痰之法治之，兼以活血通络。

处方：生石膏 30g，石决明 30g，瓜蒌 30g，清半夏 10g，陈皮 6g，天竺黄 10g，石菖蒲 10g，茯苓 12g，黛蛤粉 30g，竹茹 12g，桑寄生 30g，威灵仙 10g，苏地龙 10g，生穿山甲 10g，磁石 20g，竹沥水 30g，再造丸 1 粒（分吞）。

三诊：2 月 26 日。言语已清，惟左侧上、下肢仍不能动，大便不畅、脉滑。于原方加蛰虫 3g，牛膝 10g，络石藤 20g，郁李仁 12g。

四诊：3 月 8 日。前方又服 7 剂，周身痛，头晕，脉缓，仍以平肝、清化痰热为治，重用活血通络之味。

处方：石决明 30g，生龙骨 12g，生牡蛎 12g，瓜蒌 30g，竹茹 12g，石菖蒲 10g，杭菊花 10g，桑寄生 30g，威灵仙 10g，苏地龙 10g，豨莶草 12g，鸡血藤 30g，生穿山甲 10g，蕲蛇肉 6g，牛膝 10g，䗪虫 3g，竹沥水 30g（兑入）。再造丸 1 粒（分吞）。

以此方加减服药 20 剂后，左侧肢体活动渐好转，继续用药至 4 月 9 日，步行出院。经随访，至同年 12 月即恢复整日工作。

（单书健.当代名医临证精华·中风卷.中医古籍出版社出版）

【诠解】 中脏腑闭证，有阴闭、阳闭之分。阴闭者，症见突然仆倒不省人事，面色苍白，四肢不温，脉沉弦而缓等，当用温开之苏合香丸以芳香开窍；阳闭者，症见突然仆倒，不省人事。两手握固，牙关紧闭，面赤气粗，脉弦滑而数等，当用安宫牛黄丸，清化痰热以醒神志。治疗此病，王氏一般分两个阶段。第一阶段，先以急救恢复患者神志为主；第二阶段，病人神志已清，再以治疗偏瘫为主。

本案患者有高血压史及哮喘史 15 年，经常头晕、头胀、咳喘、痰多。此次发病神志不清、口眼㖞斜、半身不遂，深睡后有鼾音，为中脏腑闭证。头晕头胀，舌质肿大，脉弦滑有力，为阳闭证，且病情逐渐恶化，发展迅速，如不及时控制，则肝火上冲不已，即有气血上逆不返之虞。故以清热镇肝、豁痰开窍重剂而治，方用其创制的镇肝益阴汤加减，再配以清心化痰、开窍醒神之安宫牛黄丸。治疗得法，故服药仅 1 剂，而神志渐清，然后于方中加活血化瘀通络之品，以治肢体偏瘫，终获痊愈。

丁筱兰医案

（中风入络小续命，调合营卫化风痰）

陈某，男，51岁。初诊：年逾5旬，陡然跌仆成中，舌强不语，有手足不用，湿痰随之。脉滑，苔白。拟小续命汤加减，祛痰通络，冀望应手。

处方：桂枝2.4g，杏仁9g，姜半夏9g，麻黄1.5g，生甘草1.8g，熟附片3g，竹沥油（姜汁3g同冲）30g。人参再造丸1粒，2剂。

二诊：服前方两剂神志稍清，而舌强依然，仍未可有恃无恐。再拟涤痰而通络道。

处方：桂枝1.5g，杏仁（打）9g，姜半夏9g，当归全6g，生甘草1.8g，茯苓9g，炙僵蚕6g，熟附片2.4g，炒枳实3g，竹沥油30g（姜汁3g同冲）。二剂。

三诊：神志渐清，略能语言，惟右手足依然不用。苔黄，便秘。再拟通腑涤痰而下垢浊。

处方：桂枝2.4g，生甘草2.4g，熟附片2.4g，生黄芪9g，全瓜蒌12g，枳实炭4.5g，当归9g，肉苁蓉12g，风化硝4.5g，半硫丸4.5g（先吞）。2剂。

四诊：腑气虽通，舌强语謇，仍未自如。再拟助阳祛风而化湿痰，佐通络道。

处方：生黄芪9g，生甘草2.4g，熟附片2.4g，桂枝1.5g，生白术9g，炒怀膝6g，当归6g，秦艽6g，炒桑枝9g，指迷茯苓丸15g（包）。3剂。

五诊：原方叠投，手足逐渐能用，言语亦能自如，仍当前意出入为治。

处方：生黄芪2.4g，煎药服丸药；真血茸0.6g研末和饭为丸，1日吞，以陈酒调服之。大活络丹间5日服1粒陈酒送下。

共服60余剂后，口能言，手能握，足能履也。

（《名中医治愈脑血管疾病医案集》）

【诠解】 患者突发跌仆，遂手足不用，舌强不语，结合二诊三诊的症状描述来思考，神志不清而便秘，辨证为中风中腑证。丁老辨其痰湿盛，风痰阻络、蒙闭心包，为外风直中，风痰壅聚为主，并无肝火化风、内热鸱张，亦无肝阳上亢，上虽盛而下未虚，其肝肾阴精完全可以涵养肝木。脉滑主痰，但脉不数，苔白，说明未有内热，所以选用小续命汤加减。

人之体，太阳为卫外之所，卫气流行，气化而能通利水液，故《灵枢·本输》云："膀胱者，津液之府也。"《素问·灵兰秘典论》说"膀胱者，州都之官，津液藏焉，气化则能出矣""三焦者，决渎之官，水道出焉。"《灵枢·本输》还说："三焦者，中渎之腑，水道出焉，属膀胱，是孤之腑也。"可见，三焦是人体管理水液的器官，有疏通水道，运行水液的作用。本案患者中风之后，并未出现伤寒直中三阴的危证和脱证，只是以神志障碍为主。因此，患者乃风邪穿越太阳之地，中于阳明和少阳三焦，并无肝肾阴虚和肝阳上亢。当风邪侵犯太阳和三焦，必然影响人体津液的转疏和气化。风伤卫，卫气不行，无以行津透达皮毛毫窍，内不能决渎以利水液，阳明胃乃水谷之所，为中焦之地，水津四布之源，当风邪闭太阳宣发，阻三焦疏利之后，津液内聚化之为痰，所以案中丁老言及："湿痰随之，脉滑，苔白。拟小续命汤加减，祛痰通络，冀望应手。"风痰内聚无化热之象，当以温通温化为治，卫气、阳气行则津液化。

小续命汤方中，桂枝、麻黄入太阳，发散太阳风邪，解太阳津气郁闭；熟附片入少阴温阳，加强少阴气化，激发阳气上行通达少阴心脉以化痰醒神；杏仁入肺，化痰降气，与麻黄配可宣肺肃肺利水，与半夏相配可入阳明，燥化痰湿；佐姜汁健胃发散，以行阳化痰，助麻黄、桂枝发散通达太阳风邪，竹沥甘凉清化痰饮，防中焦阳明痰壅气滞、化热伤津，也开心包痰结。

人参再造丸药物组成如下。

人参100g，蕲蛇（酒炙）100g，广藿香100g，檀香50g，母丁香50g，玄参100g，细辛50g，香附（醋制）50g，地龙25g，熟地黄100g，三七25g，乳香（醋制）50g，青皮50g，豆蔻50g，防风100g，制何首乌100g，川芎100g，片姜黄12.5g，黄芪100g，甘草100g，黄连100g，茯苓50g，赤芍100g，大黄100g，桑寄生100g，葛根75g，麻黄100g，骨碎补（炒）50g，全蝎75g，豹骨（制）50g，僵蚕（炒）50g，附子（制）50g，琥珀25g，龟甲（醋制）50g，粉萆薢100g，白术（麸炒）50g，沉香50g，天麻100g，肉桂100g，白芷100g，没药（醋制）50g，当归50g，草豆蔻100g，威灵仙75g，乌药50g，羌活100g，橘红200g，六神曲（麸炒）200g，朱砂20g，血竭15g，麝香5g，冰片5g，牛黄5g，天竺黄50g，胆南星50g，水牛角浓缩粉30g。制法：以上56味，除冰片、血竭、牛黄、水牛角浓缩粉、麝香、天竺黄外，朱砂、琥珀分别水飞成细粉，其余人参等48味粉碎成细粉；将冰片、血竭、牛黄、水牛角浓缩粉、麝香、天竺黄研细，与上述细粉配研，过筛，混匀。每100g粉末加炼蜜100～110g制成大蜜丸，即得。功效与主治：益气养血，理气化痰，祛风通络，活血化瘀，开窍醒脑。用于气虚血瘀、风痰阻络所致的中风，症见口眼歪斜、半身不遂、手足麻木、疼痛、拘挛、言语不清。人参再造丸和中药汤药的合并应用，加强了整个治疗效果。

二诊时，患者神志稍清，但舌强未改善，丁老认为风痰痹阻心包未解，治疗重在化痰降气，原方加炒枳实理气，破降三焦痰气阻痹之道，茯苓健脾利湿，再用炒僵蚕祛风化痰通络。因病重，为防理气药伤正，枳实炒用，用量3g，无理气太过之弊，用得恰当精辟。风痰结聚者，温通能祛风化饮，行气则理气化痰，丁老治法直指病机，切中要害，主次宣明，充分权衡患者虚实宜忌。

三诊时，患者神志渐清，略能语言，遗右手不用，便秘。丁老续用通腑涤痰通络，以全瓜蒌、风化硝化痰润肠、下积通腑，肉苁蓉温肾益精、滑肠通便，半硫丸温阳开痰通便（半硫丸由半夏和硫黄组成，常用于老人阳虚寒凝，肠胃无阳以温煦推动之便秘）。此时患者舌苔黄，如果不是中药的染色，就可能是气分化热，丁老桂枝、附子的用量很小，大则3g，少则2.4g，严格控制剂量，不使温通太过；反过来，一味瓜蒌，也难以润肺胃之阴，故笔者认为鲜竹沥仍需续用，远志、石菖蒲、胆南星也可选用以强化化痰开窍之力。

四诊五诊时，化痰通腑用药改为指迷茯苓丸，配以真血茸，补肾填精生髓，揭示了脑损伤后若想修复受损脑细胞，中医治法是补肾填精。

此案以小续命汤为主治验，整个治疗过程记述清楚，医理医法、脉证方药应对紧密，治疗效果极佳。

细考小续命汤，出自《备急千金要方》：麻黄、桂心、甘草各100g，生姜250g，人参、川芎、白术（前方用杏仁）、附子、防己、芍药、黄芩各50g，防风75g，上12味㕮咀，以水1斗2升，煮取3升，分3服。功能祛风扶正。主治中风卒起，筋脉拘急，半身不遂，口目不正，舌强不能语，或神志闷乱等。有所谓六经中风之通剂。

后世特别是现代医家每有报道应用大、小续命汤治疗脑血管病取得较佳效果，其多数案例见于黄河流域及以北地区。这些地域气候不似江南风火水湿泛溢，风性乾烈，一年中气温偏低时间较多；而南方卑湿风火热盛之地，如广东、福建一带，鲜有脑血管病应用大、小续命汤的成功案例。那么《内经·九宫八风》中所言九野之地或八方九处之向，有8种不同特点性质的风邪，刚柔各异，气候有别。客观地说，不同地域的脑血管病，其气候和人之禀赋、体质差异较大，虽同为中风，但风寒风热，阴损阳亢，各自有别。西北之地，乾风性猛而燥，以风痰夹寒为主，人体腠理密实，肝肾阴精积损不较南方人重，且内热不突出，就是化热也多在气分阳明之地和太阴肺之所，少见营血内火，其风中之于人，多在经络和三阳经之地，使风痰积聚，所以应用小续命汤：麻黄、桂枝、附子、生姜，发散腠理瘀闭，宣散三焦风痰，疗效较好。这也许就是一部分中医所谓秉承汉唐古医遗风，继承仲景伤寒真传正宗，以小续命汤应对一切脑病，简单否定温病学派观点的因由所在。温散温通仅只是针对中风治疗的一种类型，实际临床切不可陷入简单地崇尚"姜、桂、附"的误见中。

东南风热之地，湿热风火混杂，人体阴损阳亢，中风之邪多以风火夹痰，肝阳上亢，营血燔灼鼎沸，舌红绛干裂，苔黄厚干腻，脉数洪大，一派阳热风火之象，怎么去用麻、桂、附、姜？气火亢逆，不清解潜镇，而反用温通之品，必危及生命。此正是温病学派的有效经验，值得借鉴，也是病机不同，治法各异的具体体现。祝味菊先生治疗中风险证也是清解潜镇并用，就是号称"祝附子"的他，也并不是滥用附子；邓铁涛老先生几次诊治中风危证，也是用安宫牛黄丸、紫雪丹清营泻火开闭，才使患者转危为安。还有，在中风脱证之时，脉空豁、虚大无力，少佐人参、附子于清解汤药中，力挽逆证，这是病机需要的治则应对。综上所述，所谓真中风和类中风，只是名称不同，根本还是要医家明辨阴阳，分清寒热虚实，而不是简单效仿名家病案和成功方药，那种小续命汤通治中风的说言是不恰当的，至少不是智者之言，中医的临证当以病机为准。

三、恢复期

邓铁涛医案

（补阳还五汤补气化瘀，佐养肝肾）

林某，女，64 岁，港澳同胞。

初诊：1978 年 1 月。病史：患者 3 个月前因患脑血栓形成，左侧上下肢完全瘫痪而入香港某医院治疗，经西医治疗 3 个月稍见效而出院返回治疗。

诊查：症见左上肢全瘫，左下肢稍能抬高 20～30cm，需人家扶持方能坐稳，生活无法自理。面色潮红，烦躁易激动，口咽干燥，消瘦，大便结，舌质嫩红少苔，脉浮弦。查体：左上肢肌力 1 级，左下肢肌力 3 级，左上下肢肌张力增强，腱反射亢进，血压基本正常。

辨证：中风（中脏腑），气阴虚兼血瘀。

治法：补气祛瘀，佐以养肝肾。

处方：黄芪 60g，当归 12g，川芎 6g，赤芍 15g，桃仁 10g，红花 4.5g，地龙 12g，豨莶草 15g，牛膝 15g，桑寄生 30g，每日 1 剂，留渣复煎当日服。并嘱其家人每日按摩及被动活动患肢 3 次，每次 20～30 分钟。

一方到底，仅黄芪逐步增加至 150g，1 剂。治疗 75 天后，已不需扶持，自行站立，借助手杖在户外步行 20 分钟左右，左上肢有所恢复而返香港。返港后继续服上方治疗，2 个月后来信言下肢功能基本恢复，上肢亦大有好转，但欠灵活，尤其是手指，走路已不用手杖，煮饭、洗衣等一些日常家务基本能自理，去信嘱其黄芪量减半，隔日服 1 剂，再服药 1 个月以巩固疗效。

（《邓铁涛医案》）

【诠解】 患者 64 岁，于 3 个月前经香港院方确诊为"脑梗死"住院治疗，后遗留左肢偏瘫，生活不能自理，中医诊断：中风后遗症期。患者面潮红，易激动，是肝阳上亢的表现；口咽干燥，舌嫩红少苔，脉浮而弦，浮为风邪客表，弦为风邪与肝胆少阳真气相争，风邪瘀于脉络之象，可见患者肝肾阴亏，气阴不足，风邪瘀血客于脉络，当以活血化瘀，益气通络，调养肝肾为治。

邓老先生应用补阳还五汤，重用黄芪益气，当归、川芎、赤芍、桃仁、红花养血活血，地龙化瘀通络，因其脉浮弦，风邪客络明显，方中应用豨莶草来祛风通络，配合怀牛膝和桑寄生入肝肾壮筋骨，以疗偏瘫。经 75 天治疗，患者下肢功能改善明显，能独立持杖步行，继则左上肢功能恢复。整个治疗过程中，原方续服，只是将黄芪由 60g 量加大到 150g，并嘱其家人对患者进行肢体的按摩。

这是一份补阳还五汤治疗脑梗死后遗偏瘫的显效病案。大量黄芪益气升发推动，配合活血化瘀通络法是治疗中风后遗症的重要思路。老年患者，肝肾不足，气血亏虚之后，无力推荡气血运行，再加上中风本身就是脑部败血内阻，单一的活血化瘀难以达到好的疗效；脾胃乃水谷生化之源，补气健脾，化源不绝，正气充盛，能有力地推动血脉的运行，正所谓，气乃血之帅，气行则血行，这也是中医独有的辨证思维，有别于西医机械地应用活血化瘀药和中药提取物用于临床。本案还揭示，瘀血证的治疗，除了活血化瘀，还要协调好人体五脏机能，有针对性的使用活血化瘀法，才能取得好的疗效。本病案患者在香港住院度过了脑梗死急性期，3 个月治疗后，仍留下了后遗症，后在广东经中医参与治疗，应用补阳还五汤，3 个月后恢复了正常，并做到生活自理，这验证了中医治疗中风后遗症是卓有成效的。

我们再来看本病案，患者面色潮红，烦躁易激动，口咽干燥，消瘦，舌嫩红少苔，提示肝肾阴精亏耗明显，方药入肝肾的就怀牛膝、桑寄生、豨莶草，对肝肾阴精的补养十分有限。烦躁易激动是中风后风邪扰络，肝阴不足，肝阳难以平复所致。因此，笔者认为可加上制首乌和枸杞子，制首乌其性涩，平补肝肾精血不峻也不腻，又能秘藏精气，枸杞子平补肝肾又不燥不腻，配合怀牛膝的入肝肾活血通络，桑寄生、豨莶草苦平祛风强筋骨，应当效力更优。患者中风类型是脑梗死，活血化瘀药中可以少佐水蛭或者应用小量水蛭粉冲服，能增强活血化瘀的效力。另外患者左侧肢体偏瘫，通经达络的药物还可以加强，引经通络药如桑枝对上肢的祛风通络效果比豨莶草、桑寄生强。患者脉浮弦，对于风邪瘀络可重用乌梢蛇、天麻平肝祛风通络，鸡血藤养血祛风通络，威灵仙根在后期通络除痹效优，能通行十二经脉，通经达络之力颇强，后期气血调养还可以应用穿山甲片，张锡纯老先生说："穿山甲：味淡，性平，气腥而窜，其走窜之性无微不至，故能宣通脏腑、贯彻经络、透达关窍，凡血凝、血聚为病皆能开之。"如临床中再加上针灸推拿，则治疗效果和速度都会有所提高。

李振华医案

医案 1（自拟复瘫汤，健脾益气、化痰利湿、活血化瘀、通络开窍）

张某，男，59岁，汉族，干部。初诊：2005年3月23日。

主诉：右半身无力伴行动不灵活，语言不利6个月。

病史：患者因平素情志不畅，于去年9月16日凌晨4时许起床小便时行走不稳，随之右半身不遂，心慌，送至市第二人民医院急诊。脑CT检查提示脑梗死；心电图提示心房纤颤；血压160/100mmHg；血糖17mmol/L。即入院治疗，静脉滴注甘露醇、尿激酶，口服格列吡嗪、拜糖平等药，1周后病情基本稳定，心悸消失，血糖降至7.8mmol/L，但血压时高时低，遂出院针灸1月余，同时服用降血糖、降血压西药及中成药大活络丹，右半身不遂情况有所改善。现不需人搀扶可行走，但右半身无力，行动不灵活，言语不利且无力，个别语句发音不清晰，头晕，心烦急躁。望之面色稍萎黄，右半身行走不便，无口眼歪斜。舌体胖大，舌质暗，苔白腻，脉沉滑细。

中医诊断：中风后遗症（脾气亏虚，痰湿内郁，瘀血阻络）。

西医诊断：脑梗死。

治法：健脾益气，化痰利湿，活血化瘀，通络开窍。

处方（自拟经验方）：复瘫汤加减。

生黄芪30g，白术10g，陈皮10g，旱半夏10g，茯苓12g，薏苡仁30g，木瓜18g，泽泻10g，石菖蒲10g，郁金10g，丹参20g，川芎10g，乌梢蛇12g，炮山甲10g。15剂，水煎服。

嘱：保持心情舒畅，饮食清淡，加强功能锻炼及发音训练。

二诊：2005年4月7日。身体转侧较前灵活，头晕减轻，言语稍感有力，苔腻已趋变薄。舌体胖大，舌质暗，舌苔白腻，脉沉滑细。

二诊辨证论治：苔腻趋薄，身体较前灵活，发音稍感有力，为痰湿渐化，脾气亏虚有所改善；舌暗未见好转，络脉瘀滞之象仍较明显，治应加强祛瘀通络之力。上方去陈皮、旱半夏、薏苡仁、茯苓，加土元、鸡血藤破血逐瘀，行血补血，舒筋活络；地龙、蜈蚣、桑枝祛风通络；远志祛痰开窍，以助石菖蒲、郁金开窍利音之功。

处方：复瘫汤加减。

组成：生黄芪30g，白术10g，木瓜18g，泽泻10g，石菖蒲10g，郁金10g，丹参20g，川芎10g，乌梢蛇12g，炮山甲10g，土元10g，鸡血藤30g，蜈蚣3条，地龙12g，桑枝30g，远志10g。15剂，水煎服。

三诊：2005年4月22日。右半身无力明显好转，苔腻之象消失，言语无力状况进一步改善，发音亦较前清晰。近日因生气，头晕有所明显。血压160/110mmHg。舌体稍胖大，舌质暗红，苔薄白，脉沉细。

三诊辨证论治：诸症显著好转，为血脉渐通，经脉已畅之佳象。苔腻消失，去泽泻、木瓜。因生气致头晕，血压升高，为肝木横逆，肝阳上亢之象，上方加天麻10g，夏枯草15g，菊花12g，川牛膝15g，清泻肝火、清利头目、平肝潜阳、引血下行。30剂，水煎服。

四诊：2005年5月22日。右半身无力基本消失，惟走路较长时间后右下肢有酸软感，言语发音正常，血压在（126~135）／（80~85）mmHg之间，余无异常。舌体稍胖大，舌质稍暗红，苔薄白，脉沉细。

四诊辨证论治：经脉已然通畅，诸症基本消失，惟行走久则下肢酸软，为病久肝肾亏虚，筋骨失养，不能滋养所致，故以补益肝肾，益气活瘀，通络平肝善后。方以炒杜仲、续断、川牛膝补益肝肾，强壮筋骨；当归、白芍补血养血；生黄芪、白术健脾益气；鸡血藤、丹参、川芎、蜈蚣、地龙、乌梢蛇补血活血，祛风通络；天麻、夏枯草平肝潜阳。

处方：炒杜仲15g，续断20g，川牛膝15g，当归15g，白芍15g，生黄芪30g，白术10g，鸡血藤30g，丹参20g，川芎12g，蜈蚣2条，地龙10g，乌梢蛇10g，天麻10g，夏枯草15g。25剂，水煎服。

患者行走基本正常，肢体感觉有力，血压在（126~135）/（80~85）mmHg

之间波动。血糖为 6.3mmol/L，其他诸症基本消失。2006 年 2 月 13 日电话随访，知其步行 2 千米左右下肢无酸软感，其他一切正常。

（郭淑云，李郑生．李振华医案医论集．人民卫生出版社）

【诠解】 半年前，患者脑梗死住院治疗，并有高血压、糖尿病，经西医处置后，目前右侧肢体无力，行动不灵活，伴言语不利。

面色萎黄为脾虚、气血不足的表现；舌体胖大苔白腻，脉滑说明湿邪内蕴；舌质暗，CT 提示脑梗死，为瘀血内阻脑脉。心开窍于舌，心窍为痰瘀内阻，灵动不佳故发音不清。脉沉细而滑，半身无力，行动不便，发音不清，为脾、肝、肾气阴（血）亏虚，痰瘀阻痹脑窍。故此证当以健脾益气化痰，活血化瘀，辛芳开窍通络为主治，使气足而血行，脾健而痰湿得化，通络开窍同用以开心脑脉络痰瘀，才能行动有力，音声清晰。

李老自拟复瘫汤，用黄芪益气，白术、茯苓、薏苡仁、泽泻、健脾利湿；木瓜舒筋化湿；半夏化痰；陈皮调畅胸膈气机以化痰；石菖蒲芳香化痰开窍；丹参、川芎、郁金行气化瘀，其中郁金行气解郁，川芎行血通络而祛风，配石菖蒲、半夏可增强其入心包豁痰开瘀的作用，对心包痰瘀胶结证是一组较好的配伍。

本方还可加用胆南星、全蝎、远志以增强通络力度。厥阴心包正是风木循行之所，全蝎直入厥阴，可散风通络以解心包厥阴之风痰。还可用乌梢蛇祛风通络以祛经络中的风邪。李老重用了穿山甲，利用穿山甲的自然走窜之行，以通上下内外经脉，搜剔风邪瘀阻，是组方中效力最强的通络逐瘀药物，如能和乌梢蛇配伍，则相得益彰。从其他医家的经验来看，也有加蕲蛇或白花蛇的，通络搜风效力比乌梢蛇更强。笔者认为，患者头晕为虚风夹气虚痰阻，心烦为痰瘀阻痹心包气机不行合并肝郁，同时其脉虽细，但并不弦，而是滑脉，也就是说明患者上盛下虚，很容易因情绪不稳而引起肝阳上亢，且气郁夹痰湿最易化热，因此可先用竹茹清心化痰，怀牛膝、女贞子养肝肾阴，引药下行防风阳上亢。

二诊：患者身体转侧改善，同时语声稍有力。李老续进原法，加养血通络的鸡血藤，通络逐瘀的土元，地龙溶栓通络，桑枝祛风通络，蜈蚣搜剔络脉风邪，再以远志配石菖蒲开窍豁痰。从腻苔渐变薄可知风痰湿邪瘀血胶结之势正在化解。而"语声稍有力"则说明患者中气不足无力发声，再加舌体经脉痹阻，故言语不清。患者气虚证既然明显，完全可以用补阳还五汤益气活血通络，如畏黄芪量大引起气盛中满化火，可稍佐枳壳降气，小量的竹茹、莲子心、栀子清泻郁火以防未然。总之，二诊的活血化瘀溶栓力度进一步加强，祛风通络因应用蜈蚣效力倍增。从治疗上看，李老对患者证候虚实把握准确，用药得效后力度逐渐增强，不急于求功，稳中求胜。

通过强烈的祛风通络、活血化瘀，三诊时患者脉络通畅后右侧肢体力度得以明显好转，发音也较前清晰，舌苔转为薄白，滑脉消失，证明痰湿消退明显；舌质由暗转红，加之肢体转动有力，说明气血生化得以加强，在使用川芎和鸡血藤温通活血养血后，瘀血得去，新血得生，故而舌质红润。但新的问题来了，患者生气后，血压升高，头晕加重，李老此时加用天麻祛风平肝，夏枯草、菊花散风清肝散郁火，清利头目，川牛膝引血下行，平逆肝阳，及时应对以调整阴阳平衡。从此案我们可以学习到，"风、火、痰、气、瘀"是中医学认为中风的五个主要病理因素，通过治疗分消这五大病邪，各个击破，使其不能互相勾结，也就是在辨证论治、分清主次的同时，是要相互兼顾好这五点才能完整地扭转病情，使病患早日康复。另外中风大脑的损伤可造成神机失灵，患者心有余而行动不能，在心、脾、肝、肾正气受损严重，上盛下虚的同时，情志也受到沉重的打击，情绪往往无法稳定，不是悲观失望、万念俱灰，就是情绪暴躁、易怒易惊、心气郁结、肝阳郁逆，最易郁火内行升高血压，头晕目眩。故笔者认为，在中风治疗中，应始终重视平肝解郁、清心除烦、蓄养肾水等治法，比如女贞子、远志、怀牛膝、菊花、天麻、红景天、龟甲之属，既是对证，也防变证，轻灵之中，宣散平降。

四诊时，患者中药治疗已有2个月，右半身无力消失，语言发音正常，疗效肯定。患者的主要病机风、痰、瘀有了很大的好转，但其脉象仍以沉细为主，走路较长时间后右下肢有酸软感，这是气血不足、肝肾亏虚的证候。所以补养肝肾、强筋壮骨是改善肢体运动能力的主要治法，也是巩固疗效的必然之举，从此看到，老年中风患者在康复期的重要治疗思路是始终坚持补养肝肾，强筋壮骨。李老以炒杜仲、续断、川牛膝补益肝肾，强壮筋骨；当归、白芍补血养血；生黄芪、白术健脾益气；鸡血藤、丹参、川芎、蜈蚣、地龙、乌梢蛇补血活血，祛风通络，天麻平肝通络，夏枯草清泻肝火，降低血压。患者坚持调养，1 年后随访，其能行走 2 公里腿膝不软，整个治疗效果良好。

医案 2（益气活血、清补结合，善用飞虫走蚁）

李某，女，65 岁，开封市人。初诊日期：2007 年 7 月 8 日。

病史：（家属代诉）患者于今年 6 月 8 日早晨起床时，不明原因出现头晕，右侧上下肢不能活动，语言不利，面部稍有口眼歪斜。经开封市医院 CT 检查为左侧脑梗死，给予溶栓、扩张血管等药物治疗（具体药物不详），未见好转，症状逐渐加重。遂来某省级医院住院治疗，经用扩张血管、改善微循环、溶栓等方法并配合针灸治疗 10 余日，病情仍未见好转。又转省中医院住院治疗，并邀李老诊治。现症见：右侧上下肢不能自主活动，语言吐字不甚清楚，稍有口眼歪斜，睡眠欠佳，平时常胸闷气短，面色萎黄，呈慢性病容，饮食尚可，血压、大小便正常。舌体不胖大，舌质红稍暗，舌苔薄白，脉沉细无力。心电图示心肌缺血。

中医诊断：中风（气阴亏虚，瘀阻清窍）。

西医诊断：①脑梗死；②冠心病。

治法：养阴活血，通经活络。

处方：蒸首乌 18g，黄精 15g，丹皮 10g，赤芍 15g，丹参 15g，鸡血藤 30g，香附 10g，地龙 12g，乌梢蛇 12g，炮山甲 10g，郁金 10g，石菖蒲 10g，川牛膝 15g，川木瓜 18g，全蝎 10g，土元 10g，桑枝 30g，羌活 10g，独活 10g，甘草 3g。7 剂，水煎服。

二诊：2007 年 7 月 22 日。患者下肢已能屈伸，诸症有所好转，又继服 7 剂。现上下肢可自由举起和屈伸，肌力稍弱，语言基本恢复正常，但言语无力，口眼歪斜及睡眠好转。舌淡红，稍暗，苔薄白，脉仍沉细无力。

二诊辨证论治：患者诸症好转，根据症状舌脉，说明阴虚好转。此病人气阴两虚，现尤以气虚显著。以益气养阴，活血通络法治之。

处方：黄芪 25g，党参 15g，山药 20g，当归 10g，赤芍 15g，蒸首乌 18g，黄精 15g，丹参 15g，鸡血藤 30g，蜈蚣 3 条，川木瓜 18g，地龙 15g，乌梢蛇 12g，土元 10g，桑枝 30g，桂枝 6g，羌活 10g，独活 10g，甘草 3g。14 剂，水煎服。

三诊：2007 年 8 月 5 日。现在家属搀扶下已可在房间内行走，语言、口眼歪斜已恢复正常，精神好转，睡眠尚可，饮食、大小便正常。舌苔薄白，舌质淡红，脉沉细较前有力。

三诊辨证论治：气血逐渐恢复，血脉经络逐渐通畅，宜增加益气健脾之药，以使气阴生化有源。

处方：黄芪 30g，白晒参 10g，白术 10g，茯苓 15g，当归 12g，川芎 10g，赤芍 15g，蒸首乌 18g，丹参 15g，鸡血藤 30g，蜈蚣 3 条，炮山甲 10g，乌梢蛇 12g，桑枝 30g，桂枝 6g，川木瓜 18g，地龙 12g，甘草 3g。20 剂，水煎服。

四诊：上药服完后，患者出院，回家调养，于门诊请李老复诊。现患者不用人搀扶已可自由行走，上下肢活动正常，精神好转，面色红润，其他无明显不适。舌苔舌质正常，脉沉稍细有力。

四诊辨证论治：现患者恢复自理能力，临床病获痊愈。患者久病正虚，现虽逐渐恢复，仍以益气养阴活血为原则，上方去蜈蚣，穿山甲减为 6g。继服 20 剂，以巩固疗效。

2 个月后其子来诉，患者已痊愈，已能做一些家务活动。

（郭淑云，李郑生．李振华医案医论集．人民卫生出版社）

【诠解】 患者月前患脑梗死，几易治疗，还确诊合并冠心病。目前患者右侧上下肢不能自主活动，语言吐字不甚清楚，稍有口眼歪斜，时常胸闷气短，舌质红稍暗，脉沉细无力为主症，病在心、脑，病机为气阴不足，瘀血阻于心、脑脉络。方中制首乌、制黄精补养肝肾阴精，赤芍、丹皮化瘀清营分郁热，滋而不腻，清而不损阳气；丹参、鸡血藤、炮山甲、郁金、川牛膝、土元活血化瘀，桑枝、石菖蒲、香附、地龙、乌梢蛇、川木瓜、全蝎祛风通络，羌活开太阳（太阳在人身之表，是气机出入之门户，太阳体表不开，为风寒湿邪所蔽，则出入不畅，人体气化功能无法平衡协调），使人体外周细小瘀塞脉络畅通，有利于整个气机升降出入的通畅协调，从而纠正阴阳失衡的不稳定状态。从整体来看，患者脉细无力，气虚无力推荡气血运行，故一诊用药应重视补气，黄芪、人参等当用。

再则，方中独活苦温苦燥之性颇强，入肾经，易损伤肝肾阴精，用之似不妥。

二诊时，患者运动功能改善，说明疏通经络，活血化瘀见效，现以气虚为主，李老加黄芪、党参、山药益气健脾，当归养血，桂枝温通血脉，通达阳气，助活血化瘀药以荡涤瘀浊。

三诊加生晒参进一步增强补气力度，伍白术、茯苓强化脾运，后天脾胃为气血生化之源，老年人中风后期的调养多以补养脾胃，益气化瘀，祛风通络、调补肝肾以壮筋骨，起痿废。

医案 3（自拟滋阴通络汤治疗脑梗死）

张某，男，50 岁，农民。初诊：2007 年 10 月 16 日。

主诉：头昏、头晕半年，突发神志迟钝，言语不利 2 个月。

病史：近半年不时头昏、头晕，收缩压波动在 130～140mmHg 之间，舒张压常在 90～100mmHg。今年 8 月下旬，劳累后突然出现神志模糊，在县医院查脑部 CT 示：左基底节区脑梗死；左顶叶腔梗。现神志呆钝，舌强语謇，记忆力极差，头昏乏力，表情呆滞，二目无神，大便秘结，3 日 1 行，四肢活动正常。舌边尖红，苔薄白，脉弦细稍数。

中医诊断：中风（阴虚阳亢，瘀痰阻络，蒙闭清窍）。

西医诊断：脑梗死。

治法：养阴育阳，活瘀化痰，透窍通络。

处方（自拟经验方）：滋阴通络汤。

蒸首乌 18g，丹皮 10g，白芍 12g，赤芍 15g，郁金 10g，石菖蒲 10g，橘红 10g，旱半夏 10g，丹参 15g，川芎 10g，豨莶草 20g，炮山甲 10g，天麻 10g，草决明 20g，木香 6g，香附 10g，乌梢蛇 12g，甘草 3g。

二诊：2007 年 11 月 17 日。服上方 21 剂，神志清晰，言语和记忆力恢复正常，头已不昏，二便正常，精神好转，可适当活动。血压 130/80～90mmHg。舌稍红，苔薄白，脉弦细。

二诊辨证论治：诸症明显减轻，特别是神志呆钝基本已无，说明阴阳平衡，清窍已利，上方去豨莶草、香附，加黄芪 15g，太子参 15g，补气活血，养阴潜阳，继服 14 剂，以巩固疗效。

（郭淑云，李郑生 . 李振华医案医论集 . 人民卫生出版社）

【诠解】 患者 2 个月前突发脑梗死，现临床表现是以神志呆钝、头晕、舌强语謇、二目无神为主，病机为瘀血阻窍，神机失用。脉象细弦而稍数，细为阴虚，脉细稍数且舌红为阴虚内热之象。

处方中的制首乌平补肝肾精血，补养不竣，滋而不腻。药理研究证实，首乌经制之后，能抑制动脉内膜斑块的形成和脂质沉积，减缓动脉粥样硬化形成。从中医学角度来看，动脉粥样斑块的形成和脂质沉积与硬化就是瘀血的表现，制首乌补益同时，又能化浊祛瘀，非常适合此时应用。豨莶草入肝肾，祛风强筋，丹皮和赤芍活血之中能清血中瘀热；丹参、川芎、郁金活血化瘀行气；橘红理气畅膈，宽胸化痰；木香理气芳香，醒脾开窍；香附疏肝理气；石菖蒲化痰开窍醒神，配合活血化瘀法相得益彰。方中还有穿山甲强力祛风通络逐瘀；生决明子清肝通便。自拟滋阴通络汤，以制首乌独任滋补肝肾，以丹参、川芎、豨莶草、炮山甲、天麻、丹皮、白芍、赤芍、郁金、乌梢蛇等祛风通络化瘀，名副其实，用药精炼，值得效仿。

医案 4（补阳还五汤加滋阴舒筋药，治疗气阴亏损、血脉瘀阻证）

章某，男，66 岁，退休。初诊：1991 年 4 月 26 日。

主诉：右侧肢体软瘫 9 月余。

病史：1990 年 7 月 5 日因情绪激动，加之饮酒过量，突发神志迷糊，肢体软瘫，语言不利，经 CT 诊断为"脑血栓形成"。曾在当地医院用西药治疗 8 月余，出院后赴大陆探亲治病。现神志清晰，右侧肢体软瘫，语言欠流利，头晕耳鸣，形体肥胖，面红。舌质红，苔薄白，脉沉细无力。

中医诊断：中风（气阴亏虚）。

西医诊断：脑血栓形成。

治法：益气养阴，通经活络。

处方：黄芪 30g，党参 20g，当归 10g，赤芍 15g，蒸首乌 20g，杞果 15g，山茱萸 15g，黄精 15g，郁金 10g，石菖蒲 10g，炮山甲 10g，乌梢蛇 15g，桑枝 30g，地龙 15g，鹿筋 10g，蜈蚣 3 条，土元 10g，甘草 3g。12 剂，水煎服。

二诊：1991 年 5 月 8 日。头晕耳鸣大减，语言较前流利，右侧手能伸开，足能抬举，精神、饮食好。舌质红，苔薄白，脉沉细。

上方黄芪改用 50g 以增补气行血之力，继服 12 剂。

三诊：1991 年 5 月 21 日。头晕耳鸣基本消失，语言有力且流利，已能自己行走，但觉右侧肢体无力。舌质淡红，苔薄白，脉沉细。

三诊辨证论治：诸症减轻，说明气阴得补，瘀祛络通，故方中去党参、黄精、土元，加西洋参 6g 以益气养阴，血瘀日久则新血不生，肢体失养则乏力，故加丹参 15g，川牛膝 12g，鸡血藤 30g，以养血补血，强筋骨。12 剂，水煎服。

四诊：1991 年 6 月 4 日。右侧肢体较前有力，已能自己上楼，语言流利，睡眠好，偶感头晕。舌质淡红，苔薄白，脉沉细。

处方：黄芪 50g，西洋参 6g，蒸首乌 20g，山茱萸 15g，杞果 15g，丹皮 10g，草决明 15g，黄精 15g，山楂 15g，炮山甲 10g，泽泻 10g，郁金 10g，石菖蒲 10g，川牛膝 15g，鹿筋 10g，丹参 15g，鸡血藤 30g，甘草 3g。

辨证论治：右侧肢体恢复正常，说明痰瘀已化，经络已通，然虚证仍有。沈金鳌《杂病源流犀烛》中云："若风病即愈，而根株未能悬拔，隔一二年必再发，发则加重，或至丧命。"故此时仍重用黄芪、西洋参、蒸首乌、黄精、炮山甲以益气养阴，补益脾肾；配山茱萸、杞果、丹皮、泽泻取六味地黄丸以滋阴补肾；加丹参、鸡血藤补血活血；鹿筋强筋骨，配川牛膝利关节，共防肢体软瘫再发；石菖蒲、郁金预防言语不利。方药的特点是"补"和"防"。患者因探亲时间已到，带方回台服用。半年后来信告知，上方随症加减治疗，共服 100 余剂，右侧肢体康复，无明显不适症状，病获痊愈。

（郭淑云，李郑生．李振华医案医论集．人民卫生出版社）

【诠解】患者脑梗死 9 个月，已进入后遗症期。从头晕耳鸣，面红，舌质红，说明肝阴不足，肝阳上亢，体胖多痰，今又脑脉瘀塞，瘀血内阻，加之其脉沉细无力，说明脾肾气虚、血瘀、肝肾阴虚、肝阳上亢，本质上肾元不足是其根本。方中重用党参、黄芪益气，以制首乌、枸杞子、山茱萸、黄精来补养肝肾阴精，除黄精稍腻，制首乌、枸杞子、山茱萸都平补不腻，整体上无妨碍脾胃运化，当归、赤芍、郁金、石菖蒲、炮山甲、乌梢蛇、桑枝、地龙、蜈蚣、土元，或活血化瘀，或祛风通络。虫类药强力化瘀，祛风、逐痰，又不伤气血，在益气升发的黄芪推动下，更显药力雄厚，通经达络。鹿筋强筋壮骨、养血通络、生精益髓，主治劳损，续绝伤，大壮筋骨，补阳气，对久患风湿、关节痛，腰脊疼痛，筋骨疲乏或软弱无力，步履艰难，手足抽筋，跌打劳损、筋骨酸痛等疗效显著；鹿筋含丰富的胶原蛋白，且在加工过程中保持了鹿筋的含血量，故加强了鹿筋养血的作用。对于中风患者腿脚无力，筋脉疲软，鹿筋不似鹿茸补养峻猛，而效力平和持久，真是好药，在临床中值得效仿。患者脾气虚明显，身胖，其又饮酒，加健脾利湿的生白术、茯苓似更好，黄精稍腻可佐砂仁，则调气畅脾胃，更有益于补气药的发挥，病家饮酒伤肝，舌红、面红乃阴虚阳亢、瘀热上扰，可用天麻、三七、菊花散风清平肝逆止晕。

从二诊到四诊，李老守方加减，疗效确切，患者满意。三诊加用了西洋参、川牛膝和鸡血藤，从气阴的生化来看，西洋参的应用注重并加强了这一点，川牛膝能引血下行，同时能助平肝潜阳，其实在一诊中怀牛膝就是可以使用的。四诊中用了山楂化积消瘀，泽泻利湿化浊，山楂和泽泻的应用，可以认为是李老对患者痰湿的针对性用药。丹皮和草决明清肝泻火、降脂减肥，是理想的用药选择。

张琪医案

（补阳还五汤配滋阴润养法，治疗高年中风重症）

金某某，男，85岁，退休工人。1977年7月4日初诊。

患病1个月。在睡眠醒后，口角流涎，颜面向左歪斜，左半身不遂，血压不高，意识清，语言正常，舌光红无苔，脉弦滑。西医诊断为脑血栓形成。中医诊断为中风中经络。属气阴两虚，络脉瘀阻，以益气滋阴，活血通络法治之。

处方：黄芪50g，赤芍15g，川芎15g，当归20g，地龙15g，桃仁15g，红花

15g, 石斛 20g, 生地黄 20g, 麦冬 15g, 麻仁 20g, 肉苁蓉 15g。

8月18日复诊: 服上方 20 剂, 已能下地走路, 上肢能抬, 口角恢复正常, 大便通, 意识清, 舌红苔薄, 脉弦滑, 继用前方以巩固之。

（史大卓, 李立志. 专科专病名医临证经验丛书——心脑血管病）

【诠解】 患者 85 岁, 本就气血干枯, 精气衰败, 中风后左半身不遂, 属本虚标实证, 口角流涎, 舌光红无苔, 属阴虚气弱血瘀; 以补阳还五汤加减, 益气活血, 加滋阴益肾药, 气足则能生精, 气足则能运血, 故经治疗脉络畅达, 筋骨复健, 守方治疗, 行动自如而痊愈。此案关键在于患者年老体衰, 气血不足, 又舌红无苔, 如不益气补肾、滋阴养血并举, 单一地猛用补阳还五汤, 会引起阴虚风动, 甚至阴阳离决, 所以方中石斛、生地黄、麦冬、火麻仁滋养阴血, 以制黄芪之刚燥, 实乃辨证用药的核心和亮点, 如此一用, 使阴阳平衡, 气阴双补, 则阴平阳秘, 精神乃治。

补阳还五汤在气血亏虚, 气机升达不足的中风后遗症患者中应用频率很高, 基于此方重用黄芪益气活血的原理, 合用桃红四物汤, 气足则血易行, 对老年气血亏虚的中风偏瘫患者较为适宜, 但对于痰火阴虚, 肝肾阴虚, 气阴不足, 虚风内动的患者, 当辨证化裁, 不可简单套用成方以免阳升太过, 肝阳风动亢逆, 引起脑血管再次损伤, 发生意外。张锡纯先生指出, 论治偏枯者不可轻用补阳还五汤:"今之治偏枯者多主气虚之说, 而习用《医林改错》补阳还五汤。然此方用之有效有不效, 更间有服之即偾事者, 其故何也? 盖人之肢体运动原脑髓神经为之中枢, 而脑髓神经所以能司运动者, 实赖脑中血管为之濡润, 胸中大气为之斡旋。乃有时脑中血管充血过度, 甚或至于破裂, 即可累及脑髓神经, 而脑髓神经遂失其司运动之常职; 又或有胸中大气虚损过甚, 更或至于下陷, 不能斡旋脑髓神经, 而脑髓神经亦恒失其司运动之常职。此二者, 一虚一实, 同为偏枯之证, 而其病因实判若天渊。设或药有误投, 必至凶危立见。是以临此证者, 原当细审其脉, 且细询其未病之先状况何如。若其脉细弱无力, 或时觉呼吸短气, 病发之后并无心热头疼诸症, 投以补阳还五汤, 恒见效。即不效, 亦必不至有何弊病。若其脉洪大有力, 或弦硬有力, 更预有头疼眩晕之病, 至病发之时, 更觉头疼眩晕益甚, 或兼觉心中发热者, 此必上升之血过多, 致脑中血管充血过甚, 隔管壁泌出血液，或管壁少有罅漏流出若干血液，若其所出之血液，黏滞左边司运动之神经，其右半身即偏枯，若黏滞右边司运动之神经，其左半身即偏枯。此时若投以拙拟建瓴汤，1~2剂后头疼眩晕即愈。继续服之，更加以化瘀活络之品，肢体亦可渐愈。若不知如此治法，惟确信王勋臣补阳还五之说，于方中重用黄芪，其上升之血益多，脑中血管必将至破裂不止也，可不慎哉。如以愚言为不然，而前车之鉴固有医案可征也。"从先生所论，可以窥见中医辨证，识透阴阳虚实的重要性。苟无气虚证，重用补阳还五汤是失误，阴虚之时，加用滋阴药配用补阳还五汤才能适应证候，才能治之得法。张琪先生于补阳还五汤中加用生地黄、石斛、麦冬，制约黄芪刚燥，使气阴生化，刚柔相济，辨证用药准确，药证对应无误，疗效显著。

颜德馨医案

（醒脑复智冲剂，气血兼顾、扶正达邪治疗中风后遗症）

朱某，女，71岁。

患者3个月前突然出现昏仆，左侧肢体偏瘫，CT示右脑梗死。经用脑活素、丹参等静脉注射治疗后，症情稳定，但左侧肢体仍不用，下肢不能行走，上肢不能抬举，且肿胀、无感觉，胃纳不佳，脉小弦而数，苔黄腻。辨证属痰瘀交困，脉络不利。治拟祛瘀化痰，疏通脉络。

处方：川芎9g，水蛭3g，通天草9g，生蒲黄15g（包煎），海藻9g，赤芍9g，当归9g，桃仁9g，生紫菀9g，豨莶草15g，威灵仙15g，石菖蒲9g，川黄连2.4g。

14剂后自觉左侧肢体有麻木感，活动后疼痛较甚，纳食渐香，脉小数，舌红，苔薄。年高气虚血瘀，治拟益气化瘀，兼补益肝肾。

处方：黄芪30g，川芎9g，水蛭3g，通天草9g，生蒲黄15g（包煎），赤芍9g，桃仁9g，红花9g，怀牛膝9g，续断9g，狗脊9g，生紫菀9g，豨莶草15g，伸筋草15g，十大功劳叶9g。

14剂后肢体活动较前改善，改豨莶草、伸筋草各为30g。以后随访，症情稳定，已能依杖行走。

（上海中医药杂志，1998，6）

【诠解】 脑梗死后多数患者留有瘫痪、失语、梗死性痴呆等严重后遗症，此乃气血瘀滞，精气内损，清灵之府为痰瘀阻滞，脑失所养。此时用药当在疏通脉道的基础上，加促进功能恢复、醒脑复智之品，以利于康复。若患者以肢体偏瘫、痿废不用为主，则重用黄芪、伸筋草，另以生紫菀配豨莶草，使筋脉气血得通，有利于肢体功能的恢复。若患者出现痴呆症状，治疗当重在醒脑益智，颜老喜用醒脑复智冲剂（党参、黄芪、丹参、地龙、川芎、桃仁、天竺黄、石菖蒲、远志、红花等）气血兼顾，扶正达邪，俾气血畅通，脑得其养，而诸症得减。

李士懋医案

医案1（补阳还五加虎潜，补肾活血疗瘫痿）

赵某，男，61岁。2002年7月30日初诊：自1980年以来，已3次脑梗死，3个月前又再次脑梗死。现惟腰酸肢软，站立不稳，腰偻，行走蹒跚，神志尚可。血压110/80mmHg。脉沉涩无力，舌淡暗，苔白。

证属：气虚肾亏。法宜：益气壮腰肾。方宗：补阳还五汤合健步虎潜丸。

方药：生黄芪150g，赤芍12g，川芎8g，当归12g，地龙15g，桃仁、红花各12g，怀牛膝9g，熟地黄15g，锁阳12g，肉苁蓉12g，龟甲18g，白芍15g，肉桂6g，炮附子12g，狗脊18g，鹿茸2g（分冲）。

2002年9月27日：上方加减，共服56剂，基本恢复正常，可慢行2里，脚力尚软。脉缓、尺略差。上方继服30剂。

【原按】 肾主骨，肾虚骨痿不立，腰偻不能直，行走蹒跚，故予健步虎潜丸补肾壮骨。脉涩无力，气亦虚耗，故合以补阳还五汤补气活血。此人中风后，非半身不遂，而是腰膝痿软，视同风痹。

（《中医临证一得集》）

【诠解】 老年患者，多次中风，辨证以气血亏虚，肝肾精血不足为主，以补阳还五汤加减施治。老年病人，肝肾精血亏虚，恢复较慢，而脑病患者，瘀血阻塞脑络，易化毒进一步损伤大脑。而脑神经的修复，必须通过激发脑部神经干细胞再生以替代坏死的细胞才能实现。惟有补益肾中精气，贯督上脑，才有可能实现这一转变。本案李老用药阴阳并补，肉桂、炮附子入肝肾以温其阳；熟地黄、锁阳、肉苁蓉、龟甲滋阴养填精；再以鹿角霜、鹿茸粉血肉有情，峻补肝肾精血，贯督脉生脑髓，阴中求阳，阳生阴长，日久才可修复脑髓之损伤，患者后遗症逐步消除，可资验证。

医案2（补阳还五加续命，益气通脉宣表邪）

陈某，女，52岁。2002年11月27日初诊：于1个月前脑梗死，现口舌歪斜，左侧肢体不遂，抬臂不能平肩，手胀麻，指略可屈伸，不能持物；下肢无力，挽行不能抬足，舌强语言不清，流涎，饮呛，嗜睡，二便尚调。脉沉弦细紧涩，舌淡暗，苔白腻满布。证属：风寒夹痰痹阻经络。法宜：散寒涤痰通经。方宗：小续命汤加减。

处方：桂枝12g，炮附子12g，川芎8g，麻黄6g，党参12g，赤、白芍各12g，杏仁9g，防风9g，苍术12g，白芷9g，僵蚕12g，半夏12g，制南星10g，石菖蒲9g，生姜6片。3剂，水煎服，4小时服1煎，温服啜粥令汗。

2002年11月30日：药后通身皆汗，周身轻松，神情见振，歪僻不遂皆减，已不呛，左半身仍无力不遂，舌强见轻，语言略好转。脉转沉细涩无力，紧象已除，舌暗，苔见退。证属：气虚夹痰瘀阻闭经络。法宜：益气活血，涤痰通经。方宗：补阳还五汤加减。

处方：生黄芪120g，赤芍12g，川芎8g，当归12g，地龙12g，桃仁、红花各12g，柴胡8g，升麻6g，防风9g，半夏12g，制南星10g，白芥子9g，白附子10g。

2003年1月25日：上方加减，共服70剂，左肢力增，活动已恢复正常，语言清晰，脉缓滑，舌可。上方继服14剂，停药。

【原按】 中风乃中医内科四大证之一，历代论述广博而精深。关于中风有无外邪问题，很多医家持否定态度，认为中风属内风而非外风，提出类中风、非外风等概念，以示与外邪相区别。笔者认为外邪不可一概摒除，以续命汤为代表的散风剂，仍有应用价值。

关于续命汤的应用，可见于两种情况：一是中风后出现表证者，续命汤可用；一是中风后，并无表证，邪伏于里，而脉沉滞拘紧者，此乃寒邪收引凝泣之脉，续命汤亦当用之，药后令汗，使邪随汗泄。汗透后，再观其脉证，随证治之。本案因脉沉弦细紧涩，故断为风寒痹郁，予以续命汤散其风寒。汗后，脉转沉细涩无力，乃气虚之象显露，故转予补阳还五汤治之。由此案可证明，中风之外因不可一概否定，续命汤等方亦不可一概摒除，要辨证论治，有是证则用是方，有故无殒。

（《中医临证一得集》）

【诠解】 患者中风后遗偏瘫，口舌歪斜，言语不清，流涎，苔白腻满布，舌强语謇为痰湿内蕴，风痰郁阻经络之象；脉沉弦细紧涩，舌淡暗，为内有寒邪，寒、痰、瘀交阻三焦筋膜，瘀闭腠理，阳气升发不畅。其核心病机为风寒夹痰痹阻经络，治法为发散寒邪、涤痰通经，以小续命汤加减。一诊以温散宣通之药，发散太阳肌腠，祛其寒湿痰饮，得汗之后，二诊患者周身轻松，神情见振，歪僻不遂皆减，舌强减轻，语言略好转，说明寒邪退去，营卫气血生化阻碍解除，以寒痰为主的病机标证发生变转。脉之拘紧改善，转沉细涩无力，说明证属气虚血脉瘀阻，所以改用补阳还五汤加减。方中黄芪用量达120g，惟有此量，才能更好地激发阳气的升发和推动津血运行，这是本案的亮点。药证对应，法随机转，方随法立，应对无误，患者康愈。

《黄帝内经》云："血之与气，并走于上，则为大厥，厥则暴死，气复返则生，不返则死。"西医学通过影像诊断证实，所有的脑卒中患者，脑部都有不同程度的脑出血或者脑血管堵塞。可见，中风病的真实病位是在脑，只是有出血和梗死的类型、程度及部位差异。从中医学的病机角度来看，气血厥逆于上，败血瘀阻于脑，气血不得复降，那么就是人体的气机升降出入的机制给打乱了。从汉、唐到宋、元、明、清，中风一证一直都有"真中风"和"类中风"之说，客观地说，其实就是一个病，在病机上存在差异，病邪强弱和侵犯人体的表里层次不同。以阴阳论之不外两点：①真中风，见风夹寒邪中于经络证，风寒痰饮之邪滞于肌腠体表，使阳气升发外出之道受阻，人体气血生化和气机升降出入机制无法正常运行，所以需发散太阳、阳明、少阳，祛除肌腠经络之邪，从汗而解，玄府得畅通，清气自升，浊气自降，阻闭于心包的痰饮及脑内之瘀血随气机升降机制的恢复以消散排出，常见有大、小续命汤及侯氏黑散的加减应用。②"类中风"，以内伤积损，肝肾阴虚，肝阳上亢，风火痰瘀亢逆于上，损伤脑脉，神机失用为主，此为阳气无制，升发太过。其治多以重镇清火，平肝息风，开窍醒神，降气通腑泄热滋阴等法。根本目的，还是把独亢于上的气血降下来，恢复人体气机升降出入的正常。和"真中风"相比，病证阴阳、表里、寒热、虚实不同，从治疗方面来说，按中医的原则都是以谨查病机之所在，随证组方而治之，都是一个辨证而已，所以真中、类中之说，不必在名词上纠结。

笔者在中风病的中医药治疗中，并不避畏阴虚证应用少量辛温发散药，比如佐使少量麻黄、防风、羌活；只要不引动肝气风火上逆，通过宣散太阳和肺气，有利于气机升降出入的调整。中风之后，痰湿和瘀血这两大病理产物壅塞脉络，阻碍经络气机运行。风药可宣散肃降肺肝之气，通降腑气，调整气机升降，同时可调节血管收缩，改善和促进神经系统的传导，并改善末梢血液循环及感觉末梢的功能。京城四大名医之孔伯华，也善用石膏、麻黄，在气火亢逆之中风证中，每每用之，思其原理，就是在宣通升降上下功夫。

张学文医案

（补阳还五汤加减久服，方显神效）

王某，男，63岁，西安市饮食公司干部。1993年4月10日初诊。

左半身麻木、无力3个月，伴疲乏无力，气短，健忘，无精神，在西安住院1个月，诊断为：①脑梗死；②颈椎病；③高血压。其舌质淡，苔白，脉弦缓。辨证：气虚血瘀，中风中经络。治法：益气活血通络，兼以平肝息风。

处方：黄芪30g，当归10g，赤芍10g，川芎10g，桃仁10g，红花10g，地龙10g，丹参15g，生山楂15g，天麻10g，远志10g，水蛭5g，路路通15g，桑寄生15g，川牛膝15g，天竺黄10g。

6月6日三诊：上方共服20多剂，刚服时自觉效果很好，久服则效差，症状如前。去天竺黄、远志、加葛根、伸筋草、太子参。

9月6日四诊：经2个月服药，病情大为好转，半身麻木消失，气短乏力改善，半身功能无障碍。嘱平时常服复方丹参片，定期检查，并仍按上方加减常服，以巩固疗效。

【原按】 此案例病人是比较典型的中风中经络型，以半身麻木、乏力、神疲、健忘等为主要症状。既有脑血栓形成，又有高血压，还有颈椎病。其病机要点为：气虚血瘀络阻，风中经络。故以补阳还五汤为主化裁，取其补气以通络。此种活血通络法，化瘀而不伤正气，再加丹参、生山楂、水蛭、路路通等化心脑瘀血，桑寄生、川牛膝补肝肾之虚并可化瘀血，天麻、天竺黄、远志等平肝息风化痰。坚持以此方加减，服近3个月，终使病情得以控制。老年人中风病情较杂，风、痰、瘀、虚交织于一体，辨治有一定困难，且病情虽突现而得病却非一日，欲图速效者往往欲速不达，对此需辨证用药无误，坚持用药，持久论治，方显奇功。

（《张学文医学求索集》）

【诠解】 患者舌质淡，苔白，脉弦缓，以气虚推动力弱，血脉不运为主要辨证要点，以补阳还五汤加减，益气活血。因其有颈椎病，当一诊用药后初期效果明显，但后期效差。颈椎病造成血脉狭窄，脑供血不足，乃颈椎区域筋脉不得舒展，实为痹证，后加葛根、伸筋草，病情大有好转。葛根一药，入脾、胃、膀胱经，能理肌肉之邪，开发腠理而出汗，属足阳明胃经药，伤寒方中葛根汤方治太阳病项背强。药理研究证实，葛根能扩张心、脑血管，改善微循环，解除肌痉挛，用于中风脑脉瘀阻合并颈椎病，最是适宜，疗效确切。

方和谦医案

医案1（滋阴潜阳，治疗中风后遗症）

徐某，女，57岁。2003年11月3日初诊。

患者于2003年7月7日突然出现右半身活动不利，语言謇涩。从急诊收入我院神经内科，做头颅MRI检查，诊断提示：①侧基底节、室旁脑梗死。②双侧额叶及室旁缺血灶。予以静脉滴注葛根素等活血化瘀药，病情稳定后出院。现右半身不遂，行走不利，语言欠流利，纳可，二便调，舌红苔白，脉弦平。既往有高血压病史。查体：言语欠流利，右侧鼻唇沟稍变浅，伸舌左偏。右上肢肌力2级，右下肢肌力4级。四肢肌张力正常，右巴宾斯基征（＋）。辨证属阴虚肝旺。治法：滋阴平肝通络。

处方：桑寄生15g，桑枝15g，天麻6g，钩藤10g，石斛10g，丝瓜络6g，木瓜10g，生薏苡仁15g，生杜仲6g，茯苓12g，夜交藤12g。14剂，每日1剂，服2天停1天。

11月24日二诊：患者诉服药后无明显不适，病情平稳，血压150/90mmHg。舌红苔白，脉弦平。方老嘱继服前方，去丝瓜络、生薏苡仁，加炒山药12g，熟地黄12g，泽泻10g，枸杞子10g，麦冬6g，远志5g。14剂，服2天停1天。

12月15日三诊：患者诉双腿行走有力，语言有改善，纳、便可。仍予前方加薄荷5g。14剂，服2天停1天，巩固疗效。

（中国现代百名中医临床家丛书——方和谦）

【原按】 方老认为该患者有高血压病史，为肝肾阴虚之体。阴不敛阳、阳亢化风、虚风内动、扰乱气血，致脑脉瘀阻、血溢脉外，故半身不遂，语言謇涩。辨证属阴虚肝旺，治以滋阴平肝通络。方老以六味地黄汤为主方，配合枸杞子、石斛、桑寄生、夜交藤等多味滋补肝肾之品，重在培补下焦真元，以制约上亢之肝阳。天麻、钩藤平肝潜阳，降压通络；桑枝、木瓜疏通经络；远志化痰开窍，有助语言恢复。另外，方老认为生杜仲能降压，生薏苡仁能缓解肢体挛急。诸药合用，标本兼顾，功效彰显。

【诠解】 本案患者以右半身活动不利，语言謇涩确诊为中风中经络证。病机特点以风痰阻络为主，一诊用药以桑寄生、桑枝、天麻、钩藤、丝瓜络、木瓜祛风舒筋通络；茯苓、薏苡仁健脾利湿利关节；杜仲补肾强筋骨；风痰得消，二诊时主要体现在本虚为主，以六味地黄丸加减，添补肾精，精足筋骨强壮，行走有力，续用通络固本治法，疗效巩故。在整个治疗中，疏风平肝的天麻、钩藤、祛风湿利关节的桑枝和强筋壮骨的杜仲尚有明显的降血压作用，对于高血压中风患者，这些用药也是对症的治疗思路。

医案2（肾精亏虚、经络阻滞，地黄饮子久服建功）

刘某，男，84 岁。2004 年 8 月 30 日初诊。

患者既往有糖尿病史 3 年，脑梗死后遗症 1 年余。2003 年 5 月突然出现半身不遂，言语欠利，口眼歪斜。到我院急诊做头颅 CT 检查，确诊为脑梗死。住院进行静脉滴注活血化瘀及扩张血管药治疗。现左侧半身不遂，双腿无力，站立不稳，左手不能持物，反应迟钝，言语缓慢，时有头晕，舌暗红，苔白，脉缓。

处方：地黄饮子化裁。

熟地黄 12g，炒山药 10g，山茱萸 10g，泽泻 6g，茯苓 10g，石斛 10g，枸杞子 10g，麦冬 10g，石菖蒲 6g，远志 6g，肉苁蓉 10g，大枣 4 个，桑寄生 12g，续断 10g。10 剂，水煎服，每日 1 剂。

二诊：患者诉药后无明显不适，大便秘结，需用开塞露才有大便。方老嘱继服上方，加瓜蒌仁 10g。10 剂，水煎服，每日 1 剂。

【原按】 方老认为该患者年高体迈，元气不足，肾精亏虚，经络阻滞。属中风痱证。所用处方地黄饮子是刘河间用于治疗喑痱的著名方剂。方中熟地黄、山茱萸、炒山药滋补肾阴；肉苁蓉温补肾阳；石斛、麦冬、枸杞子滋阴敛液，清虚火；石菖蒲、远志、茯苓开窍化痰；大枣和营卫。方老又加入桑寄生、川续断以加强补益肝肾、强腰膝之功。诸药合用，使阴阳平，痰浊化，下元得固。方老认为本病病程已久，非一朝一夕所能恢复，需治疗一段时间，养正祛邪，标本兼顾，长期调理。

（中国现代百名中医临床家丛书——方和谦）

【诠解】 此案中风患者系中风复发，病机以年老体虚，肾精亏虚为主。精气亏虚，脑髓失养；下元不足，无力推荡气血上行，上气不足才感头晕。筋骨不健，腿脚无力，行动不便，也属肾虚之象。所以治以地黄饮子加减，填补肝肾精气。地黄饮子是金元四大家之刘河间用于治疗喑痱的著名方剂，曾有医家誉之为中风后期调养第一方，方中熟地黄、山茱萸、炒山药滋补肾阴，收藏精气；肉苁蓉温补肾阳；石斛、麦冬、枸杞子滋阴敛液，清虚火；石菖蒲、远志、茯苓开窍化痰；大枣益脾气，和营卫。又加入桑寄生、续断以加强补益肝肾、强腰膝之功。诸药合用，培元固本，使肝肾得补，阴平阳秘，痰浊化，下元得固。考虑到患者年迈，不宜峻补，需长期服药，徐图缓治，养正祛邪，标本兼顾，防止中风复发。

医案 3（自拟滋补汤，补气血，和经络）

赵某，女，67 岁。2003 年 4 月 24 日初诊。

患者于 2002 年 6 月突发言语不清，右侧肢体活动不利，行走困难。到我院行头颅 CT 检查，提示：脑梗死（左基底节），即在我院神经内科住院治疗，症状好转出院。经服药及康复治疗，目前病情平稳。现右下肢疼痛，右膝肿痛，行走缓慢。无头晕头痛，纳可，二便调，夜寐安。查体：言语流利，右鼻唇沟变浅，右上肢肌力正常，右下肢肌力 4 级，右侧肌张力高，腱反射活跃，右侧巴宾斯基征（＋）。舌红，苔白，脉弦。

处方：滋补汤化裁。党参 9g，茯苓 9g，白术 9g，炙甘草 6g，当归 9g，熟地黄 9g，白芍 9g，官桂 3g，陈皮 9g，木香 3g，大枣 4 个，枸杞子 10g，麦冬 10g，桑寄生 12g，陈皮 10g，鸡血藤 10g，生杜仲 10g。14 剂，水煎服，每日 1 剂。

5 月 10 日复诊：患者诉药后右下肢疼痛及右膝肿痛减轻。方老嘱效不更方，继服前方 14 剂，每日 1 剂，服 3 天停 1 天。患者此后陆续服用，用该方调理半年，右下肢疼痛基本缓解。

【原按】 方老认为本例患者中风十几个月，已留有后遗症。久病则肝肾气血亏虚，气不能行，血不能濡，故肢体筋脉失养，致半身不遂，肢体疼痛。方老自拟滋补汤是由四物汤与四君子汤合方化裁而来，在四物汤的基础上去川芎加官桂、陈皮、木香、大枣而组成。该方补脾肾之气于一身，并兼疏通之性。全方补而不滞，滋而不腻，补气养血，滋阴和阳，为气血虚弱而专设，可以滋培固本。在治疗本例患者时在滋补汤方中又加入枸杞子、麦冬、桑寄生、杜仲，加强了补益肝肾之力。而鸡血藤既能活血又能补血，具有活瘀通经止痛、利关节的功效，《本草纲目拾遗》中记载其能"壮筋骨，已酸痛……治老人气血虚弱，手足麻木瘫痪等症"，是方老治疗半身不遂、肢体麻木的常用药。

（中国现代百名中医临床家丛书——方和谦）

【诠解】 本案为中风后遗症，临床症状以右下肢疼痛，右膝肿痛，行走缓慢为主症，此为年高体虚，气血无以濡养本筋脉，风痰瘀血痹阻脉络，故半身不遂，肢体疼痛，当益气养血通络为治。方和谦先生以四君子加四物汤，合川芎、官桂成十全大补方，益气养血，滋阴和阳，补而不滞，滋而不腻，加入枸杞子、麦冬、桑寄生、杜仲，加强了补益肝肾之力，强筋壮骨，伍用鸡血藤既能活血祛风又能补血，具有活瘀通经止痛、通利关节的功效，常应用于老年人气血虚弱，手足麻木瘫痪等症。整个组方通补结合，以疏通为用，以补益促气血运行增强疏通效力。

朱进忠医案

(顽痰不去，神窍不明)

张某某，男，53 岁。

饮酒之后突然发作，脑血栓形成 5 个多月，某院治疗后，虽然偏瘫明显改善，但仍痴呆不语，亲疏不知，不知饥饱，伸舌偏歪。审之，除以上诸症外，舌苔白腻，脉弦。综合脉症，诊为痰蒙心窍。治以化痰开窍息风。

处方：竹沥 10g，生姜 5 片，半夏 10g，钩藤 15g，全蝎 6g，附子 1g，连翘 10g。

服药 3 剂，痴呆之状稍有改善，有时能知饥饱。某医云：可否加竹沥 20g。余云："痰为阴类，非温不化，竹沥大寒，故不可多用。"继服 9 剂，记忆力明显恢复，并能说一些简单话语，又服 10 剂，愈。

(单书健.当代名医临证精华·中风卷.中医古籍出版社)

【诠解】 患者为中风后遗症，表现为意识不清、亲疏不知、痴呆不语，舌苔白腻，脉弦，为痰湿蒙闭心窍，神机不运。用化痰开窍息风之剂治之，月内即病愈。朱进忠先生认为，中风后常见证候有五类：昏迷、偏瘫、失语、痴呆、呃逆，其中痴呆初期多风痰夹虚，日久则多虚而夹痰，虚实标本错杂，其虚有气阴之虚，肝肾之虚，又当明辨阴阳，临证当需详辨。主要病机类型概括有四种：①风痰阻滞心窍；②气阴俱虚，痰郁气结；③肝肾俱虚，痰阻心窍；④瘀血阻滞，风痰阻窍。但无论怎么虚实寒热错杂，此证标实证都离不开痰瘀交阻，蒙蔽心包，才会引起神机失用，发为痴呆。所以，在临床辨证中能区分其差异，同时也要能抓住核心和共性，方能不离宗旨又可明辨异同，提高疗效。

胡翘武医案

（刚柔相济，通润结合，蓄养精气，正胜邪退）

朱某某，男，52岁，干部。1979年11月诊治。

患者于1979年5月上旬突然昏倒，数小时后方恢复常态。数日后又突然昏厥，1个月之中昏厥5次。在本县未能查出病因而转某军医院治疗。住院期间出现头目昏糊、左手足麻木，伴全身轻度浮肿。该院确诊为：脑血栓形成。住院治疗两个半月，未见效果，因床位紧张，动员带药回家治疗。朱某在家治疗不惟无效，且上述症状加剧，于11月份求予医治。

左手足顽麻，已成偏瘫。自称头昏沉如棉帛缠裹，两目昏花，神情抑郁，反应呆滞。舌质嫩红少苔，六脉沉涩不畅。由于肾阴亏于下，肝阳夹痰瘀暴涨于上，今风阳虽暂清，然痰浊、瘀血已窜入经脉灵窍，胶结固着。治宜滋养肝肾以抚内脏，调理气血阴阳，消痰化瘀以拨动顽废之机窍。需知通必藉润，此善用通法之秘诀也。

处方：丹参20g，红花6g，胆南星8g，黑芝麻20g，桑叶10g，鳖甲12g，土鳖虫7个，鸡血藤20g，海风藤20g，丝瓜络10g。

服上方15剂，瘫痪麻木，头目昏糊等症已大见好转；又以前方稍事变通，继续治疗1个月，基本恢复健康。

（单书健.当代名医临证精华·中风卷.中医古籍出版社出版）

【诠解】 此案患者以偏瘫后遗症为临床主要体现。刻诊头晕眼花，舌质嫩红少苔，六脉沉涩不畅，一派肾精亏虚，血脉瘀阻之象。下虚上盛，本虚络阻是本案特点。方中只以一味黑芝麻来填补肝肾阴精，补而不峻，平和从容，通络药也是用平和的丹参、红花、鸡血藤、土鳖虫活血化瘀，虫药收剔药量偏小，以胡翘武先生所言通润结合为其秘诀。本案用药平常无奇，无刚猛之药，柔润量小见长，缓图渐进，徐徐建功而基本恢复健康。胡翘武先生从医50多年，所治中风后遗症偏瘫患者甚多，但其用药平和，量不大，药不猛，通润逐瘀，刚中兼柔，刚柔相合，疗效可称满意。以平和无奇之中蓄精累气，精气足，则通贯脉络之力增强，正气进而邪气退，在中风后遗症治疗中独树一帜，很有特色，其对病理病机的认识深刻细致，不落管见，特引胡翘武先生医论于后："据余之认识，本病大都是脏腑失调，气逆乱，阴阳偏颇，经脉瘀滞的反映，它是一组虚实错杂，标本互见的疾病。"一般多以益气理血，消痰通络为常法，此法固然是治疗本病的重要方法之一，但更重要的还需根据患者体质强弱，阴阳气血偏盛偏衰，以及病邪转化的各种条件，决定补虚泻实的轻重，权衡施治的手段。如果需用通经搜络的方法，还首先要为这种方法的使用创造条件，否则不仅无效，且有流弊。

《黄帝内经》云："气之与血并走于上，则为大厥。"它揭示了造成中风卒然昏厥，是由于肝阳化风，风火夹痰、夹瘀冲逆于上，猛然冲击大脑，使脑内血管破损或堵塞而成，此时人体阴阳气血逆乱已极，难以驯制，幸而厥返获生者，必因奔涌之痰浊瘀血，流窜于幽隐深邃之经络或阻塞官窍孔窍，而致半身不遂或失音语謇等后遗症。在用药方面，既要考虑到体虚邪实的一面，更要注意用药的刚柔配合，体现出通必藉润的治疗特色。选择具有消痰化瘀，剔除陈莝的刚药，同时配合安抚内脏，调理阴阳气血的柔剂，用柔药之缓以制刚剂之烈，使它们起到相辅相成，相互制约的效果。通经搜络是驱逐痰浊瘀血陈莝于经络之外，有利于机窍之灵动，功能的恢复。如一味猛用攻通之剂，殊不知痰瘀久踞经络，胶着难解，不仅攻之不易破，通之不易畅，徒伤气血而已，有愈通愈塞之祸，所以通之不应，关键在此矣。譬如螺钉入木既久，钉锈木质之内，欲启锈钉，必借油质滋润。使用通法旨在帮助推动经络中胶固之瘀痰浊物，如能在通药中加以柔润之品，使其易于流动而被吸收或排出，可收事半功倍之效。

胡老在治疗此病时恪守"刚中寓柔，通必藉润"之旨，并结合病人的具体情况选用方药。消痰化瘀属"刚"，安抚内脏属"柔"，推陈致新属"通"，润滑流动属"润"。如能将此四法巧妙糅合一体，则可收到良好效果。

戴裕光医案

（祛风通络合补阳还五汤，治中风肢体疼痛）

黄某某，男，50岁，干部。初诊：2003年4月11日。

主诉：反复眩晕 4 年，右侧肢体麻木疼痛 20 余天。

病史：患者 4 年前因嗜酒及工作紧张出现头昏、头痛，无恶心呕吐，视物旋转，在当地医院测血压：150/90mmHg，诊断为高血压，给予降压药物治疗，症状有所缓解，其后血压波动在 140～170/90～100mmHg。20 天前患者晨起发现右侧肢体活动不利，去某医院检查头颅 CT（－），诊断为脑血栓形成，经治疗后肢体活动恢复，但后遗右上肢麻木疼痛，尤以小指等四指明显，现来中医就诊。

现症：无明显头昏痛，右下肢麻木疼痛，以小指等四指为甚。舌暗红，苔白，脉沉弦。

西医诊断：①高血压；②脑血栓后遗症。中医诊断：中风后遗症（气虚血瘀）。

辨治：中风，起病急骤，证见多端，变化迅速，与风性善行数变的特征相似。其病机复杂，涉及心、肝、肾、脾及经络血脉。中风以内伤积损为主，即脏腑失调，阴虚阳亢为其病机特征。其中，本例是由经络空虚，风邪入中经络，合并阳亢风动，气血上逆，夹痰夹火，流窜经络，蒙闭清窍引起。给予补阳还五汤加减。

处方：黄芪 40g，当归 9g，赤芍 24g，地龙 12g，川芎 9g，川桂枝 4g，大生地黄 18g，川牛膝 24g，桑寄生 30g，益母草 15g，杜仲 12g，红花 5g，桃仁 9g，桑枝 30g，银花藤 30g，天花粉 15g，陈皮 6g。6 剂，每日 1 剂，水煎服。通心络胶囊 3 粒，3 次/日，口服。

二诊：2003 年 4 月 18 日。患者服药后右上肢疼痛有所减轻，纳可，大便日 1 次，舌暗红，苔白腻，脉沉。拟以前法加减。

处方：黄芪 30g，当归 9g，赤芍 12g，地龙 12g，川芎 9g，红花 6g，炙甘草 4g，石菖蒲 9g，广郁金 12g，川牛膝 24g，女贞子 12g，渐贝母 9g，红花 5g，桃仁 9g，泽泻 12g，银花藤 30g，天花粉 15g，陈皮 9g。6 剂，每日 1 剂，水煎服。通心络胶囊 3 粒，3 次/日，口服

三诊：2003 年 4 月 25 日。

右上肢疼痛，反手触背则加剧。腰不痛，纳可，大便日 1 行，舌暗红，苔白腻，脉沉。宗前方。

处方：黄芪 30g，当归 9g，苍术 20g，赤芍 15g，制附片（先煎）6g，川芎 9g，川桂枝 9g，白芍 12g，炙甘草 9g，干姜 9g，大枣 15g，桑寄生 15g，牡蛎 30g，怀牛膝 15g，羌活 9g，党参 15g，陈皮 9g。10 剂，每日 1 剂，水煎服。通心络胶囊 3 粒，3 次/日，口服。

四诊：2003 年 5 月 9 日。患者右上肢麻木疼痛缓解，纳可，大便不成形，舌暗红，苔腻，脉沉。活血通络应为正法，但须补气养血，因为"气为血之帅，血为气之母"。拟补之、通之。

处方：黄芪 40g，当归 9g，白芍 15g，地龙 12g，川芎 12g，葛根 15g，桃仁 9g，红花 6g，土鳖虫 12g，穿山甲 9g，川牛膝 30g，白蒺藜 15g，党参 15g，桑寄生 30g，威灵仙 15g，柴胡 4g，杜仲 12g，天花粉 15g，陈皮 9g。10 剂，每日 1 剂，水煎服。通心络胶囊 3 粒，3 次/日，口服。

五诊：2003 年 5 月 19 日。

患者上肢已不痛，舌暗红，苔白腻，脉沉。痛则不通，通则不痛。继以前法。

处方：黄芪 40g，当归 9g，白芍 12g，地龙 12g，川芎 12g，红花 6g，炙甘草 6g，川桂枝 6g，党参 15g，桑寄生 15g，狗脊 15g，威灵仙 12g，土鳖虫 12g，穿山甲 9g，怀牛膝 15g，红花 6g，柴胡 4g，益母草 15g，天花粉 12g，陈皮 6g。6 剂，每日 1 剂，水煎服。通心络胶囊 3 粒，3 次/日，口服。

（《戴裕光医案医话集》）

【诠解】 此案是运用补阳还五汤加减治疗脑梗死后遗症的有效案例，特点在于患者舌暗红，说明营分有郁热，肢体活动不利，疼痛突出，为风痰瘀血阻塞脉络明显。

一诊在补阳还五汤基础上，加生地黄滋养营阴；天花粉，润养肺胃化痰，合黄芪起到气阴生化的作用；以少量桂枝、桑枝、银花藤通络。此处使用桂枝通阳化气，一是配合生地黄、天花粉使阴津滋生充足；二是患者内热不明显，所以少量的桂枝不会化燥，反而有利于肢体脉络的通达和止痛，用量用法恰到好处。

在后期的用药中，加土鳖虫增强活血化瘀通经的效力。用穿山甲、桑寄生、狗脊、威灵仙通络止痛、强筋壮骨。因并未见明显的肝肾精血亏耗，所以填补精血的药本案未用，其治主要体现在益气养阴、通络化瘀止痛为主，以通为用，通而不损，效果显著。

另患者有高血压病，其舌有暗红，营分瘀热，易出现肝阳上亢。先期虽有生地黄养阴滋阴，后因疼痛明显，其间为止痛佐用有温通发散功效之附片、羌活。直到第五诊时，舌象仍是暗红舌。笔者以为，营阴不足，在温燥药应用中，难免不致阴虚肝阳上亢，患者虽无内热突出之证，但还是应当佐用天麻祛风通络、平逆肝阳及生石决明、珍珠母等介类潜阳的药物，以求诊治万全，预防变生他证。

脑 出 血

一、中经络

孔伯华医案

（善用石膏，驱逐风痰）

牟某，男。

7 月 20 日。素患手指麻木，为风邪所中。《黄帝内经》云："厥气走喉而不言。"陡然舌强，语謇，右手不用，足软无力，咳而痰壅，舌中苔垢，边缘赤，脉浮而弦，先予芳香辛凉开窍，以祛风邪。

处方：麻黄 0.45g，生石膏 24g（先煎，去沫），天竺黄 9g，蝉衣 9g，广藿梗 9g，桃仁 6g，杏仁 6g，桑寄生 24g，竹茹 18g，滑石块 10g，磁朱粉 9g（先煎），莲子心 6g，鲜石菖蒲根 12g，威灵仙 9g，苏合香丸 1 粒（分化）。2 剂。

二诊：7 月 23 日。前处方进服 2 剂，诸症渐轻，痰咳均少，声音渐出但仍不成语，手已渐用，寝食二便如常，舌赤苔腻。风中心脾，舌络仍强，脉象同前，亟宜解语汤加减之。

处方：生石膏 18g（先煎），桂枝尖 1.5g，连翘心 9g，羌活 1.5g，鲜石斛 30g，防风 9g，蝉衣 6g，橘红 4.5g，天麻子 1.5g，桑寄生 24g，生甘草 1.5g，石菖蒲 9g，天竺黄 9g，威灵仙 12g，竹沥水 9g，羚羊角 0.3g，牛黄清心丸 1 粒（分化）。3 剂。

三诊：风邪已渐平息，言语已恢复，第阴分本属不足，肝脾更是虚馁，足肢仍是困疲，不良于行，脉细弦，再依培气固本之法。

处方：生石决明 30g（研先煎），熟地黄 9g（砂仁五分拌），干百合 15g，附片1.5g，肉苁蓉45g，龟甲9g，桂枝尖1.5g，独活1.5g，全当归9g，桑寄生30g，伸筋草15g，茯苓1.5g，生黄芪30g，杜仲炭9g，鸡血藤15g，土炒杭芍6g，吉林清水人参6g（另煎兑入）。3剂。

（《孔伯华医集》）

【诠解】 患者素有手指麻木的中风先兆，突发舌强语謇，属风痰入络，官窍失用，因未出现神志昏迷，独右手不用，所以诊断为中风中经络。

第一诊咳而痰壅，舌中苔垢，为素有痰湿内蕴；其脉浮而弦，主风邪袭络；舌边赤，为内有郁热。孔老以芳香化痰开窍，散表祛风清内热为法治疗。以微量麻黄开散太阳表郁及宣畅肺气，麻黄开毫毛腠理肌表，其实是开通人体气机升降出入内外的路径，表气得开，则人体气机的升降出入通道畅通，津液气化恢复正常运行，方能不停聚而成痰，这是孔老治疗中风病多数案例常用的理法，用法用意深刻巧妙。

石膏也是孔老的习惯用药，石膏善入阳明气分，并有辛开清解肌腠之能，《神农本草经》言："味辛，微寒，主中风寒热，心下逆气，口干舌焦"。中风之时，太阳之地被风邪郁闭，毫毛腠理窍孔不开，玄府不通，升降气化失常，又肝风肝阳亢逆内动，势必引发内在郁热郁火，石膏此时确是好药，配麻黄既发散太阳玄府，又清解阳明郁热，助莲子心、麦冬、竹茹、天花粉、黄连、黄芩、龙胆草等清降心肝之火，使风火不相煽，风无火则无法竭人真阴。治风火冲逆之势，一要在清火降逆的同时增水润木，木不亢逆则风不峻烈；要想蓄水，必需滋阴降火，火不降则水干，所以要想滋阴必先降火，火降则阴无扰，因此孔老常选石膏清解阳明，而阳明之地多气多血，为气化升降之中枢，水津四布之源，也易为邪火糟粕胶结，最易邪热内停，烧灼津液，竭耗肾中真阴，更助风火之势。古人对于石膏在中风证中的应用远不说大、小续命汤，近代张锡纯言："石膏，凉而能散，有透表解肌之力。外感有实热者，大胆用之，直胜金丹。《神农本草经》谓其微寒，则性非大寒可知。且谓其宜于产乳，其性尤纯良可知。医者多误认为大寒而煅用之，则宣散之性变为收敛（点豆腐者必煅用，取其能收敛也），以治外感有实热者，竟将其痰火敛住，凝结不散，用至一两即足伤人，是变金丹为鸩毒也。"实得石膏应用之精髓也。

因患者苔垢腻，湿邪内蕴，以鲜石菖蒲根、苏合香丸芳香开窍兼化湿，又用广藿梗芳香理气化湿，以滑石渗湿利湿以分化痰湿，无使因下窍湿邪壅塞而痰湿泛溢于中、上焦；以磁朱潜镇肝阳安神，风阳无法亢逆；脚软无力，是肝肾不足，桑寄生甘平，祛风通络，强筋壮骨；蝉衣外散风邪，威灵仙通络行十二经络，以疗右手不用，全方主症和兼症都能有效兼顾并主次分明，用药简练准确。

二诊，痰咳均少，声音渐出，手已渐用，但仍舌强，舌赤苔腻，风痰瘀阻脉络，内有郁热故舌红，苔腻乃湿邪仍存。当祛风通络，清热开窍化湿。续用生石膏、连翘心、竹沥水、鲜石斛，养阴清热；因脉浮弦，风邪中于太阳，用羌活、桂枝、防风以发散太阳风邪，再用牛黄清心丸清化心脾风痰。

三诊时患者言语已恢复，痰阻心脉已解，此风痰得化，已进入恢复调养期。下肢困疲，脉细弦，属虚证，当补养气血，调养肝肾，培元固本，以防中风复发。方用人参、黄芪益气；附片、桑寄生、杜仲、独活，入肾温阳祛风强筋壮骨；熟地黄、龟甲、肉苁蓉、当归养血益肾填精；生石决明、白芍养肝息风；桂枝、鸡血藤，温通血脉，祛风通络。方中温阳散寒除湿较强的桂枝、附子、独活用量很轻，而滋阴入肾药量较大，充分体现阴得阳助则生化无穷之妙。惟有用少火生气法，用微量温阳，大量润养相配伍化生精血，蓄水养肝，固本培元，方能正气存内，邪不可干。中风之人，风痰和瘀血是很重要的病邪，孔老善后用方在化瘀用药方面不是很突出，笔者认为，丹参、怀牛膝、川芎、桃仁、红花等似可以组入方中，则治法更为齐备。

邓铁涛医案

（针药并用，先补气活血，后健脾补肾）

胡某，男，60 岁，香港退休职员。于 1999 年 8 月 3 日入院。

患者于 10 天前晨起洗脸时突觉双下肢乏力，活动不利，卧床休息后症状缓解。当天上午突发头部胀痛，尤以前额及后脑部为甚，呈持续性发作，休息后症状未改善。无恶心、呕吐、抽搐、昏迷。曾在我院门诊治疗，头颅 CT 报告示：左颞叶硬膜下血肿（出血量约 9ml），收入我院针灸病区治疗，患者及其家属慕名要求请邓铁涛教授会诊。

诊见：神志清，精神差，痛苦面容，头痛，尤以左颞部为甚，呈持续性发作，伴右侧肢体乏力，睡眠差，纳可，二便尚调，舌淡暗、边有齿印，苔薄白，脉细涩。既往有皮肌炎、痛风病史。

查体：左侧肢体肌力、肌张力正常，右侧肢体肌张力、腱反射正常，肌力4级，未引出病理征；脑膜刺激征阴性。

中医诊断：①中风；②头痛。

辨证：气虚血瘀痰阻，脾肾两虚。

治法：益气活血化痰，佐以健脾补骨。方用补阳还五汤加减，配合针灸治疗。

处方：黄芪60g，五爪龙60g，鸡血藤30g，地龙12g，茺蔚子12g，桃仁12g，赤芍15g，牛膝15g，薏苡仁15g，竹茹10g，红花5g，三七末3g（冲）。4剂，每天1剂，水煎服。

针灸取穴：太阳、印堂、足临泣、风池（均取左侧），合谷、足三里（均取双穴），以平补平泻手法，每天1次，留针30分钟。

8月8日二诊：患者头痛减轻，头痛以夜晚为甚，睡眠较前好转，舌淡暗、边有齿印，苔薄黄，脉弦细。患者舌苔黄，可减黄芪用量，重用五爪龙。针灸暂不针头部，肢体穴位以开四关为主。

处方：黄芪30g，瓜蒌皮30g，五爪龙90g，枳实10g，水蛭10g，川芎10g，桃仁12g，红花6g，赤芍15g，茺蔚子15g，三七末3g（冲），牛膝18g。4剂，每天1剂，水煎服。

针灸取穴：合谷、太冲、外关、足三里（均取双穴），平补平泻，每天1次，留针20分钟。

8月12、14日三、四诊：头痛继续减轻，睡眠稍差，舌脉同前。症状渐趋稳定，予以健脾补肾固本。

处方：黄芪50g，五爪龙60g，薏苡仁30g，桃仁12g，红花6g，水蛭10g，川芎10g，法半夏10g，杜仲10g，牛膝15g，茯苓15g，白术15g，茺蔚子15g。4剂。针灸取穴治疗同前。

8月19日五诊：轻微头晕、头痛，睡眠欠佳，左膝关节酸痛，活动时加剧。考虑其有痛风病史，仍用补阳还五汤加健脾祛湿之药。

处方：守四诊方去法半夏、杜仲、牛膝、白术，加厚朴10g（后下），桃仁、泽泻、猪苓、地龙各12g。4剂，每日1剂，水煎服。

针灸取穴：太阳、合谷、太冲、外关、足三里、三阴交（均取双穴），平补平泻，每天1次，留针20分钟。

8月23日六诊：头晕、头痛消失，左侧肢体活动灵活，肌力5级，左膝关节酸痛，活动尤剧，睡眠佳，舌淡暗，苔薄黄，脉弦细。发现其双手掌、脚掌暗红，经询病史，诉20年前曾患肝吸虫病，后治愈，B超检查示脂肪肝。嘱其注意饮食调护，中药治疗守方不变。

针灸取穴：梁丘、血海、犊鼻、膝眼、阳陵泉、足三里、三阴交（均取双穴），平补平泻，每天1次，留针20分钟。

8月27日七诊：右侧肢体活动自如，左膝关节酸痛减轻，睡眠佳，舌淡暗，苔薄白，脉弦细。复查头颅CT示：左颞叶硬膜下出血灶已全部消失，痊愈出院。继续服药巩固，随访3年无复发。

[新中医，2004，（1）]

【诠解】 本案患者中风后神志尚清，CT检查发现"左颞叶硬膜下血肿（出血量约9ml）"，中医诊断为中风中经络。突出症状为头痛，尤以左颞部为甚，呈持续性发作，伴右侧肢体乏力。舌淡暗、边有齿印，说明阳气不足，脾虚肝郁、水湿不利；脉细涩为气血亏虚，血脉不利之候，整体上患者的病机以气血亏虚，无力推动血脉运行，瘀血内阻为主。再者脑出血，颅内离经败血，不能及时消散，风、痰、瘀、血停聚脑脉之外，不通则痛，发为头痛。

邓老根据本案患者气虚血瘀痰阻的主证，而气火亢逆不明显的病机特点，以补阳还五汤加减，重用黄芪益气，佐竹茹化痰养阴，防黄芪升发太过，引风动火，两药合用，气阴生化，不动肝阳；桃仁、赤芍、红花活血化瘀，怀牛膝引血下行，茺蔚子活血利水，三七化瘀止血，活血药物的选择并不峻猛，再加化瘀止血的三七，有利于脑部瘀血消散。再以地龙、五爪龙、鸡血藤通络，配合益气活血治法，止头痛，其中重用五爪龙，性味甘，微苦，平，有祛风除湿，祛瘀消肿功效，主风湿痿痹，腰腿痛，跌打损伤等，以通经达络为擅长，用于此案脑出血处头痛，性不温，不易激发肝阳，又能通络止痛，确是好药。再则患者既往有皮肌炎、痛风病史，这些疾病多是风、痰、湿、瘀血结聚脉络，所以五爪龙应用也恰到好处。

中风一证，以风、火、痰、瘀为四大主要病邪，多数病人发病时有风阳上扰、风火相煽的证候特点，此时辛温升发的药物是不宜用的，因其易激发风阳，使气火更为亢逆，气血并之于上不易复返，反致脑部出血加重，从而加重病情。此案患者的病机以气虚血瘀为主，气火亢逆不明显，如果不通过益气推动血脉运行，脑部离经之败血就不易消散，因此补阳还五汤应用符合病机特点。

邓铁涛先生在应用补阳还五汤时，一诊处方弃用了原方中川芎这味药，因为川芎辛温升散，行气活血，易升发肝阳，而患者此时处脑出血急性期，应用甘润平和的活血化瘀药加止血药祛瘀，更为安全稳健。在后期的治疗中，病情趋于平稳，组方中又加川芎，以增强活血化瘀的作用，这也是根据病机病情病势的变化发展需要而选用药物，体现出精深的用药法度。

在本案前期治疗中，邓老以患者病情处于脑出血早期，治法以活血化瘀、除痰消血肿为主，应用了红花、桃仁、赤芍、川芎、三七、水蛭、地龙、竹茹、枳实、瓜蒌皮等药；后期则健脾补肾，用茯苓、白术、杜仲、牛膝、薏苡仁等药；这些用药的变化也是根据病机病情转化的特点，急治其标，缓治其本，药证合一，疗效显著。

在患者药物治疗的同时应用针灸，根据上下肢经脉循行特点，选用手足三阳经要穴，以加强疏通经脉、调和气血的作用，促进康复。取足三里、三阴交、百会等穴，以滋生化之源，源足血得养，血足气得生；取风池、外关、合谷祛风清热；泻太冲以平肝潜阳；患者有痛风病史，左膝关节酸痛，可选用郄穴、梁丘穴以通经止痛，阳陵泉、膝眼、犊鼻通经活络止痛。整个治疗过程，针药合一，辨证精确，充分发挥了中医医术的长处相互配合，患者健康痊愈。

李振华医案

（自拟祛湿通络汤，治疗高血压性脑出血）

张某，男，68岁，农民。初诊：1993年9月17日。

主诉：右侧肢体麻木不遂半年。

病史：患者素有高血压病史20余年，半年前打麻将时突然出现半身不遂，言语不利，右侧肢体麻木，随即到济源市人民医院，出现昏迷，经CT诊断为"脑内囊基底部出血"。住院治疗曾用甘露醇、利血平等药物治疗，2周后出院。现症见：头痛，头晕，双下肢及面部浮肿，右侧肢体麻木，口角流涎，言语不利，形体肥胖，下肢重沉无力。舌质淡，舌体胖大，边有齿痕，苔薄白，脉弦滑。血压：195/118mmHg。

中医诊断：中风（脾虚湿盛，风痰上逆）。

西医诊断：高血压性脑出血。

治法：豁痰利湿，健脾通络。

处方（自拟经验方）：祛湿通络汤加减。生白术12g，茯苓20g，泽泻15g，郁金10g，石菖蒲10g，丹参18g，鸡血藤30g，地龙12g，旱半夏10g，桑枝30g，乌梢蛇12g，木瓜18g，蜈蚣3条，豨莶草20g，炮山甲10g，甘草3g。20剂，水煎服。

嘱：忌食生冷油腻，多做肢体活动锻炼。

二诊：1993年10月7日。语言较前流利，右侧肢体麻木得减，口角流涎消失，双下肢及面部浮肿减轻，仍感头晕、头痛。舌质淡，舌体胖大，边有齿痕，苔薄白，脉弦滑。

二诊辨证论治：药后脾虚渐复，湿痰始化，经络将畅，水湿趋下行，然上部痰湿仍盛，清窍受痰湿蒙闭，且脑络受阻，故见上症。上方去苦燥耗气之豨莶草，加薏苡仁30g，玉米须30g，以利湿消肿，继服20剂。

三诊：1993年10月28日。右侧肢体麻木基本已愈，言语正常，口角不流涎，双下肢及面部浮肿消失，仍有头晕。舌淡，苔薄，脉滑。

三诊辨证论治：脾复健运功能，痰湿得以化去，经络通畅，水湿运行正常，然内风痰浊尚在，故见上症。治以健脾理气，化痰祛风为主。

处方：党参10g，白术10g，茯苓15g，橘红12g，旱半夏10g，郁金15g，石菖蒲15g，丹参15g，鸡血藤30g，川牛膝21g，天麻12g，白芷10g，细辛15g，菊花12g，甘草3g。15剂，水煎服。

四诊：1993年10月22日。头晕消失，血压152/100mmHg，精神饮食正常，行走自如，语言流利。舌质淡红，苔薄白，脉滑。

四诊辨证论治：脏腑功能正常，痰湿已化，风痰已去，经络畅通，效不更方，守上方继服，以巩固疗效。半年后随访未复发。

（郭淑云，李郑生. 李振华医案医论集. 人民卫生出版社）

【诠解】 患者半年前在打麻将时中风，CT诊断为"脑内囊基底部出血"，昏迷，右侧肢体麻木，经住院治疗，转危为安。笔者近年经治的中风病例有近10例是在玩麻将的过程中发作的，这也说明情绪的剧烈波动是引发中风的一个重要诱因，《黄帝内经》云："阴平阳秘，精神乃治""恬淡虚无，真气从之，精神内守，病安从来"。可见，涵养心性，不妄作为，是预防中风病的重要方法。一诊患者以头晕头痛，右侧肢体麻木，血压极高"195/118mmHg"等风证为主；形体肥胖，面肿脉滑，舌质淡，舌体胖大，边有齿痕，属脾虚湿盛；整体上属肝风夹痰、瘀交阻脉络。李老用健脾渗湿，祛风通络法治疗，方中炒白术、茯苓、泽泻健脾燥湿、入肾渗利湿邪，度绝痰湿续生，配合石菖蒲芳香化湿开窍，郁金行气解郁，半夏降逆化痰、防痰湿上行；双下肢及面部浮肿，不仅有痰饮盛之因，面肿更是风邪上盛之兆，病在上者因而越之，在下者渗而利之，故李老用了蜈蚣、炮山甲、乌梢蛇、桑枝、豨莶草来祛风通络，发越风邪，分消风、痰、瘀三邪；另佐丹参、鸡血藤、地龙活血化瘀，正对应风、痰、瘀胶结之病机。可惜没有用少量枳壳、陈皮等理气通膈药物。"治痰先治气"，治气重在通膈。膈者，气机升降之要道也，若能少量佐以降气之药则似更妙。

二诊时，患者状改善，语言较前流利，右侧肢体麻木得减，口角流涎消失，双下肢及面部浮肿减轻，说明祛风通络、健脾利湿之法得效，但脾湿风痰仍是主证，故加入薏苡仁、玉米须加强健脾利水消肿，同时玉米须尚有利水降压的作用。此处原医案谈到豨莶草苦燥耗气之说，可以理解为患者虽有风痰湿盛之证，但属本虚标实，肝肾精血内亏是其本质。豨莶草苦燥入肾，对肝肾阴精有伤阴耗损，在初期似不宜大用重用，桑寄生苦甘平，又具有利湿降血压效果，药性没有豨莶草那么苦燥，所以使用苦甘平的桑寄生似比豨莶草为更好的选择。患者血压极高，既有痰瘀内阻之因，应还有肝肾精气收敛不足，肾小血管内，痰瘀阻络，从而影响肾精气化。方中所使用的活血化瘀用药如丹参、郁金、炮山甲等都是入心肝经的，要做到入肾而疏通水瘀互结的肾络，以改进肾精肾气的气化环境及功能，用益母草和怀牛膝是比较合适的，两药相须使用，其功专入肾络化瘀利浊。肾络瘀浊得清，则肾脏气化无碍，精气充盛正可以蓄水养木，风木得真水润养，肝阴肝气等正气得充，处于阴阳高水平、互根互用的状态，则阴阳逆乱之势就可得以改善。以内经观点来看，邪之所凑，其气必虚，中风之病本虚夹实，脉络窍道瘀塞。从肝脾肾治，正治其本也。笔者在中风病急性期和恢复期治疗中常用怀牛膝、益母草两药，疗效明显，特别是益母草在疏通肾络、排除水浊瘀结的效用，十分独特。

三诊时，患者服药月余，肢体麻木感已消，言语正常，口角不流涎，双下肢及面部浮肿消失，说明脾运得健，痰湿得化，脉络得通，效果明显。目前症以头晕、脉滑为主，仍以风痰阻络为主要病机，息风化痰，化瘀透窍，使精气、气血上运于脑，脑得精养则晕自消。李老以六君子汤为基础，益气健脾，理气化痰、川牛膝引血下行通达肾络，细辛、白芷配九节菖蒲辛芳透窍，菊花、天麻散风平肝，强化祛风化痰的力度，透宣结合辛通开达恢复气机升降，风痰自消。患者进入中风恢复期，风痰瘀浊得化后，益气通脉，益养肝肾是后期恢复和巩固的主要治法，后期似可加用黄芪、葛根、杜仲、刺五加、制首乌等，固本培元，以防再发。

路志正医案

（风痰瘀热、上蒙清窍，导痰汤合黄连温胆汤治之）

张某，男，54 岁。2002 年 6 月 16 日初诊。

患者平素嗜酒，近期心情不畅。5 月 22 日夜间小解，突然昏仆，不省人事。

急送宣武医院救治，2小时后开始复苏，诊为脑出血。对症处理，住院治疗。后在路老处求治于中医。症见右侧半身不遂，下肢肌力1级，上肢肌力2级，语言謇涩，喉间痰鸣，咯痰不爽，睡眠不安，心烦自汗，小便黄，大便3~4日一行，右脉弦，左脉弦大而滑，舌淡苔黄腻，血压170/100mmHg。证属肝风夹痰热，上蒙清窍，阻滞经络。治宜平肝息风，涤痰开窍以治其标。导痰汤合黄连温胆汤化裁。

处方：黄连4g，陈皮10g，法半夏10g，胆南星6g，枳实9g，钩藤15g，生龙骨30g，生牡蛎30g，石决明15g，石菖蒲10g，远志10g，僵蚕10g，酒大黄4g，竹沥水60ml（分3次冲服）。

二诊：进药7剂，舌能伸出口外，肢体强直、语謇、自汗减轻，睡眠稍安，大便仍干，苔仍厚腻，血压160/96mmHg。药中病机，上方去生龙骨、生牡蛎、僵蚕，酒大黄改为生大黄5g，加瓜蒌仁12g，白蒺藜15g，天竺黄9g，共进7剂。

三诊：大便得畅，右侧肢瘫好转，喉中有痰减，仍咯痰不爽，血压140/90mmHg，脉弦小滑，黄腻苔渐退。又进药10余剂。

四诊：语言单字清楚，右手足已无僵硬感，转为软弱无力，常口角流涎不能自控，舌淡质暗，苔薄白，脉细涩。为气虚血瘀之候，补阳还五汤加减。

处方：黄芪40g，太子参10g，当归15g，川芎10g，赤芍10g，白芍10g，地龙12g，桑枝20g，法半夏10g，胆南星6g，天麻10g，鸡血藤15g，五味子6g，牛膝12g。

上方进服20剂，血压130/90mmHg，语言清晰，汗出正常，睡眠安，上肢肌力4级，下肢肌力3级，口角偶有流涎，可缓步而行。经补肝肾、健脾胃进一步调理，加强肢体锻炼，3个月后已能工作。

（中医药学刊，2003，7）

【诠解】 本案患者中风后，经住院治疗大半个月，度过中风病急性期后，进入恢复期，中医参与治疗。其症状为半身不遂，语言謇涩，喉间痰鸣，咯痰不爽，右脉弦，左脉弦大而滑，舌淡苔黄腻，血压高，睡眠不安，心烦自汗，小便黄，此为痰热内蕴，以风痰化热为主要病机，标证突出，化痰清热息风是当前的对证治法，用导痰汤合温胆汤加减，陈皮、法半夏、胆南星、枳实开窍降气化痰；生龙骨、生牡蛎、石决明重镇潜敛，平肝息风；钩藤、僵蚕祛风通络息风；石菖蒲、远志开窍化痰；黄连、竹沥水清火养阴化痰，因其舌淡不红，两脉不数，也就是患者肝肾阴虚不突出，其热主要在气分，病位在中、上焦肺胃心肝，此处黄连的用量较小，苦寒清泻不损阳气，竹沥清热豁痰，镇惊制窍，清而不损，小量大黄，活血化瘀、泻下通腑。

二诊时，肢体强直和语謇减轻，说明风痰瘀热闭阻心包窍络得以改善；自汗减轻，睡眠稍安，说明气火消退，内热减轻，津液不被热邪所迫。自汗收，心气敛，心神肝魂受痰火之扰减轻，所以睡眠得安。因心包痰火消退，所以二诊去生龙骨、生牡蛎；因大便未行，所以二诊改用生大黄，加强通腑泻下的作用，再配用瓜蒌仁入大肠润下清痰，用天竺黄清心豁痰开窍。二诊在通腑降气上加强了力度。从中我们可以发现，中风急性期，风、火、痰、瘀等病邪阻碍气机升降，病位在脑，诸逆不降，则脑内风、火、痰、瘀等毒邪无以消散排出，心神难以清醒。降气、降火、降痰、化瘀，和胃降逆，通腑泻下等治法合为一体，于通降之中去其标实，如能做到不损正气，做到通而不损，自可邪去正安，病势扭转。

三诊之时，大便通畅，气火消退明显，腻苔渐退，正胜邪去，喉中痰减，仍有咯痰不爽，说明治痰尚需继续，又续进前方，化痰降气为要。四诊时，诸症改进，标邪退去，但脉细涩，舌淡，肢体软弱无力，证候由标实转为本虚，病机要点是气虚无力推运血脉的气虚血瘀夹痰证，所以改以补阳还五汤加减，益气养血，活血化痰，祛风通络为治。治随机转，方随法立，病机转变，主证发生变化，组方思路就应当对证变化，这也是中医辨证治疗的精要所在。

周仲瑛医案

（桃核承气汤加减，祛风痰，调气血）

胡某，男，66岁。于1999年10月22日以"右侧肢体活动不利5年余，加重2天"初诊。

病史：高血压多年，1994年6月中风，1995年3月突发癫痫，1996年4月又发1次。当时CT查见：左侧多发性脑梗死，右侧出血。症见行走站立不稳，难以自主，右手活动欠灵活，有时足肿，大便干结，近来血压不稳定。舌质暗，苔黄薄腻，脉细滑。此为类中风，属风痰瘀阻，气血失调。

处方：熟大黄 5g（后下），生大黄 5g（后下），桃仁 10g，水蛭 3g，地龙 10g，鬼箭羽 12g，制胆南星 10g，炙僵蚕 10g，稀莶草 15g，石斛 12g，生地黄 15g，牛膝 10g，桑寄生 15g，续断 15g。

14 剂后，大便通畅，但小便有时失控，故守前方加煨益智仁、路路通各 10g，并生大黄、熟大黄均增至 6g 以补肾通利。1 个月后再诊时，又诉大便三四日一行，且小便不畅，右手时抖动，生大黄加量至 10g 并加炒枳实 10g。调理 3 个月后，大便尚调，隔日 1 次，但舌苔黄厚腻，质暗红，脉细滑。

处方：生大黄 12g（后下），桃仁 12g，炙水蛭 10g，地龙 10g，炙僵蚕 10g，制胆南星 10g，鬼箭羽 15g，石斛 15g，稀莶草 15g，泽兰 15g，泽泻 15g，怀牛膝 15g，赤芍 12g，红花 6g。

上方加减进退近 1 年，病情平稳。

2001 年 2 月再诊时，复查 CT：脑梗死灶明显缩小。右下肢仍乏力，但不麻，头不昏，大便又秘，舌苔黄腻，质暗红，脉小弦滑。属风痰瘀阻，肠腑燥热。

处方：生大黄 15g（后下），芒硝 6g（分冲），桃仁 10g，水蛭 5g，地龙 10g，稀莶草 15g，红花 10g，石斛 12g，牛膝 12g，炙僵蚕 10g，陈胆南星 10g，天麻 10g。

14 剂后，大便通畅，一般情况良好，血脂偏高，上方又加山楂肉、泽兰、泽泻、决明子各 15g。加减服用半年余后，肢体活动明显改善。

10 月 3 日再诊，诸症明显改善，间断服药，调理善后。

（中国中医药信息，2004，8）

【诠解】 此案患者年事已高，两次发中风，右侧肢体活动不利，寻求中医治疗。刻诊：苔黄薄腻为痰热内蕴；脉细滑，滑脉主痰，细脉主气血亏虚，舌质暗当是气虚血瘀，营分瘀热；大便干结，一是瘀血内结，肠道不通畅；二是肾精不足，内有瘀燥化热，肠腑失润，肠燥所致；行走无力，其脉又细，当有气阴不足。综合判断患者病机以血瘀为主，夹痰，微有郁热。治当活血化瘀通脉，化痰清热，调养肝肾。组方中熟大黄、生大黄、桃仁、水蛭、鬼箭羽、地龙、牛膝都是活血化瘀之药，其中水蛭化瘀之力最强，专入血脉，收剔瘀血，而不伤脉管，是中风病活血化瘀的常用药；生大黄、熟大黄活血通下，佐桃仁一并入于大肠中，通过通下大便，使气机下行，排出瘀毒，有利于大脑瘀血消散；鬼箭羽破陈血，《本经逢原》："鬼箭，专散恶血，以其性专破血，今人治贼风历节诸痹"。今患者内瘀败血陈久，鬼箭羽功专破血通经，祛风通络；怀牛膝入肝肾，活血通络，配合桑寄生、续断、豨莶草补肝肾，强筋骨。再以炙僵蚕、制胆南星化风痰，生地黄、石斛滋阴生津，配佐大黄润肠通便。此后症状减轻，仍以风痰瘀交阻，热邪内蕴为主证，加大了大黄的用量至15g，配芒硝通瘀、软坚、清热、逐下之力更强，枳实降气通腑；在利湿上应用泽兰活血利水，泽泻利湿；水蛭用量由3g到10g，活血化瘀力度加强；天麻祛风通络。从处方的变化来看，活血化瘀力度逐步增强，效果明显。

此案治疗历时2年多，治疗以通络化痰瘀为主，亮点在于大黄用量由小渐大，以承气汤的思路配合其他活血化瘀药，通腑下瘀，通过通下大便，给瘀血以排散出路，从而改善血液循环，消散大脑瘀血，逐步解除脑内瘀血对脑络及神经的压迫，终至痊愈。

张学文医案
（自拟补脑清通汤，清肝活血、滋补肝肾）

李某，男，30岁。2005年10月11日就诊。

患者9月2日晚间看电视时突发眩晕，伴间断性左手麻木，恶心、呕吐。当时血压165/110mmHg，神志清，不伴抽搐，急送某医院。头颅CT示：脑干出血。住院治疗20天，好转出院。出院后仍自觉眩晕，颜面及后枕部麻木，左手麻木伴有左下肢乏力，食纳，夜眠差，舌暗，苔白，脉沉弦。神经系统检查示：左侧上下肢浅感觉减退，左下肢肌力5级，左霍夫曼征（＋），左掌-颌反射（±）。张老诊断为：中风（肝热血瘀）。治法：清肝活血，滋补肝肾。方选脑清通汤加减。

处方：天麻12g，钩藤12g（后下），菊花12g，川芎10g，地龙10g，三七粉3g（冲服），全蝎6g，黄连6g，豨莶草12g，生地黄12g，生杜仲12g，川牛膝

30g，栀子 10g。

服药 20 剂后头晕、左手麻木及左下肢乏力较前明显减轻，仍感颜面及后枕部麻木，舌暗红、边有齿痕，苔薄白，脉沉弦。在上方基础上加用僵蚕 10g，石决明 30g，生龙骨、生牡蛎各 30g（先煎），继服 30 剂，其症若失。

（现代中医药，2007，1）

【诠解】 患者逢而立之年，工作生活压力较大，肝火素旺，肝经郁热，且嗜食肥甘，渐致脾失健运，聚湿生痰，血脉不利，痰浊血瘀日久互结，精血难以充养，肝肾阴精渐亏，水不涵木，致肝阳上亢，阳动生风则作眩晕、肢麻；化热化火则阴阳气血失调，直冲犯脑，血溢脉外。张老紧扣其肝热血瘀的病机，以清肝活血、滋补肝肾为法，则药到病除。

廖先齐医案

（气血逆乱，平降为先）

患儿邱某某，女，9 岁。1978 年 11 月 29 日入院。

患儿于入院前 2 天晚上，突叫头痛剧烈，随即频繁呕吐，不发热。门诊以"头痛待诊"收入院。检查：神志清楚，面色潮红，头项强直，精神疲惫，懒言。脑脊液：血性，未见皱缩细胞，未找到细菌。细胞数：123 个，淋巴细胞 48%，多核细胞 52%。二氧化碳结合力：39.38%，血压：100/60mmHg。诊断：蛛网膜下腔出血。

中医辨证与治疗：患儿前两天，因不愿洗澡，被父母痛斥，因而闷郁气极，睡后不久，突叫剧烈头痛。3 日来未解大便，舌质正常，苔薄白，脉弦。病属肝阳暴动，气血奔并，血菀于上，证属"薄厥"。治以镇肝宁心，活血化瘀，导滞通下，和胃降逆。

处方：生赭石 20g，珍珠母 20g，紫丹参 10g，赤芍 10g，姜半夏 10g，怀牛膝 20g，炒枣仁 10g，黄连 5g，茯神 10g，郁金 10g，钩藤 15g，大黄 10g，乳香 3g，没药 3g，广三七粉 3g（冲），炒柏子仁 10g。

12 月 2 日服药 2 剂，面色正常，头痛减轻，呕吐消失，大便已解。尚感头晕，神倦。本上方，以生地黄、天麻、刺蒺藜，金铃炭、女贞子等加减，善其后。

12 月 25 日，症状全部消失，复查脑脊液正常，住院 26 天，痊愈出院。

（单书健．当代名医临证精华·中风卷．中医古籍出版社）

【诠解】 此案病人是一个 9 岁女孩，因受到家长的训斥，郁闷于心，肝气拂逆，突发剧烈头痛，后确诊为蛛网膜下腔出血。中医诊为肝气郁而化火上冲头面，火热迫血妄行，发为"薄厥"证。方以生赭石、珍珠母重镇肝阳，平逆肝气；黄连泻阳亢之火，使气火得平；熟大黄通泻腑气降逆，腑气通则气机下行，肝气得以有疏解下行通道，易于降气平逆；紫丹参、赤芍、乳香、没药、广三七粉等活血化瘀之药，剂量不大，用药不猛，逐步化瘀止血；炒枣仁、炒柏子仁安神养心，配合郁金疏肝解郁，茯神健脾安神，钩藤息风止痉平肝。药方对症得效，诸症减轻，再加平肝的天麻、刺蒺藜、金铃炭、女贞子等药，治疗 1 月痊愈出院。本案用药特色，在于患者因郁怒而发病，痰火之证不突出，重点在于肝火亢逆，横逆克胃，呕吐；无内伤积损，全身血脉瘀阻等中、老年中风病机，瘀血是以脑部瘀血为局部标证，所以治疗以平肝降逆，通腑止呕，化瘀止血为主，疗效确切。

《素问·生气通天论》云："阳气者，大怒则形气绝，而血菀于上，使人薄厥。"由此言之，产生薄厥的病因病机是由于大怒，肝为刚藏，主怒而藏血，性喜条达舒畅，一有拂郁，就气机瘀滞，怒则气上，怒则气逆，血随气而上升，升而不得降，血因气逆而妄行，甚至发生脑血管的破损和出血。中风的病因病机，河间谓："心火暴甚，肾水虚衰，不能制之，动火生风而卒中。"东垣谓："本气自病。"丹溪谓："湿土生痰，痰生热，热生风，动风而卒中。"景岳谓："本皆内伤积损，颓败而然。"叶天士谓："精血衰耗，水不涵木，木少滋荣，肝阳偏亢，内风时起。"虽立论不尽相同，但都提出有内虚这一共性。病因病机可由气虚、阴虚、内伤积损、湿土生痰等因而起，而且均可以通过"肝阳化火，气火上冲等火化"引起风火相煽，气血并走于上，发生中风。

本案 9 岁儿童，心情郁怒卒发脑血管意外，证候纯实无虚，其治也和一般常见中风病辨证有所区别，临证之时，不能落入中风全属内虚积损之教条而误。古人提出，中风预防，当养性怡情，豁达心宽不无道理。

钟一棠医案

（天麻钩藤饮加减，竟免中风手术之苦）

王某某，男，干部。

病中风数日，住某医院。今欲脑部手术取出血块，或转沪治疗未决，而邀诊视。患者素体尚健，但血压偏高。病前工作繁忙，深夜写作。于一旬前晨起即感头晕而痛，突然右侧肢软欲倒，口眼歪斜，急送医院，诊断为脑出血。经治头痛、头晕及恶心稍减，面尚泛红，语言不利，口眼歪斜，右侧肢体完全瘫痪，溲赤便难，舌红苔薄黄，脉弦滑。此肝阳升动内风，兼夹湿热蕴于肠胃之证。

处方：桑寄生15g，钩藤15g，黄芩15g，菊花15g，白芍20g，决明子15g，珍珠母30g，丹皮15g，槐花20g，泽泻15g，枳实导滞丸4g（药汁化服）。

二诊：服2剂后诉大便已通，自觉神爽胸宽，头已轻快，苔去舌尚红。前方去泽泻，枳实导滞丸，加桃仁15g，瓜蒌皮20g。3剂。

三诊：诉能寐而多梦，头不痛晕，亦不泛恶，而感两手心及胸部灼热，大便干，眉宇间时有泛红，舌红未减，脉稍弦。治宜育阴潜阳，兼为活血化瘀。

处方：生地黄15g，赤芍15g，白芍15g，瓜蒌皮15g，瓜蒌仁15g，黄芩15g，丹皮20g，桃仁15g，菊花15g，地龙10g，槐花20g，珍珠母30g，陈皮4g，甘草2g。

四诊：服上药5剂，前症减轻，患肢肩部能动，腿能屈伸。治守原方，去槐花，加丹参20g。5剂。

五诊：诸症均好转，方药少更动，连服10余剂，扶杖稍能行走，出院返家休养。又诊5次，方药中增加参芪及杜仲、牛膝之类。入夏自己能行走并锻炼患肢，至秋继服10剂中药，终于免去手术而告愈。

（陈子华，单书健．古今名医临证金鉴·中风卷．中国中医药出版社）

【诠解】 患者确诊为脑出血，神志尚清，中医诊断为中风中经络证。小便赤，舌红苔薄黄，内热明显；脉弦滑为肝风内动夹痰火；大便难，腑气不通；治当清热平肝祛风通络。一诊方以天麻钩藤饮加减，钩藤、菊花散风平肝；珍珠母重镇平肝，息风，合白芍滋阴敛阳；黄芩清肺肝气分实火，丹皮入心、肝、肾营分，清营泻火；槐花、决明子清肝润肠通便；枳实导滞丸降气通腑。整个组方以平遏肝风内动，清热息风为主要治疗目的，直折其标证，到第二诊时，大便已通，自觉神爽胸宽、头目轻快，达到了好的效果，扭转了病势。二诊舌上黄苔已去，舌红仍存，也就是营分内热尚未完全清解，还有余邪，所以前方，去枳实导滞丸，加桃仁活血化瘀，润肠通便，加瓜蒌皮，加强了降肺气，化痰通腑的作用（肺与大肠相表里，腑气通，肺气降，痰易化，肺气降则肝木易平，金克木也，气火降则风自息），大便得通，所以二诊加强了通腑泻下，降肺气，平肝木用药，是其亮点。三诊时，舌红仍未改变，营阴余热还存，清不下去的火必为虚火，所以续用一诊方药，加用生地黄、赤芍，滋营养阴，清解内热。三诊的要点是加强了清营滋阴。此后患者疗效显著，肢体、肩部能动，腿能屈伸。后续加益气之参芪，和补养肝肾强壮筋骨药杜仲、牛膝等，加强自身功能锻炼，直至痊愈。

从整个治疗过程来分析，患者舌红这一症状，一直持续到第4诊，说明患者营阴亏虚是其重要病机，一诊就可以用生地黄、玄参等药滋阴养营清热。再则患者为脑部出血合并便秘，通降腑气就可使在上之败血，经降气、泻火、通腑，降低颅内压后，得以及时吸收消散，所以一诊时可用熟大黄。患者头痛，为风痰客于脑络，天麻也是可以用的，本来一诊处方就是天麻钩藤饮的化裁，使用的钩藤、甘菊，通络都不及天麻效力强，而天麻性甘润，祛风平肝通络，此时通络止痛应是佳选。

本案脑出血在未进行脑部手术治疗的情况下，单用中药，使脑部瘀血吸收，未形成脑疝，突显中医只要辨证准确，组方治法完备，紧密无漏，同样是可以应对急危重症，免除手术之苦，也能节省经济。笔者多年来多次参与大面积脑出血昏迷，合并糖尿病及多种基础疾病的病人，未手术治疗，西药保护病人生命安全，加上中药，使血肿吸收，病人平安脱离危险。还有脑出血后，施行颅内手术排出部分颅内出血，患者仍昏迷，合并肺部感染，高热，上呼吸机的患者，应用中药，使患者神志苏醒，逐步扭转病势，脱离危险。这些真实的案例，都深刻地证明了中医药这一传统医学有其良好的疗效和强大生命力，需要我们中医同仁去深入地学习、继承并发扬光大。

二、中脏腑

孔伯华医案

（清降心肝、逐瘀豁痰，治疗中风重症）

梁某，女，7月12日。

年逾五旬，肝胆内风旋动，邪居上焦已久，昨晚昏睡不醒，齉而喉中多痰，右半身不遂，面红如醉，唇青，舌紫苔褐而糙，小溲自遗，脉弦大有力，左寸、关尤盛，亟宜芳香宣窍，以开心包。

处方：麻黄0.3g，生石膏18g（先煎，去沫），胆南星3g，全蝎2枚，滑石块15g，川郁金9g，双钩藤15g，龙胆草6g，青竹茹18g，天竺黄12g，白蒺藜15g，莲子心6g，鲜荷叶1个，竹沥水30g（分4次兑入），鲜九节菖蒲根30g（用凉开水捣汁兑入），局方至宝丹1粒（分化），苏合香丸1粒（分化），2剂。

二诊：7月15日。神志渐醒，明昧不定，舌謇语涩，目歪斜，唇舌转为红润，苔白黏褐，面红稍退，脉弦数而滑大，风邪未息，肝阳未戢，胸膺时有烦热憋闷之症，再依前方稍事加减。

处方：麻黄0.3g，生石膏18g（先煎，去沫），川郁金9g，全蝎2枚，鲜苇根30g，天竺黄12g，生石决明30g（研，先煎），双钩藤15g，鲜荷叶1个，白蒺藜15g，胆南星3g，莲子心6g，鲜石菖蒲30g，苏子霜6g，青竹茹18g，滑石块12g，龙胆草9g，犀角尖0.6g（另研，兑入），竹沥水30g（分冲），局方至宝丹1粒（分化），苏合香丸1粒（分化）。3剂。

三诊：7月18日。进前方芳香宣窍之剂，闭者已开，神志已清，右臂已能转动，惟有经络尚未调达，言謇，面红赤，大便不通，脉弦而数，风邪痰势渐去，再依通络除热润导之法。

处方：麻黄0.3g，生石膏30g（先煎，去沫），银花18g，金银藤18g，旋覆花12g（布包），秦艽1.5g，鲜石斛30g，嫩桑叶9g，嫩桑枝18g，代赭石12g，独活1.5g，地骨皮9g，鲜茅根30g，鲜芦根30g，杭菊花12g，龙胆草9g，火麻仁15g，威灵仙12g，栀子12g，川黄柏9g，川牛膝12g，全瓜蒌30g（元明粉

5g，拌)，苏合香丸1粒（分化），局方至宝丹1粒（分化）。3剂。

四诊：7月21日。言謇、歪斜均好转，大便下而未畅，小溲仍较短赤，腿肢已能伸屈，仍是软弱无力，手指渐用而未灵活，胸热已除，精神颇佳，脉数左手弦盛。《黄帝内经》云：肝为刚脏。肝阳上越已久，津液被夺，经络久失濡养。再以柔肝为主，兼调肝脾，可向愈也。

处方：鲜生地黄30g，生龙骨25g，生牡蛎25g，生知母15g，生黄柏15g，珍珠母两斗（生研，先煎），鲜石斛30g（先煎），紫贝齿15g，肉苁蓉25g，火麻仁25g，润玄参25g，桑寄生30g，云苓15g，龙胆草15g，粉丹皮25g，威灵仙15g，当归尾15g，羚羊角片1g，活络丹1粒（分化）。3剂。

（《孔伯华医集》）

【诠解】 患者昏睡不醒，右半身不遂为主症，小便自遗，似临床应诊断为中脏腑之脱证。既为脱证，常法当以回阳固脱。但我们细读此案，证虽有虚象，但整体上虚实错杂，且以邪实为主，痰闭心包最为突出。其舌紫唇青苔糙，瘀血内阻才会舌紫唇青，阳气无力推荡血脉运行才有青紫之色，其又苔糙，这是痰火炽盛，又阴津亏耗之象；面红如醉，脉弦大有力，左寸、关尤盛，属心肝邪火亢上之象；昏迷、鼻鼾而喉中多痰，正是风火夹痰壅闭心包，心神失用，心不能主持五脏功能，湿热痰火内壅，迫使膀胱气化失常，是故小便自遗。邪为风火痰瘀，患者脉弦大有力，并无按之空豁之象，所以病证属实，所以孔老抓住风火痰瘀、闭阻官窍的病机，以芳香开窍，清解宣透心包风火痰瘀，醒神为治疗要点。

处方里，麻黄开宣肺气，开太阳，使气机升清外散之道畅通，虽为实火，麻黄的用量只有0.3g，用其宣畅开通之性而不过量，充分展示了孔老用药的巧妙智慧，显一代大家之能。和孔老同为京城四大名医的施今墨先生，在中风重症治疗中用以枳实炭理气通膈降气，用其性而不过其量，同属圆融会心之笔。生石膏、青竹茹、竹沥水清解气分热邪、化痰，入心包经，肝胆经行气解郁的川郁金入心包清热豁痰、凉心定惊；莲子心专入心包及心经清解热邪；双钩藤、白蒺藜散风通络，平肝潜阳，合龙胆草直入肝经清解肝经实火（龙胆草其用量较小，以兼顾不损伤正气）；鲜九节菖蒲根、局方至宝丹、苏合香丸开窍醒神。全蝎平肝息风通络，配合胆南星开达风痰，以助开窍、豁痰醒神之药合力共进，一来开达顽痰醒神,另则利用全蝎较强的息风通络作用,祛除入内之风邪,不使之妄行生变,以防风邪引动痰火瘀血作乱生变,对控制病情,扭转病势有独特效用。特别是全蝎和清热开窍的安宫牛黄丸配用,常使大面积脑出血病人转危为安。

二诊,服药 2 日,患者神志醒,但认知能力弱,意识较模糊,舌謇语涩,目歪斜,说明前方治疗有效。现患者时有烦热憋闷之感,脉弦数而滑大,说明肝风夹痰火亢逆之象仍明显,孔老续用前方,加用生石决明增强镇肝潜阳的力度,并用犀角入心包息风清热,开窍醒神。

三诊至四诊,患者神志已清,右臂已能转动,病情大有缓解。从患者患病 9 天,恢复如此之快来分析,一是中医治法方药对症,二是患者脑部瘀血量不是太大,或是发病部位不在致命之处。西医对脑出血和脑梗死依靠影像技术准确诊断时,提出出血性中风当以止血为主,缺血性脑梗死当以活血化瘀溶栓为主,但我们看到近代的中医名家所处的清末民国之时,虽没有这样的科技配合,但以辨明阴阳虚实的证候而治疗,也能达到治疗效果和目的,说明中医的病机证候之分辨,是整个治疗的关键所在,也是中医治疗脑血管病的优势所在。

施今墨医案

（安宫牛黄丸清脑醒神,配通腑活络法治中风）

王某某,男,50 岁。平素善饮酒,面赤,手凉,血压收缩压 180mmHg,顷间卒然跌倒,口眼歪斜,神识不清,急用降血压,清脑神法。

安宫牛黄丸一粒,用开水研饮。

二诊:昨日吃安宫牛黄丸后,情形转佳,神志已清,语言不利,头痛而晕,喉中痰声咯咯,右半身动转不遂,大便不下已 3 日,拟降血压,安脑神,兼通大便法。

处方:龙胆草一钱半,条黄芩二钱,首乌藤五钱,白蒺藜五钱,双钩藤三钱,滁菊花三钱,青连翘三钱,桑枝一两,桑叶二两,酒大黄一钱半,元明粉二钱,枳实炭一钱半,生铁落二两,紫石英二两,怀牛膝一两,西瓜子仁二两,新青铅一两煮汤代水煎药。

方义：生铁落、紫石英、怀牛膝、新青铅、西瓜子仁、龙胆草、条黄芩降血压安脑神；大黄、元明粉、枳实炭通大便引血下行；首乌、蒺藜、钩藤、菊花、连翘、桑叶清头脑，治头晕；桑枝通络道。

三诊：前方连服 2 剂，血压收缩压 160mmHg，大便已通，余症未见大效，再进前法，增加药力，以观如何。

处方：杭白芍四钱（桂枝木五分，同炒），白僵蚕（炒）一钱半，酒地龙二钱，首乌藤五钱，白蒺藜五钱，龙胆草一钱，条黄芩三钱，桑枝一两，桑叶二钱，东白薇二钱，明玳瑁三钱，滁菊花三钱，青连翘三钱，双钩藤二钱，生铁落一两，紫石英一两，怀牛膝一两，西瓜子仁二两。

方义：脑出血症最忌用动物药，惟血压下降后，亦可渐渐用之，本方即用僵蚕、地龙、桂枝诸药，通达络道，如见效即可加入活血药矣；白薇、玳瑁清脑，治晕；杭芍、甘草缓和神经，余药同前，不重赘述。

四诊：前方连服 2 剂，头部痛晕已见少效，右半身亦有，疼痛感觉是乃佳象，若仍不痛不麻，毫无知觉，恐成半身不遂症，无能为力矣。

处方：杭白芍四钱（桂枝木五分，同炒），片姜黄一钱半，金狗脊（去毛）五钱，芜蔚子二钱，炒蒲黄一钱半，首乌藤五钱，白蒺藜五钱，双钩藤二钱，白僵蚕（炒）一钱半，酒地龙二钱，东白薇二钱，龙胆草一钱，条黄芩三钱，黄菊花三钱，青连翘三钱，炙甘草五分，灵磁石一两，紫石英一两，怀牛膝八钱，嫩桑枝一两，西瓜子仁二两。

煮汤代水煎药。

方义：片姜黄达上肢，金狗脊达下肢，芜蔚子活血治头痛，蒲黄治语言不利，余药与前方同。

五诊：前方连服 3 剂，头部痛晕大效，血压收缩压降至 145mmHg 以下，语言仍不甚利，右半身仍有疼痛感觉，口眼歪斜已正，再进前方，药味不改，语云"效不更方也"。

六诊：四诊方又服 3 剂，共计 6 剂之数，诸症均效，头已不痛，惟晕，自觉语言时舌根较前活动，右手渐能抬举，右腿尚不吃力，仍本前法，稍加更改，再服 3 剂。

处方：灵磁石八钱（紫石英六钱，同包），嫩桑枝一两，怀牛膝八钱，双钩藤二钱，生白果（打）十枚，明玳瑁三钱，条黄芩三钱，首乌藤五钱，白蒺藜五钱，金狗脊（去毛）六钱，宣木瓜二钱，片姜黄一钱半，炒蒲黄一钱半，旋覆花一钱半（新绛一钱半，同包），酒地龙二钱，白僵蚕（炒）一钱半。

方义：白果治头晕；木瓜治腿痛；新绛、旋覆花为活血通络剂；余药与先同。

七诊：前方连服4剂，头晕更减，右臂抬举渐高，持物尚觉无力，右腿试行数次，仍不甚利。

处方：灵磁石八钱（紫石英五钱，同包），金狗脊（去毛）六钱，桑寄八钱，宣木瓜二钱，功劳叶三钱，伸筋草二钱，片姜黄一钱半，左秦艽一钱半，旋覆花二钱（新绛一钱半，同包），酒地龙二钱，白僵蚕（炒）一钱半，炒蒲黄一钱半，龙胆草七分，条黄芩三钱，怀牛膝五钱。

方义：本方多用通达经络诸药，除以先用者外，又加功劳叶、伸筋草、左秦艽三味。

八诊：前方又连服4剂，症情更减，经人扶持已能下地行走。右臂及手较先更觉活动，言语虽不能为常人之自如，已能迟缓试步，症状如斯，渐入良途，今拟善后方剂，俟后每隔1日即服1剂。或每星期内服2剂，至愈为度。

处方：紫石英五钱（煅灵磁石六钱，同包），金狗脊（去毛）六钱，功劳叶三钱，左秦艽一钱半，杭白芍四钱（桂枝木五分，同炒），宣木瓜二钱。伸筋草二钱，虎骨胶二钱，大熟地黄三钱（砂仁一钱半同捣），炒蒲黄一钱半，片姜黄一钱半，白僵蚕（炒）一钱半，酒地龙二钱，炙甘草五分，旋覆花一钱半（新绛一钱半，同包），怀牛膝三钱。

方义：石英、磁石、牛膝降血压，安脑神；金狗脊、功劳叶、左秦艽、桂枝木、宣木瓜、伸筋草、虎骨胶、白僵蚕、酒地龙、新绛、旋覆花、片姜黄活血通络达四肢；熟地黄养血；杭芍、甘草缓和神经止疼痛。

（朱世增. 近代名老中医经验集——施今墨论临证. 上海中医药大学出版社）

【诠解】 患者素善饮酒，面赤，血压收缩压180mmHg，神识不清，临床考虑脑血管病，证属酒积伤肝，风火夹痰，破损脑脉，辨证为中风中脏腑证。治疗上首先用安宫牛黄丸重镇清火透窍，使神志得清，治疗及时得力，扭转危局。从诸多名医家及笔者自身体会来看，使用含有天然麝香、天然牛黄及犀角（现以浓缩水牛角粉代替）的安宫牛黄丸对开窍醒神、恢复意识、防范脑出血病灶扩大及再次复发，疗效确切。

二诊患者神志已清，说明脑窍得开。语言不利，头痛而晕，右半身动转不遂，说明痰瘀浊毒痹阻络脉，喉中痰声辘辘，为风痰上涌，大便不下已3日说明肠腑不通，正需清肝火平肝风，重镇潜阳，通腑化痰导下，从而降低血压，减少复发风险。一诊施老用药有以下几个特点：①通腑药物的应用。酒川军（酒大黄）、元明粉、枳实炭为承气汤方，大黄酒制活血化瘀，缓其急下之性，元明粉（芒硝）润下和缓，清热软坚，泻下风火、胶固之痰，枳实炒炭存性，缓其通墙倒壁之力而留存破降三焦气机郁滞之性，使气机升降之道得以畅通。通过承气汤的运用，可使在上在内停滞之痰火、湿毒、瘀血得以泻下排出，有效降低颅内压力，防止脑部血脉再次破裂及出血灶扩大。大黄酒制、枳实炒炭缓其药性而不失药力，避免了峻下伤正的弊端；随着病邪从肠腑下泻，还能避免风火之邪和痰湿瘀血勾连在一起而盘踞作乱，破伤脑脉。可见，在中风急性发作期使用承气汤方通腑泻下，对阻断病势进一步发展、稳定病情有着重要作用，可说是釜底抽薪之法。②清湿热药物的应用。龙胆草、黄芩、连翘可泻心肝之火，特别是龙胆草苦寒，直折肝火并能清泻肝经湿热，对酒积伤肝者正能和承气汤相配以清解肝中湿热，改善受损的肝脏功能，如果此处再配以夏枯草、罗布麻叶清肝泻火、降血压，改善头晕头痛似更妙。③潜降结合，抑制肝风肝阳上逆。患者头晕头痛是因为风阳上逆，客于脑脉所致，方中首乌藤、白蒺藜、双钩藤、滁菊花、桑枝、桑叶可散风平肝通络；生铁落、紫石英为金石之品，质重能降，可潜镇摄纳肝风肝阳，防止引发脑脉新的破损；怀牛膝补肝肾，强筋骨，引药引血下行，可助承气汤、泻火散风药、金石重镇药降肝气。紫石英性温，以风火为主证之时是否合适，值得思考。张锡纯在《医学衷中参西录》中提到风阳之证常用龟甲、生赭石、灵磁石、珍珠母、生牡蛎等药潜镇肝阳，验之临床多见良好效果。二诊施老辨证思路清晰，药物选用及剂量能兼顾患者体质和证候虚实特点，将清心肝之火与潜镇肝阳同用，结合通腑泻浊法，体现出精深的临证把握能力和用药水平。

三诊、四诊施老牢牢把握二诊治疗思路，守方治疗，效果渐显。因大便已通，所以去掉了酒大黄，元明粉和枳实炭。笔者认为中风总属阴虚于内、阳浮于上，发作期风阳夹火、痰、瘀上犯，阴阳气血逆乱，升降出入失司，这种逆乱的气机会进一步加重津液运行的障碍，最终导致痰浊凝滞三焦。三焦者决渎之官，水道出焉，气化则能出矣。无气化则津液必然停滞，而津气运行道路的枢纽在脾胃，只有脾气升清，胃气通降，津液才能归于正化。脾胃升清降浊的关键在于膈气畅达。因此，应保留破降三焦之气的枳实，又或减量或者换用枳壳，使药性不猛但能通膈降气。三诊施老加用了酒地龙，其性咸润，重在通络溶栓，软化血脉。玳瑁咸寒，重镇平肝阳，在降低因肝阳亢逆所致的高血压症上，较普通介类药物药效更强。四诊中姜黄达上肢，金狗脊达下肢，茺蔚子活血治头痛，蒲黄治语言不利，体现出施老丰富的用药经验。

五诊后，患者病情稳定改善，加强舒筋通络，活血调养之品，竟得以康复行走。此时如加用枸杞子、杜仲、刺五加等甘平益肾强筋骨之品，似比单用狗脊、熟地黄效力更强。

纵观全案，酒积之辈多风火痰邪为患，阴损及阳，施老辨证用药准确，及时应用安宫牛黄丸醒神开窍，转危为安，在治疗进程中对病机变化的轻重缓急把握严密，疗效显著。如在散风平肝上伍以全蝎，化瘀止血上配以三七粉，似效力更著。

邓铁涛医案

（安宫牛黄丸，开窍之利器）

陈某，男，62岁，中医师。

初诊：1984年5月9日。

病史：患者于1984年5月8日晚洗头时突觉右侧上下肢活动无力，继而出现失语，右侧上下肢体偏瘫，神志昏迷，即请当地卫生所值班医师检查，体温37.8℃，血压160/110mmHg，神志昏迷，被动体位，体胖，面赤身热，双瞳孔等圆等大，右鼻唇沟变浅，口角左歪，颈软，肺气肿征，双肺底可闻小湿啰音，心率104次/分，律不整，右侧上下肢体弛缓，巴宾斯基征阳性。

既往史：有高血压病史10多年，平素嗜烟酒。起病后曾请附近医院神经科医师会诊，拟为"脑出血与脑血栓相鉴别，建议暂不宜搬动，应原地治疗，待病情稳定后再送医院做CT进一步确诊"，因所在地为工厂卫生所，鉴于设备及医疗条件所限，治疗上颇感棘手，遂请余会诊。

诊查：症如上述，烦躁，间有抽筋，气粗口臭，喉间痰声辘辘，大小便闭，口唇红而干，舌红绛，苔黄厚干焦，脉弦滑数。

辨证：中风证（中脏腑）。证属肝风内动，痰瘀阻塞清窍。

治法：平肝息风，豁痰化瘀开窍。

处方：①安宫牛黄丸每天1粒半，其中1粒内服，余半粒用冷开水10ml调匀，用棉枝频频点舌。②针刺太冲（双），用泻法。③中药：羚羊角骨30g（先煎），竹茹12g，天竺黄5g，草决明20g，胆南星、地龙、三七片（先煎）、橘红各10g，连翘12g，陈皮5g，丹参18g，每天1剂，连服4天，第2天由于患者合并肺部感染较明显，故加强抗感染，肌内注射青霉素、链霉素，每天2次，连用1周。

二诊：5月13日。患者神志转清，喉间痰鸣消失，呼吸平顺，口臭略减，失语及右侧上下肢偏瘫如前，大便自起病后闭结，舌红，苔黄厚干，脉弦滑。血压140/90mmHg。

处方：①安宫牛黄丸用法同前。②大黄30g，煎水200ml低位保留灌肠（灌肠后约1小时排便3次，量约1000g）。③中药：石决明30g（先煎），竹茹12g，白芍15g，枳实、石菖蒲、胆南星、法半夏、三七片（先煎）、橘络、丹参各10g，太子参20g，每天1剂，连服4天。

5月17日外出到某医院做颅脑CT检查，意见为：大脑左半球底部和内囊部位血肿（大小约5.5cm×3.6cm×6cm）。因病情稳定，经家属要求于5月17日转某中医院住院。住院期间，中药用安宫牛黄丸、温胆汤，西药用能量合剂、醒脑净等。

三诊：6月6日。神清，体倦神疲，语言不利，右侧肢体偏瘫，二便自调，舌质淡，苔薄白，脉细。证属气血两虚，脉络瘀阻。改用益气养血、祛瘀通络。拟方用补阳还五汤加味。

处方：黄芪100g，赤芍、川芎、归尾、桃仁、红花各6g，地龙、石菖蒲各10g，五爪龙、鸡血藤各30g，每天1剂。

另加服猴枣散早晚各1支，用上方为基本方加减调治近10年。

1985年6月6日颅脑CT复查意见为：大脑左半球血肿吸收后空洞形成。现患者仍健在。生活基本能自理。

（邓铁涛.跟名师学临床系列丛书——邓铁涛.中国医药科技出版社）

【诠解】 患者高血压病史10余年，素好烟酒，形体肥胖，有肺气肿体征，说明平素体质是以痰热内盛，肝阳上亢为主。起病急，神志昏迷，肢体偏瘫，口角歪斜，诊为中风中脏腑证，大小便闭，烦躁，抽搐，气粗口臭，喉间痰声辘辘，舌红绛，苔黄厚干焦，脉弦滑数，证属阳闭实证。邓老辨为"肝风内动，痰瘀阻塞清窍"，辨证精准。治疗上用安宫牛黄丸内服清热解毒、镇惊开窍。邓老在原按中提到用安宫牛黄丸点舌，通过口腔黏膜吸收药物，开辟了抢救中风昏迷患者的给药新途径，经临床观察，点舌后昏迷患者痰涎分泌明显减少，对促进患者复苏，争取治疗时间起着重要的作用，是抢救中风昏迷患者的一种简便有效的方法。该法依据"心主神明""心开窍于舌"的中医理论，结合临床实际所创，值得进一步研究、总结和推广。针刺肝经原穴"太冲穴"，并用泻法，可清泻肝火、平息肝风，助中药提高疗效。一诊汤药以羚羊角直入厥阴肝经，清热息风、平肝潜阳；连翘泻心肝之火，配草决明清肝润肠通便；地龙息风止痉，溶栓化瘀；陈皮、橘红降肺气，合天竺黄、竹茹化痰开窍；胆南星祛风痰，通达阻痹之经络；三七、丹参化瘀止血，全方药力强盛，配合抗生素静脉滴注，属有效的治疗方案。笔者细细推敲，患者中风阳闭实证，风火夹痰瘀阻痹心窍，邪势元盛，急用安宫牛黄丸开窍醒神是力挽危局的关键。

患者喉间痰声辘辘，气粗，脉弦滑数为痰火内阻胸膈，热邪迫肺，肺气不降；口唇红而干，舌红绛，说明热势深入营血分，热迫血妄行，热伤气阴；而大、小便闭、口臭、苔黄厚干焦，为阳明经热、阳明腑实俱备。因此，初诊除了清热化痰、泻火平肝以外，应适当考虑承气汤、白虎汤的应用，用大黄、芒硝、枳实、瓜蒌、石膏、麦冬、生地黄、玄参之属，既能破降胸膈痰阻气机，又能通腑泻下，荡涤肠腑积滞，清泻营血分热邪。再者，善清心肝之火，又能清解肺胃邪热应首选黄连；陈皮、橘红性温，不如枳壳苦辛酸凉之性更适用于风火实热证。《神农本草经疏》云：《经》曰：肺苦气上逆，急食苦以泄之，枳壳味苦，能泄至高之气，故主之也。又肺与大肠为表里，风邪入肺，则并入大肠，风热相搏而为肠风下血，苦寒下泄之气，则血热清而风自除矣。其主，散留结胸膈痰滞，逐水，消胀满，安胃诸症。"风火夹痰瘀上涌之实证中风多以出血为主，似可适量使用三七、炒蒲黄等化瘀止血。风象明显，痉挛抽搐之证，应选用羚羊角粉息风止痉。中风重症中，如加用全蝎、灵磁石，则潜镇祛风之力倍增，还可佐用远志交通心肾，生地黄凉血滋阴清热，牛膝引血下行，平肝潜阳，降低血压。

二诊，患者经CT检查确诊为脑出血。诊时神志转清，说明神窍得开；喉间痰鸣消失，呼吸平顺，口臭略减，说明肺气下肃，痰热得减；失语及肢体偏瘫，大便闭结，舌红，苔黄厚干，脉弦滑，则说明腑实未去，风痰夹瘀阻于络脉，内热犹存。邓老重用大黄灌肠通腑，荡涤肠腑积滞，单刀直入，此法简单易行，非常值得推广。汤药续用前法，用石决明平肝潜阳，法半夏、竹茹、胆南星化痰开窍祛风，石菖蒲化痰开窍，太子参益养肺胃气阴，弃陈皮、橘红而改用枳实，三七化瘀止血。在患者未经手术治疗的情况下，邓老延续了首诊的有效方药，加强了平肝潜阳，化痰开窍及通腑泻浊的用药，整个治疗切合病机，用药灵活精粹，在极短的时间里力挽危局。既验证了中医能够在急难重症的治疗中发挥重要作用，也为后来学者竖立了典范。

三诊时患者已治疗月余，右侧肢体偏瘫，体倦神疲，语言不利，脉细，说明气虚推动无力，脉络瘀阻，当益气养血，通络开瘀。邓老重用黄芪益气行血化瘀生血，另用猴枣散替代安宫牛黄丸化痰安神、息风平肝。笔者曾经在临证中发现：黄芪补虚，走而不守，配合当归可补气生血，补气行血，剂量用至120～250g，对于改善中风后遗症有良好效果。1年后，患者经CT复查，脑部出血灶完全吸收，经10年应用补阳还五汤加减调治，生活基本自理，疗效良好。

张镜人医案

（高年中风，益养为主，慎事攻邪）

（1）章某，女，72岁。1991年6月10日初诊。

主诉：突然昏倒，进行性意识减退伴左侧肢体偏瘫。

病史：患者于4周前突然昏倒，随即神志转清，但左侧肢体不能运动，CT检查示右侧基底节血肿，给予脱水、止血等治疗。症情无改善，意识渐差，于5月12日局部麻醉下行"钻孔血肿引流术"，并多次以尿激酶冲洗。3天后患者神志转清，CT查颅内血肿已消失，但左侧肢体仍偏瘫，语言謇涩，喉痒痰稠，口干，二便尚调。舌质红而光、质胖，脉弦细而滑。检查：6月4日CT平扫示右基底节血肿引流术后，血肿已消失，残留长条状低密度影，右基底节腔隙灶，脑室系统较扩大。查左上下肢肌张力减退，肌力0级，左侧巴宾斯基征（＋）。辨证：年高气阴亏虚，风中经络，经气痹滞。诊断：①西医诊断：脑出血，右侧基底节血肿。②中医诊断：中风。治法：益气阴而和络脉，兼佐调营化痰。

处方：川石斛9g，太子参9g，赤芍9g，白芍9g，炒桑枝15g，路路通9g，广郁金9g，干石菖蒲5g，炙远志3g，茯苓9g，山茱萸9g，炒牛膝9g，炙僵蚕9g，陈胆南星3g，香谷芽12g。17剂，每日1剂，水煎服。

6月29日二诊：左手指稍能活动，痰稠口干，大便干结，小溲频数，小腹坠胀，脉细弦带滑，舌干质红。依前法加减。

处方：川石斛9g，太子参9g，南沙参9g，赤芍9g，白芍9g，炙远志3g，广郁金9g，炙僵蚕9g，竹沥半夏9g，连翘9g，银花藤30g，台乌药9g，蒲公英30g，白茅根30g，全瓜蒌15g，望江南9g，炒桑枝15g，香谷芽12g。

随访：服药月余，左侧肢体渐渐能活动。二诊时合并尿路感染，尿常规检查：白细胞（＋＋＋），服药后亦逐渐好转。乃出院门诊继续治疗。

（《中华名中医治病囊秘·张镜人卷》）

【诠解】中风一病有中脏腑、中经络之分，神志不清（中脏腑）与清楚（中经络）是区别两者的关键，但临证时中脏腑者常伴有中经络症状，中经络者亦可病邪内陷，转化为中脏腑证。本案虚实相兼，气阴亏损为本，痰瘀交阻为实，高年体弱为本，经络痹阻为标。益气阴，化痰瘀，乃标本同治，虚实兼顾也。出血性脑血管病的基本病机演变规律可归纳为：气阴亏虚是诸邪产生的根本，多在诱因的作用下，致络破血出，形成瘀血阻脑，由此而诸邪盛极，毒邪因之而生，进一步耗损气阴，使神机受伤。后遗症期则是邪却正气渐复，以气阴未复、痰瘀阻络为病机。基于以上病机，当以益气养阴活血为治疗根本大法。益气养阴补其虚损，此为治本之法，应贯彻始终；活血通经之法治其标，但应随证辨治，或佐以化痰，或兼以平肝息风，或合用清热解毒，或并用开窍醒神。益气养阴之品，常选用黄芪、生地黄、玄参、石斛、沙参、人参等。若配伍得当，则绝无碍于祛邪，亦无助邪之弊。若见痰热腑实，多有耗气伤阴，亦必益气养阴。益气勿虑助热反利于化痰，养阴勿虑助痰湿反益于清热。再合以清热化痰通腑之法，意在升降气机，顾护气津。离经之血即为瘀血，瘀血既成，活血之品当用。然脑府病理生理特殊，故惟新血外溢时，破血之品当慎用。补益气阴，气足则血得以摄，滋阴则上亢之阳得以潜伏，则无虚火扰动血脉之虑也；至于血肿扩大之际，当施以凉血止血、活血止血之法，根据患者个体病情之差异，酌情选用野山参、西洋参、生地黄、三七、牡丹皮、赤芍、牛膝等品。一旦血肿稳定，即可径用活血之品，乃至破血之品如水蛭之属，在益气养阴扶正的基础上，当无活血化瘀之品耗散气血之虞。

（2）张某，男，65 岁。1990 年 9 月 16 日初诊。

主诉：口眼歪斜，半身不遂，嗜睡 3 天。

病史：患者于 9 月 13 日清晨 7 点半突然呻吟，神清，但说话含糊，口齿不清，口角及双眼向右侧偏斜，左侧肢体瘫痪。既往有冠心病、高血压病史。现尚有身热，嗜睡昏沉，呼之能应，喉间痰鸣，呃逆频频，无二便失禁。舌质红短缩，苔干黄，脉濡滑，重按无力。

检查：目及口均偏向右侧，伸舌不能，瞳孔等大，光反射存在。左侧肢体瘫痪，肌力 0～1 级，双侧病理反射阳性，左侧明显。

辨证：风痰痹阻络脉，内蒙心神，虚气上逆，高年尚须防其陡变。

诊断：①西医诊断：脑血管意外（脑出血）。②中医诊断：中风。

治法：扶正醒神而祛风痰。

处方：皮尾参9g（另煎，代茶），鲜石斛15g，南沙参15g，干石菖蒲5g，炙远志5g，广郁金9g，老天竺黄5g，陈胆南星3g，炒柿蒂7枚，刀豆子9g（切），炙枇杷叶9g（包），川贝粉5g（冲），旋覆花9g（包），代赭石30g（先煎），淡竹沥1支（冲），生姜汁2滴（冲）。12剂，每日1剂，水煎服。

9月29日二诊：身热逐渐减退，神志尚清，对答切题，痰少，略有咳呛，仍嗜睡，昨日大便溏泄3次，溲多，脉右细滑、左虚弦，苔白腻较润。风痰尚未尽撤，正气已见亏损，仍拟扶正固本而祛风痰。

处方：皮尾参9g（另煎，代茶），鲜石斛30g，南沙参15g，干石菖蒲5g，炙远志3g，广郁金9g，老天竺黄5g，生白术9g，炒赤芍15g，炙银柴胡6g，炒桑枝12g，川贝粉5g（冲），炙枇杷叶9g（包），淡竹沥1支（冲），生姜汁2滴（冲），钩藤9g（后下）。6剂，每日1剂，水煎服。

9月4日三诊：神志清晰，左侧肢体偏瘫，二便尚调，左脉弦滑、右脉濡，舌红，苔黄。治法：益气阴祛风痰，佐以平肝清热。

处方：皮尾参9g（另煎，代茶），鲜石斛30g，南沙参15g，老天竺黄5g，陈胆南星5g，干石菖蒲9g，广郁金9g，炙远志5g，川贝粉5g（冲），生石决明15g（先煎），钩藤9g（后下），瓜蒌皮9g，炒桑枝12g，炒赤芍15g，淡竹沥1支（冲），生姜汁2滴（冲）。12剂，每日1剂，水煎服。

随访：药后症情稳定，乃出院继续门诊治疗。

（《中华名中医治病囊秘：张镜人卷》）

【诠解】 中风急症，意识模糊不清，当属中腑重症，首应化痰开窍以明心神，宗菖蒲郁金汤法为主加减。但患者舌苔干，质红而舌短缩，可知阴液已显枯涸。其时又忌滋腻，故急投皮尾参、石斛、南沙参之类清润不腻之品以护阴固本。脉濡滑，重按无力，说明本虚为主，患者又重病而兼见呃逆，是胃气衰败出现的虚逆，属凶险证候。配合柿蒂、刀豆子、旋覆花、代赭石降逆止呃。全局统筹，病情逐步好转，神志渐清，呃逆亦平。峰回路转，治疗进入坦途，乃掺入平肝清热、和营通络之品继续治疗。

张琪医案

医案 1（苦寒清降、通腑泻浊，辨治中风闭证）

刘某某，男，46岁，工人。1970年4月14日初诊。

有高血压病史。于1周前突然昏迷跌倒，继则出现右侧上下肢瘫痪。经某医院诊断为脑内囊出血。病人意识不清，口眼向左歪斜，牙关紧闭，右侧瞳孔散大，高热持续不退。血压170/100mmHg，病理反射阳性。虽用多种抗生素，其热不退。1970年4月14日请中医会诊。病情如下：

病人昏不知人，右侧肢体瘫痪，口角歪斜，面颊赤，唇干。胸部烦热，牙关紧闭，喉中痰声拽锯，呼吸气粗，双手紧握。大便7日未行，遗尿，小便赤涩，腹部拒按，发热不退。舌红苔黄燥，脉滑数有力。病属中腑，痰热内阻，腑实不通。以化痰清热，开窍通腑泻浊之剂。

处方：半夏15g，橘红15g，麦冬20g，玄参20g，生地黄25g，黄连10g，黄芩15g，郁金15g，石菖蒲15g，大黄10g，菊花20g（后下），蒺藜20g，甘草10g。

4月17日二诊：服前方2剂，体温降至37.2℃，病人意识稍清，但仍处于半昏迷状态，可对话一二句，烦热之象大减，牙关已开，大便仍未行，小便已知。舌苔厚而干，脉弦滑有力。此痰热及内结之实热稍减，清窍见利，但大便未通，以前方增减，加芒硝以软坚通便。

处方：大黄15g，芒硝15g（冲），橘红15g，枳实15g，郁金15g，川连10g，黄芩15g，菊花15g（后下），玄参20g，生地黄20g，麦冬20g，蒺藜20g。

4月20日三诊：服药2剂，大便下行3次，量较多，坚硬成块，意识逐渐转清，已能对话，烦热已除。舌质鲜红，苔白干。体温36.4℃，喉部痰声已减，从证候可知腑实已通，痰热得清，清窍已开，继续以前法治之。

处方：半夏15g，胆南星15g，橘红15g，茯苓15g，石菖蒲15g，郁金15g，玄参20g，甘草7.5g，黄连10g，黄芩15g，大黄7.5g，生地黄20g，麦冬20g。

4月27日四诊：服药3剂，舌强已明显好转，吞咽稍呛，右侧半身偏瘫。舌质红，苔已退，脉弦滑。宜清热养血活络。

处方：秦艽15g，羌活10g，独活15g，防风10g，川芎15g，白芷15g，黄芩

15g，生地黄20g，生石膏40g（碎），当归20g，白芍20g，苍术15g，茯苓15g。

5月3日五诊：服前方5剂，诸症悉减，尤以患侧肢体功能恢复明显，血压150/100mmHg，舌、脉同前。继服前方。

5月15日六诊：服药6剂，肢体功能明显恢复，可扶杖下地走几十步，上肢稍能抬起，仍用上方加地龙15g。

5月27日七诊：服上方8剂，肢体功能明显恢复，以前方增减续服。

病人连续服前方20剂后，肢体功能已基本恢复，可以自己料理生活。

【原按】 中风急性期，气与血并走于上，气有余便是火，火不得泻，亢盛于上，阳亢风动，痰火上扰，蒙闭清窍，同时邪热内炽，痰热互结，阻滞中焦，腑气不通。腑不通则窍不开，热不去则风不息。腑气不通又可使气血逆乱，气机升降失常。治当用苦寒峻下，通腑泄热，下其燥结，驱其肠胃积滞，使邪热失去凭借，热去则风自消、邪热燥结去。

"下不嫌早"，只要不是极虚欲脱，无论有无腑实之证均可用。腑实者泄热通腑，无腑实者峻下热结，潜纳风阳，预防腑实。在辨证用药基础上加大黄、芒硝峻下泄热之品。服药后见腹泻水样便，泻下黏冻状或酱红色大便者疗效为好，大便保持每日2~3次为宜。若大便次数增多且量多稀烂，出现口干、皮肤干、舌红干等伤津之象当停用。宜遵循"中病即止""衰其大半"的原则，切忌泻下过量，以免耗伤正气。中医学家任继学亦认为中风在急性期，为标急本缓、邪实于上的新暴之病，必宜"猛峻之药急去之"，治法以泄热醒神、化瘀豁痰为主，用药以通利为主。病发72小时以内者，必投三化汤加蒲黄、桃仁、煨皂角水煎服之，得利停服。

中风恢复期，患者意识逐渐恢复，但肢体多活动不利，生活不能自理，因而患者有焦虑、抑郁、悲观等情绪。此时风消热去，虚象渐显，以津液亏伤为主，津伤则肠燥，加之肝郁不疏，腑气不通，从而虚实并见，气血亏虚，精液耗伤，夹痰夹瘀。此时出现便秘，应在辨证基础上加甘温润下通腑之药，使腑气通畅、邪有出路、气血调畅，则病可趋愈。一般采用补虚通腑，与活血、化痰、息风、滋阴诸法合用，如益气通腑、护阴通腑、活血通腑等，用药配肉苁蓉、火麻仁等温润之品。

中风发于实、归于虚，病位于脑。治疗应平定逆乱之气血，使脑气血通畅，才可使神机复原。而下法治疗中风，能"上病下取"，引血下行，使腑气通畅、升降复常。能泻下有形之腑实结热，也可泻无形之邪热，使邪有出路，从而使"上走之气血"复返，元神之府自清。腑气通，脾胃气机升降复常，气血方能正常敷布。急性期用下法能有效扭转病势，而恢复期用下法能使腑气通畅、气血运行，预防中风再次发生。

（史大卓，李立志．专科专病名医临证经验丛书——心脑血管病）

【诠解】 本案患者经西医确诊为脑内囊出血，其神志昏迷，意识不清，中医诊断为中风闭证。经1周住院治疗，仍神志不苏，高热不退。刻诊：面颊赤，唇干，胸部烦热，小便赤涩，此为内热亢盛；腹部拒按，大便7日未行，此为阳明腑实；牙关紧闭，喉中痰声拽锯，呼吸气粗，舌红苔黄燥，脉滑数有力，昏不知人，此为痰热壅盛，蒙闭心窍。综合四诊，为肺胃心肝内热亢盛，风痰火邪蒙闭心窍，阳明腑实不通。其主证在于风火痰瘀胶结，无以火证最为突出，当务之急在于通腑泄热，才能降气火亢逆，解心脉瘀闭。张老以麦冬、玄参、生地黄、川连、黄芩，苦寒合甘润之品清热泻火，养阴凉血；大黄、活血化瘀，通下阳明；郁金入心包行气开郁，石菖蒲辛香，化痰开心窍，合半夏、陈皮化痰通膈降气，解痰迷心窍，共奏化痰开窍醒神；菊花、蒺藜，散风平肝；甘草和中，调和药性。整方融清热养阴、凉血开窍、化痰通腑于一体，重剂群药应对火热，直折其火，患者神识有所改进。

一诊得效，烦热之象已减，但大便仍未通，符合"下之不下，当属下证无疑"。当气火上炎，其势亢盛，不釜底抽薪，急下存阴，体内之痰瘀毒素内结，充斥弥漫，严重影响颅内瘀血的代谢吸收和消散，患者神志难以恢复。所以二诊增加芒硝润肠软坚通便，枳实破降气机，合大黄共同强化通腑之力。二诊用药加大了清热和通降腑气的力度，符合"治病必伏其主"之意。在面对急危重症时，首先要抓住最主要最核心病机，分清寒热虚实、标本先后与宜忌，才能制定好治疗的整体思路和治法方药的先后次序，才能有效地扭转病势。

三诊，患者泻下大便3次，量较多，坚硬成块，意识逐渐转清，已能对话，此烦热已除。说明二诊强化降气通腑完全正确，符合"下之不下，当下之"。从其舌红、舌干来分析，气火虽降，但仍余留痰热，所以三诊仍然使用一诊方药思路，以清热养阴化痰为主，去枳实、芒硝等强烈通下之药，以免反复攻下，损伤正气。

四诊至七诊，气火痰热已平，患者神志、言语清晰，证候以风、痰、瘀血阻滞经络，肢体偏瘫为主，所以用秦艽、羌活、独活、防风、川芎、地龙祛风通络治血；黄芩、生地黄、生石膏、当归、白芍清热养阴活络。连续服20剂后，肢体功能已基本恢复，病患可以自己料理生活，疗效显著。

纵观本案的整个治疗过程：①从标本虚实角度来分析，患者是以标实为主证。②从病机角度来看，以风火痰瘀胶结，痰热腑实为主证，其中火热证候尤为突出。张琪先生紧紧抓住这两个方面的病机要点，通过清热泻火，通降阳明腑实，兼顾兼症，随症加减，药症对应，重新恢复了机体气化升降机制，排出瘀毒，最终扭转病势，病愈康复。

医案2（善用通腑泻下，气机自得斡旋升降）

王某某，女，72岁。1971年12月27日初诊。

有高血压病史，常头痛，眩晕。于1971年12月24日突然昏迷，跌倒，意识不清，左半身偏瘫，病理反射阳性。某医院诊断为脑出血，定位在内囊内侧。病人发热不退，体温在38.5～39.0℃，给庆大霉素，红霉素热不退。或一时下降，旋即又升。同时给维生素K，硫酸镁等止血及降低颅内压药物。病人昏迷渐加深，于12月27日邀诊。

病人昏迷不醒已3夜4天，面颊潮红，右眼瞳孔缩小，身热（体温38.5℃），头额发热，手心热，大便4日未行。牙关紧闭，小便赤涩，遗尿。气促，口眼㖞斜，左侧上下肢偏瘫。舌绛苔黄燥，脉弦劲滑数。血压160/90mmHg。此属中腑闭证。因肝阳暴涨，痰火壅盛，清窍闭塞，实热内结所致。治宜清肝泻火，豁痰开窍。

处方：半夏15g，橘红15g，茯苓15g，郁金15g，黄芩10g，黄连7.5g，石菖蒲15g，生地黄20g，麦冬15g，大黄7.5g，菊花15g（后下），蒺藜15g，甘草5g。

12 月 29 日二诊：服前药 2 剂，体温下降至 37℃，意识转清，呆滞、额痛、胸部烦热，扬手掷足，大便未行，下腹左侧拒按，小便黄。舌苔白厚而燥，质绛，六脉弦劲滑数。此清窍虽开，痰热稍轻，但腑实未通，宗前法加重滋阴泻下之力。

处方：大黄 15g，生地黄 30g，玄参 25g，麦冬 25g，黄芩 15，黄连 10g，半夏 15g，橘红 15g，石菖蒲 15g，桃仁 15g，蒺藜 20g，甘菊 15g（后下）。

1972 年 1 月 2 日三诊：继服前方 2 剂，大便行 2 次，量多，大部如羊矢之状，坚硬奇臭，便后头额已不痛，体温降至 36.4～36.5℃，烦躁畏热等症消失，意识清醒，睡眠好，饮食已味，左侧上下肢瘫痪。血压 140/80mmHg。舌质转红、舌苔薄，脉弦滑不数。此腑实已通，清窍开，痰热清，已脱离险境。再以清化痰息风之法善其后。

处方：半夏 15g，橘红 15g，茯苓 20g，竹茹 15g，甘草 10g，石菖蒲 15g，黄连 10g，黄芩 15g，生地黄 20g，麦冬 20g，甘菊 15g（后下），钩藤 15g（后下）。

1 月 6 日四诊：用前方 2 剂后，食欲转佳，头已不痛，意识清醒，体温正常，舌苔退，脉弦无力。血压 140/80mmHg。但不欲言，右侧上下肢偏瘫。以养血疏风活络法治之，以改善肢体功能，但年迈之人，恢复非易。

【原按】 中医用通腑法治疗中风，源远流长，早在东汉末年张仲景的《金匮要略·中风历节病脉证并治》中就有"风引汤：除热瘫痫"的记载，风引汤组成中大黄为主药。华佗《中藏经》云："人病中风偏枯……在中则泻之……泻，谓通其塞也。"

金元时代，张从正首先明确提出中腑用三化汤（大黄、枳实、厚朴、羌活）通下论治。其所创的三化汤为治中风腑实便秘的代表方。其后刘河间提出一中风"内有便溺之阻格"者可用三化汤以及大承气汤、调胃承气汤治疗；明·王肯堂复拟三一承气汤治疗中风便秘、牙关紧闭、浆粥不入者。清·沈金鳌著《杂病源流犀烛》中说，中风若"二便不秘，邪之中犹浅""中脏者病在里，多滞九窍……如唇缓、二便闭……邪之中较深，治宜下之……中腑者病在表，多着四肢，其症半身不遂……然目犹能视，口犹能言，二便不秘，邪之中犹浅"。此以便秘与否来判断中风病势的深浅。三化汤载于《素问病机气宜保命集·中风论第十》，乃小承气汤加羌活而成。羌活不独是祛风，重在升举清气，宣郁开窍，疏通经络，与小承气汤配伍，一升一降，一开一通，具有宣行气血、通腑开结、调畅气机、开通玄府的作用。小承气汤不仅清热泻火，宽中行气，而且更具有降泻痰浊，通瘀导滞的奇特功能。用治中风病急性期，可使诸窍畅利，清升浊降，气顺血和而病趋愈。近代医家张锡纯在《医学衷中参西录》中谈及中风时云："其人之血随气而行，气上升不已，血随之上升不已……是以治此证者以通大便为要务。"并提出："初服建瓴汤一两剂时，可酌加大黄数钱。"以上说明，历代医家已初步认识到用通腑法治疗中风具有调节气机升降的作用。

化痰通腑法治疗脑梗死急性期，可以改善新陈代谢，排除毒素，增加胃肠蠕动，调节自主神经功能紊乱，降低机体应激状态，降低颅内压，减轻脑水肿，改善脑循环，预防和减轻应激性溃疡和肺部感染，减轻神志障碍，起到排毒护脑的作用，使患者较易度过急性期，对患者的后期康复非常有利。

（史大卓，李立志．专科专病名医临证经验丛书——心脑血管病）

【诠解】 从大量脑出血病人案例分析来看，患者多数患有高血压病，阴虚阳亢的体质居多，病证特点为外风煽动肝风内动，临床表现为风火突出，痰瘀胶结，特别是大面积脑出血者，火势亢盛，风痰蒙闭心窍、神志昏迷。在整个病势发展中，大便不通，痰热壅积、腑实不通是中风闭证病人的一个共同特点。此案病人就是这样，舌绛苔黄燥，脉弦劲滑数，肝阳暴涨，痰火壅盛，清窍闭塞，同时大便不通，所以通腑泻下痰热是此等病证治法最为重要的思路之一。常用的泻下药就是以承气汤类方加减，主要以枳实下气，大黄活血化瘀通腑，芒硝化痰润燥、软坚通腑。因风火是病气，痰瘀是病理性产物，病气和痰瘀关联，互为胶结，只有分化其胶结之势各个击破，才能有效地扭转邪盛正衰的局面，所以直接用重剂挫伤，打击病邪的势头非常重要。清热息风与化痰行瘀证，化痰行瘀能在排出病理代谢产物后，使风火病气无所依附，从而扼制了病气的嚣张气势。清热就要气营两清，配合滋养阴液，才能有效息风降火，所以常用玄参、生地黄清热凉血，入肝肾滋阴；黄连、黄芩、龙胆草、青黛泻心肝肺实火；石膏、麦冬、天花粉清胃及气分实热；营清气透方能息风降气火，解心窍之闭。在清热通腑时配以疏风平肝的钩藤、菊花、天麻；化痰的半夏、胆南星、陈皮、枳壳；还可配伍石菖蒲、远志化痰、开窍醒神，严重的加用安宫牛黄丸、至宝丹、紫雪和羚羊角（山羊角代）、犀角（水牛角代）之类，清镇开窍，效力更强。

本案核心治法为中医八法之"下法"，通过通腑排便，排出体内痰瘀热毒，恢复人体气机升降功能。自张仲景以大承气汤、小承气汤、调胃承气汤开下法先河以来，金元四大家之张子和倡导以汗、吐、下三法清火攻邪，恢复人体气化升降。古代医家对下法的应用主要体现在四个方面：热结、寒结、燥结、水结；根据患者证候与体质寒热虚实的差异，下法的具体应用又有寒下、温下、润下、逐水和攻补兼施等不同；再根据病情轻重和气血虚实，施以峻下和缓下，以符合急则治其标，急下存阴和防止重下伤元气的标本宜忌。本案在一诊使用熟大黄下之而未得下也，二诊加重滋阴药用量和加用桃仁入大肠活血化瘀增强润通，大便才顺利排出。《温病条辨》中焦篇总结有"阳明温病，下之不通，其证有五"。

①阳明腑实兼气阴两伤证，治宜益气养阴，攻下腑实，代表方为新加黄龙汤。

②阳明腑实兼痰热阻肺证，治宜宣肺化痰，攻下腑实，代表方为宣白承气汤。

③阳明腑实兼小肠热盛证，治宜导赤泄热，攻下腑实，代表方为导赤承气汤。方中大黄，既入胃肠气分通便，又入血分去除心与小肠之热。

④阳明腑实兼热入心包证，治宜清心开窍，攻下腑实，代表方为牛黄承气汤。

⑤阳明腑实兼肠液亏虚证，治宜滋阴通便，代表方为增液承气汤。

可见，下法是中医学重要的治法，尤其对急性热病的治疗能起到迅速祛除邪毒、分离无形之热和有形之痰食瘀积等作用，保护人体正气，或及时挽救将要散失之气阴的作用。阳明温病下之不通五方是《温病条辨》活用张仲景通下方法的典范，为现代临床治疗阳明腑实证和与之有关的疾病，提供了可直接利用的方药和辨证思路上的宝贵借鉴。从五方所治可看出，腑实与一些急性热证之间，病因病机相互影响或互为因果，形成了一些合并症，但在治疗上通腑泄热却显得更为迫切和紧要。因为腑气通，则有利于肺气降、火府清、神志醒、气阴复。这正是下法在热病临床上广泛应用和得以发展的原因。大便闭结，导致肠源性内毒素血症，内毒素血症又加重了精神、神经症状，出现谵妄、惊厥，以及引起脑出血病者再次出血。早用下法，可以减轻内毒素血症，客观上起到了开窍的作用，本案脑出血患者的治疗正是这一治法的重要体现。

颜德馨医案

（化瘀止血相配，活血而不伤正）

梁某，男，61 岁。

病史：始而情绪不宁，继之神志不清，伴烦躁不安、口吐白沫、小便失，即去某院就诊。至中午，出现明显的精神症状。头颅 CT 检查报告谓"左枕顶部脑内血肿（3cm）"。10 日后复查 CT 报告"左枕顶部脑内血肿（4cm）"。而后头目不爽，思维迟钝。

初诊：中风而后头目不爽，思维迟钝，舌苔厚腻，脉小弦。气血失衡已久，瘀浊交阻于清阳之巅。治以化瘀祛浊，升清宣窍。

处方：生蒲黄 9g（包），苏木 4.5g，水蛭 3g，红花 9g，桃仁 9g，赤芍 9g，川芎 9g，莪术 9g，威灵仙 9g，王不留行籽 9g，通天草 9g，石菖蒲 9g，葛根 9g。

二诊：服药以来，自觉头脑清醒，思维活跃，惟兼癃涩不畅，脉仍弦而腻苔欠化。化瘀祛浊、升清宣窍之法初见其效，兼顾可也。

处方：上方加升麻 9g，石韦 15g，炮山甲 6g。14 剂。

随访：上方进退，服至月余。在原就诊医院再做 CT，报告颅内血肿已吸收，而患者自觉思维清晰，动作灵活。

（《跟名师学临床系列丛书—颜德馨》）

【诠解】 病案所述，患者脑部血肿较小，以头目不爽，思维迟钝为主要表现，辨为中风中经络证。患者以脑出血为主症，住院 10 日后血肿略有增大，一般以为当止血。但离经之血即为瘀血，死血不去，新血不生，血脉也难以畅通，瘀血日久，败血从生，易致病变加重，甚至病灶扩大，所以活血化瘀正是目前必需用的治法，只是在有出血病灶时，活血化瘀药的使用剂量要适当控制，不宜太大过猛，同时化瘀止血药的联用可以防范出血灶的扩大。颜老在此案首诊就应用活血化瘀为主要的治法，生蒲黄、苏木、水蛭、红花、桃仁、赤芍、莪术、川芎这一组药都有活血化瘀的功效，值得提出的是。

①颜老首用的药是生蒲黄。《本草汇言》："蒲黄，性凉而能洁膀胱之原，清小肠之气，故小便不通，前人所必用也。至于治血之方，血之上者可清，血之下者可利，血之滞者可行，血之行者可止。凡生用则性凉，行血而兼消；炒用则味涩，调血而且止也。"可见，蒲黄化瘀止血，很适合于当前病人脑出血的证候，同时有利尿的作用，适合当前患者另一证候"癃闭"，此时的排尿障碍乃瘀血阻于经脉，膀胱气化不利，方中通天草，王不留行都有利尿功效，都能通行膀胱脉络，增强膀胱气化功能，正可相须互用以治疗癃闭证候。

②颜老在方中应用了水蛭。《本草经百种录》曰："凡人身瘀血方阻，尚有生气者易治，阻之久，则无生气而难治。盖血既离经，与正气全不相属，投之轻药，则拒而不纳，药过峻，又反能伤未败之血，故治之极难。水蛭最喜食人之血，而性又迟缓善入，迟缓则生血不伤，善入则坚积易破，借其力以攻积久之滞，自有利而无害也。"张锡纯先生也认为："水蛭，味咸，色黑，气腐，性平。为其味咸，故善入血分；为其原为噬血之物，故善破血；为其气腐，其气味与瘀血相感召，不与新血相感召，故但破瘀血而不伤新血。且其色黑下趋，又善破冲任中之瘀，盖其破瘀血者乃此物之良能，非其性之猛烈也。《神农本草经》谓主妇人无子，因无子者多系冲任瘀血，瘀血去自能有子也。特是，其味咸为水味，色黑为水色，气腐为水气，纯系水之精华生成，故最宜生用，甚忌火炙。凡破血之药，多伤气分，惟水蛭味咸专入血分，于气分丝毫无损。且服后腹不觉疼，并不觉开破，而瘀血默消于无形，真良药也。"从现代临床研究来看，水蛭在中风特别是脑外囊出血中风病证中应用，通过活血化瘀，能有效清除血肿，效果颇佳，其性平和，化瘀而不伤血脉，确是脑中风证活血化瘀之良药也。此处颜老水蛭用量恰到好处，既适合中风病脑脉瘀阻的病机特点，又与蒲黄配合，化瘀止血而不伤气血。

血不利则为水，水不行则生痰饮。笔者临床中亦喜用水蛭，其化瘀力甚强。中风病瘀血阻络日久，会出现水瘀互结的病机特点，水蛭既可活血化瘀，又可利水通调，其行专入血脉，不伤正气，常用量入汤剂为 1~5g。急性出血期用生水蛭 0.3~0.5g，配三七 1~3g，研成超细粉，一日 3 次，加服安宫牛黄丸、全蝎及对证汤药，疗效确切。脑出血急性期用水蛭配三七、全蝎，既可化瘀消血肿，又能防止活血太过损伤血脉，配三七化瘀止血，全蝎息风止痉，疗效可靠。

③在二诊，颜老加用了穿山甲。张锡纯谓："穿山甲，味淡，性平。气腥而窜，其走窜之性无微不至，故能宣通脏腑、贯彻经络、透达关窍，凡血凝、血聚为病皆能开之。"在中风病案中，有些老中医善用穿山甲，取其通达走窜之性来治疗偏瘫。

周仲瑛医案

（犀角地黄汤加减，透热逐痰、凉血祛瘀）

钱某，男，69 岁，教授。于 2003 年 12 月 7 日入住其任职医院神经内科。

患者于入院前 4 小时被发现摔倒在办公室，当时呼之不应，呕吐非咖啡样胃内物。尿失禁，搬动时见其左侧肢体有活动，右侧肢体无活动。急行头颅 CT 检查示：左侧大脑中动脉高密度影；头部磁共振成像合磁共振脑血管造影（MRI + MRA）示：左侧颈内动脉至大脑中动脉闭塞。查体：右上肢和右下肢肌力均为 0 级，右下肢肌张力增强；轻瘫检查右侧阳性，右下肢巴宾斯基征阳性。既往有高血压病史 30 年，长期服降压药治疗，血压控制良好；糖尿病史 5 年，自服降糖药物。20 天前曾有一过性言语不清，自行缓解，考虑为短暂性脑缺血发作（TIA）。2 个月前曾行甲状腺瘤摘除术。入院后即行溶栓、抗血小板聚集、扩血管、降脂、降血压及对症治疗，经治疗后第 2 天，病情仍危重，意识障碍加重。血常规检查：中性粒细胞比例升高。急诊 10 项检查：血糖升高、血钾降低。心电图示：心肌缺血，心房纤颤。患者家属在医院下病危通知书后，要求综合治疗，延请周教授会诊。诊见：患者神志不清，嗜睡，面容淡漠，面红，口唇紫暗，小便量少色黄，大便每天 1 次，舌紫暗，苔水滑，左脉细数，右脉滑数，应指有力。西医诊断：缺血性中风。中医诊断：中风（闭证）。证属瘀热互结阻窍，痰浊蒙闭神明。治法：凉血活血祛瘀，清热豁痰开窍。方以犀角地黄汤加减。

处方：水牛角20g（先煎），生地黄20g，栀子10g，牡丹皮10g，石菖蒲10g，地龙10g，胆南星10g，炙僵蚕10g，白薇15g，赤芍12g，泽兰12g，泽泻12g，三七粉2g（冲服）。3剂，每天1剂，水煎，取药液200ml，鼻饲。竹沥水每次20ml，每天1次；安宫牛黄丸每次1粒，每天2次。所用药物均鼻饲。

12月12日二诊：患者意识较前好转，偶见睁眼、闭眼动作，咳嗽反射明显，左侧肢体有自发动作，痰多色黄难咯，二便尚调，舌紫暗，苔水滑，左脉细数，右脉滑数。体温37.2~38℃。守方加天竺黄、郁金、法半夏、知母各10g，远志5g。10剂。另以猴枣散每次0.3g，每天2次；安宫牛黄丸每次1粒，每天2次。均鼻饲。患者因上呼吸道梗阻，经纤维支气管镜检查确诊为喉头水肿、声带麻痹，于12月18日行气管切开术，术后患者稍有清醒意识，病情平稳。

12月24日三诊：停用猴枣散，同时给予左氧氟沙星。清醒时间进一步延长，看电视时可见其有欣快情绪反应，与人交流可示微笑、点头，可经口进食，二便亦调，舌偏紫，苔腻微黄，脉细数。病情平稳，进入恢复期，拟从中风后遗症治疗，治以活血祛瘀，化痰通络。

处方：熟大黄5g，炙远志5g，炙全蝎5g，桃仁10g，泽兰10g，郁金10g，天麻10g，石菖蒲10g，胆南星10g，地龙10g，炙僵蚕10g，炙水蛭3g，炮穿山甲6g（先煎），白薇15g，丹参15g，豨莶草15g，葛根15g，竹沥水20ml（兑入）。

每天1剂，水煎服。

嘱加强体能锻炼，配合康复治疗。

2004年2月9日四诊：服上药50剂，患者病情继续好转，可自行起床、穿鞋、行走、卧床，神清，饮食馨，睡眠佳，二便调，惟语言謇涩，口角歪斜，舌质暗、边尖有瘀斑，苔薄黄微腻，脉弦滑略数。仍守前法治疗，上方去郁金，泽兰用15g，加羌活6g，石斛、姜黄、白附子各10g，天仙藤15g。

4月28日五诊：又服药2月余，患者智能恢复，可书写较长句子，阅读简单书籍，讲简单词组，吐字尚不清晰，口角歪斜不明显，口微干，右侧肢体肌力恢复至2~3级，饮食及二便正常，舌暗红，苔微腻稍黄，脉滑数。4月26日行脑电图检查示：大脑左侧半球慢波改变，中度异常脑电波。治从心脾痰热论治，以2月9日方去葛根、白附子，郁金改为20g，加天竺黄10g。每天1剂，水煎服。药后病情稳定，除语言有轻度障碍外，余无明显不适，嘱加强语言功能锻炼，停服中药。

【原按】 周老认为，缺血性中风与风、火、痰（水）、瘀、虚等有关，而痰瘀闭阻脑络是中风邪实的主要病机，且贯穿于疾病始终。脉管是相对封闭的管道，具有"壅遏营气，令无所避"之功能，一旦血行停滞，即留而为瘀；瘀血内阻，津液凝聚，痰浊内生；痰瘀互结，阻遏气机，郁而化热，脑脉闭阻，气血不能上充营养脑髓，则出现神志不清、半身不遂、偏身麻木、口舌歪斜、舌强不语等症。本病急性期主要病理因素为瘀、痰、络、热，治以凉血化瘀、祛痰通络、开窍醒神法，而瘀热阻窍与阳明通降失司有关，故凉血散瘀又以通降为要。通腑泻实，可引浊气下降，直折病势；通络开窍，可祛除脑中蓄血而醒神；通脉散瘀，可疏调血气壅滞而缓解症状。通腑下瘀热，又有上病下取、釜底抽薪、平抑肝风痰火和顺降气血作用。周教授在选用《备急千金要方》犀角地黄汤的基础上结合多年临床用药经验，根据患者兼夹症，选加炙远志、石菖蒲、胆南星、泽泻、炙僵蚕、天竺黄、竹沥等，全方活血化瘀，清热通腑，又可防止产生内生之毒。恢复期治疗，主张活血祛瘀，化痰通络，选用熟大黄、桃仁、炙水蛭、泽兰、丹参活血化瘀；胆南星、地龙、僵蚕、郁金、全蝎祛风化痰，通络止痛；炮穿山甲、羌活、姜黄、天仙藤、豨莶草、葛根调和气血，疏通经络，但均以辨证为用药依据。

周教授指出，临床救治缺血性中风要注意三点：一是及早治疗，即6小时内的救治和发病后3天内急性期的治疗，防止产生并发症。尤其要注意疾病发展过程中"毒"之有无，内生毒邪作为一种剧烈的致病因素，最易败坏形体，攻伐脏腑，扰神闭窍。一旦生成必然会给脑髓造成巨大损害，使病情迅速加重。本例发病急骤，病势凶猛、病情演变快，由于患者发病后短期内得到及时、有效的综合治疗，因此用药取效快、病情控制好。二是抓风、火、痰、瘀、虚致病因素的主次，有针对性地用药。本例患者在疾病发展过程中"痰""瘀"是关键因素，选药时以此为主要矛盾，有效地阻断产生内生之"毒"。三是强调综合治疗，中医药经典急救用药仍是治疗缺血性中风过程中不可少的治疗手段，患者在发病后急性期内服用以纯天然药物制成的安宫牛黄丸，对早期复苏起了关键性作用。

（新中医，2005，12）

【诠解】 本案患者素有糖尿病，突然晕倒，不省人事，中医临床诊断为：中风中脏腑证。口唇紫暗，舌紫暗，属血脉瘀阻之象；苔水滑为脾肾渗利水湿功能弱，当健脾利水，结合其唇舌皆紫暗，当有水瘀互结之势；小便黄，为内有热；左脉细数，是阴虚内热；右脉滑数，是痰热内蕴；且两脉皆应指有力，为痰瘀内热亢盛之实证；因此，病机是痰瘀内热闭阻清窍，治当清营开窍，豁痰化瘀。一诊为犀角地黄汤加减，以水牛角替代犀角入心包清营热，合生地黄、丹皮、白薇、赤芍加强凉血清解之力，其中赤芍和丹皮性寒凉，佐三七粉起到活血化瘀之效。再以石菖蒲开窍，竹沥水化痰，胆南星开达经络风痰，泽泻利水、泽兰活血利水、消其痰积，僵蚕祛风化痰，地龙化痰通络；安宫牛黄丸清营开窍醒神，透达心窍，重镇平肝，以防风火煽动。整方切中病机，治法全面地兼顾了主次证候，用药量不峻猛，不易损伤气血。本案病机以瘀血、阴虚痰热为主，风象不甚突出，治痰当先治气，所以笔者认为，一诊用药似可考虑用少量的枳实降气贯膈，有利于化痰开窍清心。

二诊，患者意识较前好转，偶见睁眼、闭眼动作，左侧肢体有自发动作，说明一诊用药已达到清营豁痰，化瘀开窍的作用。痰黄为有热；脉仍数，说明阴虚内热尚存；舌紫暗，为瘀血内停，整个脉象无大的变化，续用一诊方药，加天竺黄、半夏增强涤痰清热力度，郁金入心、肝经活血行气，有助醒神，知母养阴清痰热，远志化痰降火，沟通心肾，辛通开窍，安宫牛黄丸醒神开窍清心，加猴枣散，增强化痰息风、清心开窍之力，以防再中。二诊用药较一诊在开窍，化痰方面有所加强，但没佐用行气化痰理膈气的理气药，如陈皮、枳实、枳壳等。按人体三焦气化升降来分析，脾为生痰之源，肺为储痰之器，心胸之膈正是上焦心肺和中焦脾胃分野之地，最易为痰饮所阻，使气机不通，心包为痰饮郁闭，所以理气贯膈，降气化痰本身就是在调理三焦气机升降，有利于消散蒙蔽心包之痰，此时应考虑应用。

三诊，患者已行气管切开术，意识稍有清醒，清醒时间进一步延长，能用表情表达，病情平稳，度过了中风急性期，进入恢复期。在活血化瘀，祛风通络用药开始侧重活血，用水蛭化瘀而不伤血脉；祛风通络药应用全蝎、炮穿山甲；熟大黄5g，量不大，能起到活血通腑的作用，使病人保持排便畅通，用法用量恰到好处。

四诊和五诊时，患者病情明显好转，惟语言謇涩，口角歪斜较明显，加强了祛外风通经络、活血化瘀药的羌活、白附子、姜黄、郁金等。因其舌一直暗红，苔微腻稍黄，其脉滑数，痰热未清，加天竺黄清热化痰，并加强语言功能锻炼，其余证候皆愈。

整个病案治疗的关键在于明辨阴阳寒热，从患者一诊证候来看面容淡漠，口唇紫暗，舌紫暗，苔水滑都不是热证的表现，特别是苔水滑还有可能是脾肾阳虚、水液不利，今舌又不红，往往会错以为是寒证；但据其脉，两脉皆数，应指有力，素有糖尿病，尿少色黄，从此处才可以判断是营血分之内热，从卫气营血辨证来看，热入营分，不甚渴，其热反逼血中津液外溢上潮而成水滑舌，其舌和口唇的紫暗，当是素有糖尿病阴虚内燥，伤津耗营之后，血脉瘀滞。尿少色黄是热瘀互结表现，正当滋阴治血利水，这也是一直用泽兰的原因。泽兰活血利水，入肾经，对于水瘀互结之证最是适宜，配生地黄，滋阴、活血、利水，解水瘀夹热，药证对应，配伍巧妙。本案在寒热辨证上去伪存真，认识到营分内热是病机本质，应用犀角地黄汤加减，在中风闭证急性期，辨证用药准确无误，及时扭转危局。

张学文医案

（通窍活血汤加减治疗脑出血）

岳某，男，40岁。1985年11月28日初诊。

患者于1周前因过量饮酒后，于次日晨起而感右侧肢体麻木，口角流涎，语言不利，即送咸阳某院以"脑血栓形成"收住院，住院治疗2天后，病情反进行性加重，头痛剧烈，呕吐，神志昏蒙，右侧肢体偏瘫，项强，即转西安某院。经CT诊示为脑出血（左侧外囊出血），经抢救治疗后，神志清醒，该院建议手术治疗，因患者及家属畏惧手术而转求中医诊治。诊见其神志基本清楚，语言謇涩，口舌歪斜，右鼻唇沟消失，伸舌偏右，右上下肢偏瘫，颈有抵抗感，血压150/100mmHg，舌质暗红，苔黄稍腻，脉弦硬。辨证为络破血溢，水瘀阻窍。治法：通窍活血，化瘀利水。

处方：予通窍活血汤加白茅根30g,. 丹参15g，川牛膝15g，豨莶草30g，并用丹参注射液肌内注射（每日2次，每次4ml）。

服上方10剂后，患者即感右上肢能抬高至头，手指稍可摄物，右下肢能活动，仍守上方加天麻、菊花、茯苓，去麝香。而后复诊两次，于上方加露蜂房、水蛭、胆南星等调治2月余，诸症均愈，复查CT，血肿消失。9年后随访，仍健如常人，并于1993年9月25日经我附院CT查示："外囊部有条状软化灶，余无异常。"

（《张学文医学求索集》）

【诠解】 出血性中风，病势危急。其病机为瘀血、痰、水、风、火等交织而成，复杂而多变。著名中医脑病专家张学文教授在临床上提出"颅脑水瘀"观点，指出水瘀是诸多脑病的关键，瘀血与水湿痰浊互阻于脑窍，可出现神明失主，肢体失用，九窍失司等症状。张老用通窍活血汤加减治疗：赤芍、川芎活血利水，桃仁、红花通络，葱、姜通阳，麝香开窍，黄酒通络，佐以大枣缓和芳香辛窜药物之性，加川牛膝开水道，治血利水，引水引血下行，白茅根利水，豨莶草祛风湿，利筋骨，降血压。此案张老就是用通窍活血汤加减治疗脑出血，一方到底，直至患者痊愈，识证准确，用药精巧，疗效确切。

万济舫医案

（先潜镇开窍，再滋水涵木，后补肾填精，步骤清晰）

唐某某，男，57岁，已婚，湖北省武汉市人。

主诉：突然昏倒1日。

病史：7月5日晚8时，正在演奏中，突然从座位上昏倒在地，神志不清，不能言语，半身不遂。曾患过梅毒、膀胱炎、高血压等病。检查：舌苔黄厚。脉弦实而数。血压：210/120mmHg。按语：《素问·调经论》曰："血之与气并走于上，则为大厥，厥则死，气复反则生，不反则死。"本案即属之。突然昏倒，不省人事，牙关紧闭，口眼歪斜，半身不遂。脉弦实而数，舌苔黄厚，痰热壅闭清窍，此中风实证也。

治则：平肝息风，开窍化痰，养阴清心。

处方：冬桑叶9g，杭菊花9g，双钩藤30g，生石膏30g，牡丹皮9g，细生地黄18g，黑玄参9g，杭麦冬9g，川牛膝18g，生龙骨30g，生牡蛎30g，灵磁石30g，石决明30g。

另加：犀黄至宝丹1粒，化水喂服。

二诊：服上方3剂，病情无明显变化。

处方：仍按原方，加犀黄至宝丹，再服3剂。

三诊：服上方3剂后。神志略见清楚，能张口服药和进食，但仍不能言语。

处方：继以原方，配犀黄至宝丹，再服3剂。

四诊：服上方后，神志已清。但仍不能言语，偏瘫依旧。治以镇肝息风，舒筋活络，育阴潜阳。

处方：大生地黄24g，黑玄参15g，灵磁石12g，杭麦冬12g，牡丹皮12g，川牛膝9g，杭菊花9g，霜桑叶9g，石决明15g，生牡蛎18g，生石膏30g，生赭石30g，嫩桑叶18g。

另加：大活络丸2粒，日服2次。

五诊：服上方3剂，患侧开始能动，下肢能伸缩，惟手指尚不能自如。再以镇肝通筋活络为治。

处方：嫩怀芪15g，天花粉24g，怀牛膝15g，全当归9g，生赭石18g，制乳香12g，制没药12g，净䗪虫9g，怀山药15g，广地龙9g，丝瓜络9g。

六诊：服上方3剂后，症状平稳。

处方：仍宗前方，再进3剂。

七诊：服上方3剂后，患侧恢复情况较好，神志已恢复正常，但血压偏高，有头昏、耳鸣。改用养阴补血，祛风活络为治。

处方：熟地黄12g，酸枣皮15g，怀山药12g，何首乌12g，明天麻15g，双钩藤9g，西枸杞9g，肉苁蓉9g，川牛膝12g，北条参9g，全当归9g，杭白芍9g。

八诊：服上方5剂，头晕、耳鸣已减大半。偏瘫恢复情况良好。仍宗前方加减。

处方：生赭石45g，川牛膝30g，杭白菊15g，明天麻15g，双钩藤18g，酸枣皮15g，熟地黄12g，何首乌15g，怀山药9g，西枸杞15g，肉苁蓉9g，菟丝子12g，牡丹皮6g。

服上方后，患者病情基本稳定，饮食睡眠逐渐好转，患侧下肢也能开步行走。后见上列原方加减为治，共经5个月治疗，基本痊愈出院。

（《名中医治愈脑血管疾病医案集》）

【诠解】 本案患者突发昏迷，不能言语，半身不遂，牙关紧闭，口眼歪斜，中医诊断：中风中脏腑闭证。舌苔黄厚，脉弦实而数，为风火内热极盛之舌脉，血压极高：210/120mmHg，核心病机就是风火痰热壅塞，闭阻心窍。当以宣散清解风火之邪，降气化痰，开窍醒神为治。整个治疗分为三个阶段。

①重镇潜阳息风，开窍醒神。以生龙骨、生牡蛎、灵磁石、石决明等矿石、介类中药重镇潜敛肝阳，配合冬桑叶、杭菊花、双钩藤，宣散风热，息风平肝。再以生石膏、牡丹皮、细生地黄、黑玄参、杭寸冬，清肺胃气分之热，滋肝肾阴精，合宣散、重镇于一体，直指肝风痰火用药，加犀黄至宝丹清热解毒，透窍醒神，直到三诊时患者意识逐渐恢复，说明第一阶段治疗目的达到。

②第一阶段治疗，重挫风、火、痰瘀等病邪的势头，患者意识复苏，仍有语言障碍和偏瘫。此时气火亢逆渐平，阴虚证候明显，治疗转为填精补肾，滋水涵木为主兼顾清火平降肝阳。方用生地黄、黑玄参养肝肾阴精，灵磁石、石决明、生牡蛎、生赭石重镇平肝降热，但重镇药的剂量较前方减小，而滋阴的药剂量加大；仍用菊花、桑叶散风清热平肝，石膏、麦冬清热养津。前后对比，药味本身变化不大，但药物剂量的侧重发生了变化，充分体现出万老辨证的认真仔细，用药的巧妙精深，中医不传之秘在剂量，此为典范。第二阶段后期的治疗还突出了活血化瘀通经活络用药，怀牛膝、全当归、制乳香、制没药、净䗪虫、广地龙、丝瓜络，有效祛除肢体、官窍、络脉中的顽痰死血。

③第三阶段的，患者第七诊时头昏，耳鸣，万老诊为阴血不足为主，治疗开

始以填补肝肾，养精血的地黄饮子加减，熟地黄、酸枣皮、怀山药、何首乌、西枸杞、肉苁蓉、川牛膝、菟丝子、全当归、杭白芍等都是补肾精养肝血的药，肾精足，气血恢复，贯通脉络，易于康复，后经5个月治疗，基本痊愈出院。

本案患者在发病不同阶段的病机侧重点不同，万老辨析明确，先攻邪为主，扶正为辅，逐步转变为扶养肝血肾阴为主，祛邪为辅，通过药味和剂量的调整，时刻谨守病机，法度严谨，用药准确，疗效优良，充分展现了中风急性期、恢复期和后遗症期分阶段治疗侧重点和用药思路，大家风范毕显，值得学习借鉴。

李寿山医案

（识辨阴阳，回阳固本为先）

王某，男，60岁。患脑出血急诊入院。

证见大汗淋漓，手足厥冷，面色微红如戴阳证，喉中痰声辘辘，神志昏迷，二便失禁，口噤不开，两手握固，脉浮大而空，沉取欲绝。

脉症合参，乃中风入脏，闭脱相兼，病属十分危急之候。诊后提议用大剂四逆加人参汤鼻饲急救。有人怀疑患者喉中痰声辘辘，两手握固，口噤不开，一派闭窍证候，又是脑出血，畏惧大辛大热之剂，恐生意外。

遂力排众议而决定先用参附汤以观动静，投红人参、炮附子各50g，水煎浓汁徐徐鼻饲。至次晨，患者未见明显好转，当即决定投四逆加人参汤：人参50g，干姜、附子、甘草各25g，浓煎1剂，鼻饲后汗出已少。又服1剂，手足转温。昼夜连服2剂并不见燥热之象，医家及病家皆露喜色。继服2剂，厥回汗止，身转大热，体温38℃，脉转洪大而数。此乃阴证转阳之佳兆，应予平肝息风，清心开窍，方用羚角钩藤汤加减，合服安宫牛黄丸等，约1周神志清醒，二便自如，痰气已平，体温正常，病情稳定。惟右侧偏瘫尚未恢复，予投补阳还五汤，配合针刺疗法，2个月后已能扶杖行走，遂出院休养，针药并用而渐能生活自理。

（单书健．当代名医临证精华·中风卷．中医古籍出版社出版）

【诠解】 此案患者因脑出血入院治疗，辨证为中脏腑脱证，病势危急。中风病老年患者每有内伤积损，肝肾阴精亏虚，阴不敛阳而肝阳受风火所扰，亢上横逆，病机特点以风、火、痰、气、瘀冲逆犯脑，引起脑脉痹阻，故其治多以重镇潜敛，滋阴清化，平肝息风为主，常用镇肝息风汤、建瓴汤、天麻钩藤饮、羚角钩藤汤、风引汤等方加减；药用代赭石、磁石、珍珠母、石决明、生龙骨、生牡蛎、生铁落、寒水石等重镇泻火潜阳；菊花、钩藤、天麻、白蒺藜等散风平肝，祛风通络；黄芩、龙胆草、黄连、石膏、知母、生地黄、玄参等泻火滋阴，补养肾水为治。此案患者发病时以大汗淋漓，手足厥冷，面色微红如戴阳证，神志昏迷，二便失禁，脉浮大而空，沉取欲绝为主症，此为心肾阳气衰微，虚阳外浮，无力固摄统御气血及大小便，阳气迅速亡脱，急当回阳救逆。元气脱失，生命垂危是中医独有见解，当真气不能固摄和气化人体的津液气血时，真气本原之位被病邪所占据，非人参大补其气，附片温通驱邪，则真气不能复位，人体的整个气化体系就不能稳固运行，在此时，脑出血之标证在整个治疗中得处于次要地位。《黄帝内经》云："阴阳离决，精气乃绝"，所以脱证用药当以回阳固本为第一要务。

古代医家论及回阳救逆主要包括以下几类：伤寒论言，少阴证，无热恶寒，四肢厥冷，脉微细，为寒邪穿越太阳、少阳阳气卫护之地而中于少阴肾，寒证突出，可见下利完谷，但不是突发大小便失禁，所以用四逆汤驱寒回阳见效确切；仲景还立有白通汤证，症见两颧潮红之戴阳证，脉微细，为寒邪伤及厥阴肝、少阴肾之阳气，阳气虚衰，肝阳浮越，上潮于脸面，所用附子祛寒回阳，再佐猪胆汁清泻肝胆郁热，引肝阳回留本位。宋代《太平惠民和剂局方》黑锡丹所载以黑锡重镇潜阳；《伤寒六书》"回阳救急汤"以五味子收敛肺肝肾耗散之气，固敛阳气以防亡阳脱失，此时医家已认识到，回阳之时，光用人参、附子益气温通，效率不高，当伍以重镇潜敛、固摄肝肾精气之品，元阳方能回位；润降肺气，使金能生水，真水足，相火得真水涵养，更能相生稳固。这些治法，也都主要认为以寒中少阴，阳微无力抗争为病机，都还不能与脉浮芤大，元阳外越，大小便失禁之真气急速脱失可比。李老用人参、附子回阳，对证也见效，但还可效法张锡纯之来复汤，加以龙骨、牡蛎、山茱萸潜敛固藏肝肾精气，佐肉桂引火归原，配主药人参、附子培元温通，疗效更为可靠。

真气归原之后，人体就能恢复自身气化功能，恢复自身协调阴阳的能力，只有人身精、气、血得元气维系不再脱失，才会和体内邪气抗争。《理虚元鉴》言："回衰盛之火有两阳相激之弊"。何为两阳相激呢？当人体阴阳精血俱虚之后，气化功能衰退，必有津血瘀滞，壅堵于脉道，若骤然重用刚猛燥烈之药，会更伤阴精，使阳孤立，而且刚猛之药必和脉络中之痰瘀邪气相争，瘀而化热化燥，观白通汤在戴阳证时以苦胆汁入于附子之中，清内在瘀热，就是明证。所以刚猛攻邪之药是一阳也，经遂内在之邪气又为一阳也，两阳相碰，互不相让，抗争相激引为弊端。因此，医者用药要忌刚用柔，使药性的刚柔符合人体的现实病机，要识透阴阳，才不致失误。

患者回阳之后，归原的真气与内在风、痰、瘀相激，证候由脱证转化为肝阳亢逆、风痰上盛的实闭证，所以李寿山先生见病机转换，弃人参、附子而改用羚角钩藤汤加减，同时给患者服用安宫牛黄丸，应对以标证为突出的病势，恰到好处。经平肝息风、清心开窍治疗，患者成功苏醒。此后又见病机变化，风、火、痰、瘀证平复之后，转为气虚血瘀，又改用补阳还五汤加减，益气活血通络。此案患者虽是危急重症，元气败脱，生死悬于一刻，李老整个治疗过程辨证精准，灵活机变，药证对应无误，患者起死回生，实属医学奇迹。

李可医案

医案 1（针刺醒神，安宫开窍，息风降逆开痰闭）

张翠兰，女，47岁，肥胖体型，患原发性高血压，多年失治，致时时头晕肢麻。1997 年 6 月 16 日 14 时许，患者突然昏仆，扶起后，口角流涎，呕吐如喷射状，失语、右瘫、昏迷、面赤如醉、两手握固、四肢拘挛、项强、瞳孔不等大、痰涌如鼾，即送医院抢救。会诊意见：①脑出血（左颞、左基底节区出血，右基底节区腔隙性脑梗死，CT 检查报告）；②风中于脏，痰热内闭。

院长邀余协治，建议除西医常规抢救措施外，配合以下治法。

①三棱针重刺十宣、十二井、双足趾尖出血，刺激末梢神经，减轻脑压；毫针强刺素髎、人中、内关、足三里、丰隆、涌泉，由上而下，重刺健侧，引血下

行，促使苏醒，2 次/日。

②用中医现代科研成果清开灵、醒脑静注射液静脉滴注；早用活血化瘀中药针剂，促进吸收，防止脑疝形成，2 次/日。

6 月 17 日 10 时，经上述处理后，痰涌大减，四肢拘挛缓解，喂水可以咽下，体温 38.5℃，加用中药。

①降气火之升腾，清痰热之内闭。

处方：赭石粉、怀牛膝、生石决明、生牡蛎、生白芍、元参、生半夏各 30g，黄芩、天麻、钩藤各 15g，酒大黄、天竺黄、胆南星、石菖蒲、郁金、甘草、车前子各 10g，生铁锈磨浓汁煎药，日进 1 剂。

②安宫牛黄丸 2 丸，捣为糊，日进 2 丸。

③羚羊角粉 2g，麝香 0.3g，以竹沥水加姜汁数滴，一日内多次分服。

6 月 18 日 10 时，黎明泻下热臭便一次，呕止，痰鸣消失，瞳孔等大、等圆，体温 37.5℃。原方去生半夏，黄芩炒炭，酒大黄另煎，再泻一次后弃去，余药不变。安宫牛黄丸减为 1 丸。

6 月 22 日 8 时，上药连进 3 剂，今晨 7 时许患者苏醒，睁目看人，可以点头、摇头回答询问，仍失语，血压正常，开始进流食。以手指口，索饮，舌红，根有腻苔，边尖瘀斑。神倦，体温 37℃，六脉细数而虚。

处方：数剂扶正清脑化瘀：三七、琥珀、西洋参、藏红花、人工牛黄、天竺黄、生水蛭、炮甲珠、全蝎尾、大蜈蚣、羚羊角尖各 10g，守宫 10 条，麝香 3g，上药研粉混匀，1g/次，3 次/日，竹沥水送下。

6 月 26 日，口眼歪斜已正，舌体灵活，开始讲简单的话，出院回家调养。

(《李可老中医急危重症疑难病经验专辑》)

【诠解】 患者体型肥胖，瘦人多火，肥人多痰，又患高血压病多年，失治，常头晕肢麻，说明患者乃痰湿体质，中风先兆症多年。刻诊昏迷失语、右瘫、喷射状呕吐为突出症状，中医诊断为中风中脏腑闭证，其面赤如醉、痰涌，乃风火痰热上涌，闭塞脑窍。李老先以三棱针重刺十宣，十二井穴和双足趾尖出血，通过四肢末梢脉络放血术，可以清内火，使邪气随血外泻，降低血压和颅内压；针刺素髎、人中醒神；内关、足三里、丰隆化痰、通腑、泄热止吐；针刺涌泉及健侧，强刺激以促其苏醒。针灸治疗操作简便，无明显条件限制，有时效果立显，适用于先期病人急救。

清开灵、醒脑静注射液静脉滴注，具有醒脑开窍，清热化痰泻火的作用，因其给药方式快速，病人药物吸收度及作用发挥速度都比中药煎剂迅速，为急症治疗争取时间。清开灵主要成分为胆酸、珍珠母、猪去氧胆酸、栀子、水牛角、板蓝根、黄芩苷、金银花；醒脑静主要成分为麝香、冰片、栀子、郁金。麝香、冰片开窍醒脑；栀子、水牛角、板蓝根、黄芩苷、金银花清热泻火；珍珠母平肝降逆。两药合用，清热解毒，化痰通络，醒神开窍。

虽采用了针刺促醒和静脉滴注给药基础上，李老方以赭石粉、生石决明、生牡蛎、生铁锈磨浓汁，入心肝肾，重镇降逆，平肝泻火；怀牛膝引血下行，滋补肝肾；元参、生白芍清热养阴柔肝，制约肝气过度升发；酒大黄通腑泻下，配合代赭石降肝气肝火亢逆，降胃气止呕，腑气通则气机降、肝气疏达、胃气通降，呕吐止，另通腑药合栀子、水牛角、板蓝根、黄芩、金银花等清热泻火药，降低颅内压，预防脑血管再次破损。生半夏、石菖蒲、胆南星、天竺黄，配钩藤、天麻祛风通络平肝。一诊处方治法涵盖了清热泻火、开窍醒神、化痰通腑、祛风通络、重镇平逆、滋水涵木，治法完备，用药精确。中风病涉及人体内各个脏腑功能的紊乱，所以面对此危急重症，需紧紧抓住主要矛盾和病机特点，诸法兼施并用，才能有效地控制病情。

为增强开窍息风的作用，李老还加用每日两颗安宫牛黄丸和羚羊角粉2g，麝香0.3g，以竹沥水加姜汁数滴，1日内多次分服，加强疗效。

从一诊中的症状来看，主要的证候表现是昏迷、喷射状呕吐、两手握固、项强、四肢拘挛。病因病机上以脑出血，风火痰涌和蒙闭脑脉为主。本案未提患者大汗或者出汗，但其身项强直，四肢拘挛，这都说明病邪不仅穿越了三焦膜原，而且直中于脏导致昏迷，瞳孔不等大，风痰邪气滞留太阳和阳明经脉，引起身项强，肢体拘挛。因此，笔者认为此时大、小续命汤类方中之麻黄、羌活、石膏是完全可以应用的，外开太阳以散毫腠间郁闭之邪，内伍石膏直入阳明气分助诸药清热泻火通降腑气。再者，中风之风邪并不等同于四时外感之风邪，风为百病之长，善行而数变，风邪能煽火引动肝阳内亢，火邪得风邪可以燎原。要想控制病势，就要必伏其主，先其所因。中风病风邪是一切病邪之先导，息风降逆应当是治法中的核心和先导。笔者体会，清水全蝎、白僵蚕应早期应用，并伍以红景天，可有效降低风火相煽引起再次脑出血的风险。

二诊时，经过2天治疗，患者泻下热臭便一次，呕止，痰鸣消，瞳孔等大等圆，病势得减，李老守方治疗，因喉间痰鸣消失，风痰上涌症状已减，故去生半夏，仍用酒大黄通腑祛瘀。

三诊时，患者苏醒，血压正常，能进流食，病情大有好转。失语，舌红苔腻，倦乏，当补养气阴，继续开窍化瘀通络。李老用麝香、天竺黄、人工牛黄、羚羊角尖开窍清心化痰；西洋参益气养阴；重用生水蛭、藏红花、炮甲珠、全蝎尾、大蜈蚣、守宫，竹沥水送下。10天后口眼正，言语复，出院回家调养，起死复生，疗效满意。

医案2（妊妇中风呕逆急，应证半夏是无殒）

温玉双，女，27岁，灵石余家庄农民，怀孕5个月。突于2000年4月18日剧烈头痛，喷射状呕吐，急诊住入县医院内科。经18日治疗，病势转重，5月6日深夜邀余诊视。询知，经4次腰穿，脑脊液呈血性，CT见"蛛网膜下腔出血"。颅内压居高不下，频频喷射状呕吐。近日多次发生短暂性抽搐，一度口眼歪斜，头痛如破，呻吟不绝，目赤气粗，呕吐稠黏痰涎及黄绿色苦水，其气秽臭。脉弦滑而劲，阵阵神糊。由脉象推断，显系肝胃痰火上攻，气机逆乱，有升无降，内风已动，有蒙闭神明之险，急则治标，予降气涤痰和胃降逆。

处方：赭石、怀牛膝、生半夏各30g，胆南星、天竺黄、柴胡、黄芩、酒龙胆草、枳实、炙草各10g，杭芍45g，珍珠母、茯苓各30g，（全蝎5g，蜈蚣3条研冲服），生姜30g，姜汁10ml（兑入），煎取浓汁300ml，小量多次缓缓呷服，待呕止，顿服安宫牛黄丸1丸。

5月7日二诊：药后头痛减，抽搐未发，凌晨又见剧烈头痛约1刻钟，呕减而未止。神志已清，可以回答询问。呕出酸苦黏涎，脉弦滑较昨稍缓，舌上水滑，胃中觉凉。改投镇肝息风汤合吴茱萸汤加减，重在降逆和肝胃。

处方：赭石45g，怀牛膝、生半夏、茯苓各30g，红参（另炖）、吴茱萸（开水冲洗 7 次）、炙草各 15g，全蝎 10g，大蜈蚣 10 条，鲜生姜 30g，姜汁 10ml，煎取浓汁 500ml，小量多次，缓缓呷服。

5 月 8 日三诊，痛呕均止，颅压正常。仍予原方加减，侧重化瘀。

处方：赭石、怀牛膝、生半夏、云苓各 30g，红参（另炖）、灵脂、吴茱萸（洗）各 15g，生龙骨、牡蛎、珍珠母各 30g，生杭芍 90g，（全蝎 3g，蜈蚣 4 条研粉分次冲服），鲜生姜 30g，大枣 20 枚，2 剂。

上药服后诸症均退，未见任何后遗症。惟输液一侧之下肢肿，夜寐欠安，六脉和缓，右寸略弱。予补阳还五汤，运大气、化瘀，以助康复。

处方：生芪 120g，当归、益母草、丹参、珍珠母各 30g，川芎、桃仁、红花、地龙、僵蚕各 10g，蛤粉 30g，白芥子（炒，研）、桂枝、炙草各 10g，生杭芍 30g（全蝎 3g，蜈蚣 4 条研粉，冲服）。

上方服 3 剂后又带 7 剂出院回家调养。

【李可原按】本例之剧烈呕吐，得力于生半夏加茯苓汤，重用生半夏加赭石末、鲜生姜、姜汁，此法余一生应用上万例，通治一切肝胃气逆之呕吐，如妊娠恶阻剧吐，水米不入；胃出血狂吐不止；西医学确诊之脑膜刺激征；寒热错杂之胃肠痉挛等，皆有捷效。轻症服两口即止，稍重则服 2~3 次即愈，极重症 10 小时许过关。标证一除，再缓图治本。不论何种呕吐，皆由胃气上逆。胃为气机升降之中枢，胃气不降，则诸经之气皆逆。方以赭石、生半夏、鲜生姜降胃，则气机升降复常，何呕吐之有？正是执简驭繁，以不变应万变之法。

又，本例之剧烈头痛，在加吴茱萸汤后 1 剂而止，吴茱萸辛苦大热，其气燥烈。下笔之际，曾有犹豫，恐不合于"脑出血"症，但伤寒论吴茱萸汤证，明白昭示："干呕吐涎沫，头痛者吴茱萸汤主之。"止痛与止呕，正是吴茱萸的两大功效。中医虽无"蛛网膜下腔出血"这样的病名，但患者头痛如破，剧烈呕吐，吐出物为酸苦涎沫，又自觉胃凉，正是肝胃虚寒，夹痰饮上冲颠顶（脑）之据。病机既合，投剂之后，头痛如破及残余之呕吐立止。读古人医案，常有"覆杯而愈""效如桴鼓"之描述，一经临证，乃深信经方确有神奇功效。由此领悟，伤寒六经辨证之法，统病机而执万病之牛耳，则万病无所遁形。"病"可以有千种万种，但病机则不出六经八纲之范围。正是内经"知其要者，一言而终"的明训，执简驭繁，万病一理。临证之际，不必在病名上钻牛角，不但不考虑西医的病名，连中医的病名也无须深究。胸中不存一丝先入为主之偏见，头脑空明灵动，据四诊八纲以识主证，析证候以明病机，按病机立法、遣方、用药。如此，则虽不能尽愈诸疾，庶几见病知源，少犯错误。张仲景学说是中医学说的灵魂，也是破解世界性医学难题的一把金钥匙。"难症痼疾，师法仲景"是我一生的座右铭，愿与青年中医共勉。

（《李可老中医急危重症疑难病经验专辑》）

【诠解】 妊妇患蛛网膜下腔出血案例，难在一方面要控制脑出血病情，另一方面又要能保护好患者所怀的胎儿，所用中药难免有胎妊禁忌用药，确实对临床医生是一个挑战。在患者住院治疗18天后仍病势转危的情况下，李老参与会诊并应用中医药方法，成功完成了整个救治过程，所以笔者在解析案例时，尽量保留李老原著原案辨证思路的介绍，以使读者能更充分、更全面地了解本病案的证治内涵，理清组方思路和治疗特点。

初诊，患者剧烈头痛，喷射状呕吐，住院18天后，病情危重，确诊为脑蛛网膜下腔出血。目前情况主要有四点：①脑出血。②喷射状呕吐，频频发作，未减。③近期出现多次短暂性抽搐，一度口眼歪斜，头痛如破。④患者怀孕5个月。

仔细思考，分析病机。

目赤为肝火循经上冲所致；呕吐黏稠痰涎，说明痰涎阻碍胃脘气机通降，胃气上逆，出现呕逆；呕吐物秽臭，属痰浊郁而化热；其气粗，为肝火夹痰冲逆上涌，抑制肺气的肃降所致。这一组症状整体上属于痰热内盛，肝气肝火上逆，肝胃不合证。

患者多次短暂性抽搐，一度口眼歪斜，这是内风扰动，邪犯经络之象。值得重视的是，抽搐虽属风证，但风有内风（肝风、虚风），外风的差别，而本案患者抽搐多次发作，中有间隙，并未出现角弓反张，强直痉挛，说明不属外风侵袭太阳经脉引起的痉证，而是内风扰动而致。因此，治法上不应发散外风，而是用清火潜镇，育阴潜阳，息风通络法解痉。脉弦滑而劲，头痛如破，滑主痰，弦而劲主肝病，脉、颈有力为实证，不柔和是脉管硬化表现，弦滑有力主肝气上亢夹痰火上冲。头痛欲裂，是风邪夹痰火上亢扰动脑络而引起；阵阵神糊，已快到风痰闭窍的程度。现时的主要病机就是肝风内动，风火夹痰冲逆于上，扰动脑络官窍，气火化风上冲，抑制肺胃气机下行，治疗当清热涤痰开窍，重镇平肝，息风止痉，降气化痰为主。

李老一诊重用赭石平肝降逆止呕，珍珠母凉肝潜镇肝阳，平息内风、酒龙胆草、黄芩直入肝经，苦寒直折肝火，风息火降才能重挫病邪上冲无制之势，大量白芍养肝柔肝，怀牛膝引血引水下行，使肝阴充足以涵敛肝阳。再重用生半夏、胆南星涤痰开窍，散风降逆，半夏、生姜也就是小半夏汤化痰降逆止呕，用枳实破降三焦气机，降气化痰（治痰先治气，气行痰易消），再佐生甘草和中，制约诸药燥性，使其药性发挥而安全。全蝎、蜈蚣息风止抽搐。安宫牛黄丸清热开窍，重镇醒神。

李老一诊处方还有三点需要说明：①方中使用赭石、胆南星、龙胆草、蜈蚣、全蝎等强力的攻邪药物，药性峻猛，且用药剂量偏重，主要是因为患者年轻，先天精气尚未明显受损，目前以实证表现为主，急则治其标，缓则图其本，病势亢进之时需直折邪之势头方能安正气。②患者脉象弦滑劲，未见数脉，也未见热入营血证候，说明没有明显的肾阴亏耗，阴不敛阳的证候，所以方中只用大量白芍柔肝，黄芩、龙胆清泻肝火，而未用生地黄、玄参滋养肾阴。③患者怀孕5个月，按常见用药禁忌，方中绝大部分药物都是孕妇的禁用药，都极易引起胎儿流产，而整个治疗却未发生这样的事件，病人康复，胎儿得以保全。这不仅展示李老过人的胆识和丰富的个人用药经验，更揭示出中医的一个道理：《黄帝内经》载"黄帝问曰：妇人重身，毒之何如？岐伯曰：有故无殒，亦无殒也"。又如张仲景《金匮要略》"干姜人参半夏丸"用治寒痰壅堵之妊娠呕吐不止，方中所用就是生半夏。生半夏为孕妇禁用药为医者都知道，那为什么还用呢，还安全呢？其实中医治病的根本就是根据病机的不同和体质的差异，进行辨证施治，只要能深刻地认识并把握好病证的阴阳和寒热虚实，对证组方，才能临证不乱，转危为安。

二诊之时，抽搐未发，头痛减，呕吐减，神志清醒，说明前方显效；呕出物为酸苦黏涎，不似前诊之秽臭，说明痰热已减；脉虽弦滑，现已趋于和缓，加上抽搐未发，头痛减，呕吐减等，说明肝火肝阳亢逆开始改善，风痰气火已在平复，再续前法，以镇肝息风汤加减治疗。应用黄芩、龙胆后，其舌苔水滑，说明内热已除，反觉胃中凉，证已转为风痰夹胃寒，所以李老加吴茱萸，温胃降逆。为防吴茱萸引动肝阳，重用赭石重镇平肝，牛膝引血下行，生半夏、生姜化痰降逆，温中化饮止呕吐。蜈蚣、全蝎搜风通络止痛。从二诊处方看，人参、吴茱萸、生姜升清阳正气，赭石、半夏、牛膝重镇降逆，引药下行，在气机强力升降的同时，大量茯苓安神利水消肿，蜈蚣、全蝎疏通经遂水道血脉，牛膝引水引血下行。

三诊之时患者痛呕均止，病情显著好转。减少全蝎、蜈蚣用量，原方杭芍重用至90g，加龙骨、牡蛎、珍珠母增强养阴柔肝，潜敛柔肝，大枣益气健脾。人参、五灵脂同用，近年已被认可，很多名医用人参与五灵脂相配，益气活血，化瘀止痛。三诊病已进入恢复期，李老用药开始转换为重视扶正气，兼顾去除余邪。处方收放自如，正显名家风范。

四诊，李老用补阳还五汤加减，补养气血善后，母子皆全。本案颇多神奇之处，看医案的时候，真为李老捏着把汗，见病患痊愈出院及案后原按，又觉精神一振，颇为惊叹！

李斯炽医案

（六味地黄补真水，阴足阳潜，风静痰消）

王某某，男，60岁，干部。1969年1月初诊。

患者素有腰膝酸痛，头晕失眠，耳鸣咽干等症。近因思想紧张，随时处于恐怖之中，遂致卒然昏倒，当即送该厂医院抢救，诊断为脑出血。因病情危重，特请前去救治。见患者昏睡床上，面部发红，喉间痰鸣辘辘，牙关紧闭，由家属叙述以往病史。诊得脉浮弦而大，左尺脉重按似有似无，撬开牙关，见舌质红赤，上有滑液。其人素禀肾阴亏损，肝肾同源，肾精愈亏，肝阳愈亢，肝阳愈亢则阳热上冲，热盛炼痰，阳亢生风，风痰交阻，故见卒然昏倒，面部发红，喉间痰涌，牙关紧闭等症。其脉浮弦而大，左尺脉重按似有似无，舌红苔滑，亦符肾阴不充，肝风夹痰之证。治当滋养肾阴为主，潜阳息风，豁痰开窍为辅。故以六味地黄丸养肾阴，加牡蛎、龙骨、白芍养肝潜阳息风；再加石菖蒲、远志、竹茹豁痰开窍。意使阴足阳潜，风静痰消，诸症可冀缓解。因病情危重，嘱以急煎，频频灌服。

处方：生地黄12g，丹皮12g，泽泻12g，茯苓12g，山药15g，枣皮12g，牡蛎12g，龙骨12g，竹茹12g，白芍12g，石菖蒲9g，远志肉6g。

服完3剂后，神志稍清醒，吐痰黏稠，面红减退，已能开口讲话。但仍舌强语謇，右侧手足稍能伸展，左侧尚不能动，仍脉浮弦，但左尺脉已较明显，舌象同前。后即以上方增损，共服药20余剂，即基本恢复正常。后遗左足微跛。

（单书健. 当代名医临证精华·中风卷. 中医古籍出版社出版）

【诠解】 本案患者素有腰膝酸痛，头晕失眠，耳鸣咽干等症，属肝肾阴虚，肝阳上亢证。现因精神紧张，突发脑出血昏迷，中医诊断为中风中脏腑闭证。初诊舌质红赤，上有滑液，此为阴虚痰液黏滞；脉浮弦而大，左尺脉重按似有似无为上盛下虚，上有风痰，下则肝肾阴虚，精气亏损。李老辨证认为肝肾阴虚为本，痰浊蒙闭心窍为标，故以六味地黄汤滋养肝肾；牡蛎、龙骨、白芍收敛肝阳，潜阳息风；石菖蒲、远志、竹茹豁痰开窍醒神。患者火热证并不突出，在治法上紧抓病机，滋养肝肾阴精，收敛涵养，开窍化痰三法合一，使真水足，肝阳敛，风痰消。3剂后病人清醒，证明治法合理，疗效确切。

临床上，多数阴精亏虚，下元虚损而风痰上盛的中风病人，发病类型以脑出血居多。细思之，当精气耗损之后，营卫俱弱，卫气不足，防御外邪力弱，风邪易侵袭肌表腠理；内则营血不足，长久脉道失去营阴滋养，脉道干涩不畅，脆性增大，易于破损。精气耗伤，肾水不能滋养于肝，肝阴不足，无以涵养肝阳，肝阳易被风邪所引动，亢逆上冲，引血厥逆于上，导致脑脉破裂，发生脑出血。治疗时，风痰气火常兼夹杂，滋阴降火，平息肝阳，使肝阳不和风邪相并，有利于预防脑血管破损。本案患者脑出血，离经之血既为败血，此时应佐少许三七粉化瘀止血，疗效更佳。

廖先齐医案

（外风入中，宣调为先，不可拘泥）

邓某某，女，38 岁。1958 年 3 月 23 日入院。

患者既往无高血压病史和其他宿疾，年青体壮。因受凉感头昏、恶寒、流清涕，自服麻黄素 5 片（每片 25mg），服药后 2 小时，发生剧烈头痛，心慌，呕吐大量流水及食物残渣，全身出冷汗，手足麻木，语言逐渐模糊不清，不省人事，小便失禁而入院。检查：体温 38.5℃，深度昏迷，潮氏呼吸，双侧瞳孔散大，对光反射迟钝，牙关紧闭，左侧半身瘫痪，血压：138/100mmHg，脑脊液：呈均匀淡黄色，有红细胞沉积试管底，眼底：视网膜充血，左轻度水肿。

西医诊断：脑出血（右侧内囊型）

入院后用青霉素、尼可刹米、咖啡因皮下交替注射，葡萄糖液、维生素 C 等，一般对症支持疗法，效果不显，病情依然如故，于 4 月 1 日加用中药治疗。

中医辨证与治疗：病员年青体壮，素无他病。初病时所表现之征象，显系外邪侵犯，风中阳维，只因自服过量麻黄素后，酿此危疾，致剧烈头痛、呕吐，神识昏迷，牙关紧闭。虽用西药治疗，外邪未解，体温未降，病情如故。感邪不论新久，有邪勿忘解邪。本《内经》"从外之内而盛于内者，先治其外而后调其内"的治疗原则，予疏解外邪，和胃止呕。

处方：川荆芥 6g，云防风 6g，蔓荆子 9g，杭白芷 5g，杭菊花 9g，紫丹参 9g，广角参 15g，姜半夏 6g，竹茹 9g，生甘草 3g。

针：百会 人中 神庭 曲差（双） 头维（双）

4 月 3 日，病员依然昏迷，但时发呻吟，隐露转机，左侧偏瘫，二便未解，脉弦数，牙关紧闭如前，未能审视舌质舌苔，再进祛风邪、抑肝阳之方。

处方：生草决明 25g，川荆芥 6g，蔓荆子 9g，杭菊花 9g，白桔梗 5g，白芥子 5g，生甘草 3g。

针：百会 人中 风府 神庭 临泣（双） 少商（双）

4 月 5 日，神志已清楚，能说病情，头痛大为减轻，未再呻吟，左上肢瘫软无力，左下肢瘫而膝部痛甚，舌质正常，苔薄白，脉濡。再进祛风除湿、活血止痛之方。

处方：全当归 9g，大川芎 9g，赤芍 6g，生地黄 9g，威灵仙 9g，炒薏苡仁 15g，独活 6g，防风 6g，北秦艽 9g，杭菊花 9g，丹参 9g，钩藤 9g，五加皮 9g，生甘草 9g。

针：本神（左）　曲池　手三里　阳陵泉　绝骨　风市

4月12日，头痛消失，左下肢膝部痛亦甚轻微，舌脉动同前，上方加减。

处方：全当归 9g，大川芎 6g，白芍 9g，生地黄 9g，杭白芷 9g，川羌活 6g，丹参 9g，防风 9g，桑寄生 10g，青木香 6g。

针：左肩髃　肩髎　曲池　手三里　外关　环跳　风市　足三里

4月22日，左侧瘫痪大为好转，已能自由活动，也无其他不适。暂停服药，针灸治疗，静心调养，以待出院。

针：左肩髃　肩髎　曲池　手三里　环跳

4月26日出院。出院时，一般情况好，偏瘫恢复正常，痊愈出院。

（单书健. 当代名医临证精华·中风卷. 中医古籍出版社）

【诠解】 患者经西医确诊为脑出血。其临床表现有出冷汗，牙关紧闭，左侧半身瘫痪，不省人事，符合中风中脏腑闭证。从病案可知，患者正值青壮年，无中风先兆症，且感受外寒于先，服用过量麻黄素，后见中风证候发作，不是典型的内伤积损，阴虚阳亢之中风类型。考虑到患者感邪在先，现又闭证神志不醒，未见痰火之邪亢盛，廖先齐先生引张锡纯所说："大抵此证，多先有中风之因，伏藏于内，后因外感而激发……"判断此病有外邪盘踞人体太阳体表，妨碍人体气化升降出入通路，可畅达太阳，解表正邪，川荆芥、云防风、蔓荆子、杭白芷、杭菊花发散表邪，姜半夏、竹茹化痰清里，为防内在气机郁闭化火，辅以针刺百会、人中、神庭、曲差、头维醒神开窍。

至第三诊时，患者苏醒。再以祛风去湿，活血止痛之药治疗，后痊愈出院。此案中风，外邪侵袭是主因，表邪闭阻人体气机出入的道路，引起神昏不识，医者治疗类似病时当分清表里阴阳，不要套用常见思路以免错识病机，延误病情。

朱进忠医案

（"秘方、名方"无用，辨证才是好方）

李某某，男，79 岁。

在开会发言过程中，突然昏迷偏瘫高热，某院诊为蛛网膜下腔出血，治疗 3个多月，除西药外，中药采用至宝丹、安宫牛黄丸、平肝息风汤剂不效。审其昏迷偏瘫，手足心热，时时瘈疭，舌质红绛无苔，脉虚大数。综合脉症，诊为阴精亏损，虚风内动，筋脉失养，治用养阴柔肝息风，大定风珠加减。

处方：龟甲 30g，鳖甲 15g，牡蛎 15g，炙甘草 12g，麦冬 10g，生地黄 10g，白芍 10g，阿胶 10g，黑芝麻 10g，五味子 10g，鸡子黄 3 个。

服药 7 剂后，神志转清，瘈疭、瘫痪均减，继服药 2 个月，上肢能上抬至头，手指较能自由活动，下肢在别人搀扶下能走 40 步左右。

（单书健．当代名医临证精华·中风卷．中医古籍出版社）

【诠解】 此案患者患"蛛网膜下腔出血"，经 3 个月的治疗仍昏迷，时时抽搐。在以前的治疗中，应用了清热开窍的至宝丹、安宫牛黄丸和镇肝息风汤剂，未见神志苏醒。刻诊：手足心热，舌质红绛无苔，脉虚大数。朱老辨证认为属肝肾阴精亏虚，真水不足，肝阴不足，筋脉失养，筋脉濡动，虚风内动，所以时时抽搐。五脏之精皆封藏于肾，肾精不足，五脏之阴失于充养，真水不能上济于心，心脏、脑得不到肾精充养，不能正常发挥主管神志的功能，虽用安宫牛黄丸、至宝丹等药开窍醒神，但反会辛散进一步耗伤心中精气，其脉虚大，心精逾耗，心神更无力苏醒，这是对患者病情辨证不清，治法用药不对症的体现。

在辨明此案患者属阴精不足，虚风内动病机特点后，朱老应用大定风珠方剂，龟甲、鳖甲、牡蛎入肝肾，镇肝息风，滋养肾水；鸡子黄，血肉有情之品，合阿胶、麦冬、生地黄、白芍、黑芝麻滋养阴液，阴精足，可涵敛肝阳，润养筋脉，养阴息风，患者抽搐缓解。经服 7 剂中药，在未使用开窍药的情况下，患者苏醒过来，诸症改善，经 2 个月治疗，已能搀扶步行。

此案前后疗效的差异，充分体现中医辨证的重要性和独特性，在临证中，分清其寒热虚实、病机要点，才能对症治疗，一箭中的，体现疗效，反之如盲人摸象，漫无目标，药证不应，贻误病情。

汪履秋医案

（治痰先治气，气降痰易消）

石某某，女，63岁。

素有头昏头痛。2天前因恼怒，突然昏仆，不省人事，翌日神志稍清，但仍呆钝不能言语，右半身不遂，口角左歪，在某医院急诊为"高血压""脑出血"。经用西药、针灸处理无明显好转，乃转我院治疗。

患者高龄肥胖之躯，痰湿素盛，复因暴怒伤肝，肝阳化风，夹痰上扰清空，蒙闭心包，以致突然昏仆，神迷嗜睡。风痰入络，络脉痹阻，则见半身不遂，口眼歪斜，舌强不语。痰气闭阻，则胸膈闷塞，喉间痰多。舌苔白腻，脉弦滑，均属痰浊偏盛之象。治拟予平肝息风，化痰开窍，方选半夏白术天麻汤合温胆汤加减。

处方：明天麻10g，钩藤12g（后下），炙远志6g，炒竹茹6g，苍术10g，橘红5g，炒枳实6g，竹沥半夏10g，矾水郁金10g，川朴5g，石菖蒲5g，指迷茯苓丸15g（包煎）。

药进2剂，神志已清，语言渐利，喉间痰少，惟右手足仍然不用。原方略减开窍涤痰之品，配合针灸宣通经络。第5天右腿渐能活动，嘴歪逐渐复正；第12天右臂渐渐有力，稍能抬举，但不能持重。继以原方参入归、芍养血和络，共服药30剂，口能言，手能握，足能履，遂拟调摄方出院。

（单书健·当代名医临证精华·中风卷·中医古籍出版社）

【诠解】 本案患者因恼怒引发肝阳上亢化风，气机逆乱，突发昏仆，脑出血。临床证候以意识呆钝，右半身不遂，中医辨证为中风中腑证，痰瘀蒙闭心包。刻诊：胸膈闷塞，喉间痰多，舌苔白腻，脉弦滑，皆属痰湿壅盛，阻痹气机运行；且其体胖身肥，体质特点以痰浊盛重为主，发怒昏仆为肝阳化风之证，其治当化痰通络祛风开窍。方以半夏白术天麻汤合温胆汤加减：炒竹茹、苍术、橘红、炒枳实、竹沥半夏、矾水郁金、川朴、石菖蒲、炙远志、指迷茯苓，此组药味重在理气化痰，燥湿开窍，气降则气行，气行则痰易消，痰气化则心包得清，神志清醒；明天麻、钩藤重在祛风通络平肝。配合针灸治疗，偏瘫恢复，神志清醒，言语流畅。此案辨证治疗的核心是抓住了风痰这一病机要点，通过理气、化痰、开窍、祛风、平肝诸法合用，切中病机，药证对应，组方中，调气药应用较多，治痰先治气，气有余易化火引发气机逆乱，肝阳也不易平复，通过调气能起到清火、降火、化瘀、祛痰、醒神的作用，气顺则血气和，气化升降运行有序，所以疗效显著。

三、恢复期

张琪医案

（大秦艽汤散表寒，泻里热，内养血，活血祛风）

姜某某，女，50岁，工人。1973年9月6日初诊。

病人于本年6月间患脑出血，现遗右半身瘫痪，上下肢不能动，足仅能上翘，手指能微动，项强，咽干口燥，自汗恶风、头痛、手足热，舌强语謇。舌红干，脉弦滑有力。血压180/110mmHg。内则血虚夹有燥热，血为热耗，无以营养筋骨；外则风邪中于经络，络脉痹阻，筋骨为之不通，通络之剂治之。

处方：秦艽15g，羌活10g，独活10g，防风10g，川芎10g，白芷10g，黄芩15g，生地黄20g，熟地黄20g，生石膏50g（碎），当归20g，赤芍20g，葛根25g，甘草7.5g。

11月16日二诊：用前方10剂，患侧肢体有明显恢复，上肢可拿一般较轻物品，下肢能扶杖走10～20步，颈已见柔，头痛减轻。血压150/90mmHg。仍口渴，自汗，恶风，舌红稍润，脉弦滑略见缓象。方取前意，酌为加减。

处方：羌活10g，独活10g，桃仁15g，葛根20g，桂枝15g，川芎15g，白芷15g，生石膏40g（碎），防风15g，生地黄20g，熟地黄20g，赤芍20g，茯苓20g，甘草10g。

12月10日三诊：服前方10剂，患侧肢体功能继续恢复，可在家人陪伴下来门诊就诊。舌转润，脉弦缓。血压150/100mmHg。此热清血和，风邪祛除，仍以养血疏风之法。

处方：羌活 10g，独活 10g，川芎 15g，当归 20g，生地黄 20g，熟地黄 20g，赤芍 15g，防风 10g，白芷 10g，川牛膝 15g，秦艽 15g，甘草 10g。

1974 年 1 月 5 日四诊：服前方 10 剂，患肢已基本恢复正常，仅步履稍欠灵活，嘱其继服上方数剂，以善后。

（史大卓，李立志．专科专病名医临证经验丛书——心脑血管病）

【诠解】 本案患者脑出血 3 个月后，遗留舌强语謇，右半身瘫痪，伴有项强、恶风、头痛。中风之后，阴血不足，气虚络瘀，易为外邪入侵，风中太阳、阳明之地，瘀于经络肌腠之间，恶风即为太阳表虚，颈强为风邪客于太阳经络，阻碍营卫交通，风邪牵引经筋，筋脉失去阴血润养，又血脉不畅故强直；手足热、舌红干、咽干口燥、自汗，为阴虚内热，营血分内热逼津外泄，加之气虚不能固守阴津，故自汗；脉弦滑有力为邪气充盛，风痰热内盛之象。综其脉症，外有风邪瘀滞于肌腠经脉，内有痰热内盛劫伤营阴津液，故治之当外散其风，内清其热，正是效大、小续命汤方意加用清营滋阴治法。方以秦艽、羌活、独活、防风、川芎、白芷辛温发散通络，外散客聚在体表筋脉的风邪；葛根入阳明，升发津气，引津液行于肌腠解痉，和血脉；黄芩、生石膏入肺胃清气分之热；因舌红，必有营阴不足，以生地黄、熟地黄入肝肾清营分之热养肝肾阴精；当归、赤芍养血活血，制风药辛散之性。外则宣散，内则清解滋养，在表之风邪，在内之热邪得解，整个升降气化机制得以协调运作起来，祛邪外出。

二诊时项强，头痛减轻，下肢运动功能改善，说明在表和肌腠中的风邪得散，脉络得以疏通；舌红稍润，脉弦滑略见缓象，说明内在的热邪和阴虚也得致改善。效不更方，张老加桂枝调合营卫，祛在表之风邪。桂枝在二诊时才用是很考究的，一诊时舌红口干，阴伤较重，营分内热和气分之热相合，而桂枝又专入营分，温通血脉之力较强，桂枝若此时用，其温性易激发肝阳亢逆，有助气火之嫌，而羌活、独活、防风虽辛散发表，但不入血分，不易动火扰营，再加上清热的石膏、黄芩量大，加上清营养血的生地黄、熟地黄、当归，辛散药虽用之但不会损及扰动营血。只有气分、营分热邪得清，口舌由干转润，阴分得以滋养后，此时再应用桂枝就无温燥伤阴之弊，而主要作用就是体现在调和营卫血脉，疏通经络上来了。所以桂枝在一诊时的应用是辨证论治的结果，是根据邪正消长的时机来用的，用得恰到好处。

三诊时，患者舌润，肢体功能进一步改善，去桂枝，仍续用前法，羌活、独活防风疏表，当归、生地黄、熟地黄入营养血，加用怀牛膝益肝肾活血脉，强筋骨，逐渐康愈。笔者认为三诊到四诊的用药，还可以再加强一些强筋壮骨益肾之品，如杜仲、巴戟天等柔润之品，以强化疗效。

此案是应用大、小续命汤思路，但有异于其治法。大、小续命汤其立方之意在于太阳、阳明、少阳三阳体表肌腠经脉为风痰邪气瘀阻，中风之后，肢体疼痛偏废不用，或夹有寒邪无汗，亟须麻黄、羌活、防风、桂枝辛散之药，外疏风邪，开发腠理，调合营卫，疏通经隧，改善外周络脉循环，使体表闭塞之经脉得以通畅，恢复人体气血升降出入道路。为使辛散温通之品不助内热和耗伤营血，所以续命汤中加以石膏、黄芩清热泻火，以解中风之后阴阳逆乱，气机升降失调的内热瘀闭之证，同时再加用当归、赤芍养血益营，润养血脉，刚柔相济以监制药性辛温的麻黄、桂枝。也就是说，大、小续命汤的主治方向是驱逐在表三阳经之风邪瘀阻肌腠，通过开宣辛散以解之。而本案患者舌红干，明显有营分伤损，津液不足，肝肾阴虚，所以加用生地黄、熟地黄入肝肾滋养阴精，整个治疗过程做到了标本分明，内外兼顾，发表不伤损精气，滋养不黏滞祛邪，辨证明析，组方和病机相应，疗效显著。

有人言，真中风要用大、小续命汤，从本案来看，阴精虚损于内，风邪瘀客于外，此时病机变化超越了大、小续命汤的立方本意，所以得加减化裁，内则滋阴培元外散风邪共施，所以法无定法，因人具体情况而定，切不可生搬硬套，墨守成规，贻误病情！

颜德馨医案

（柔养肝肾、舒调筋脉、补泻兼施，治疗中风后遗痿废）

徐某，女，64岁。

10余年之前脑出血，经抢救复苏后，遂遗有右侧肢体废用，心烦易怒，颜面潮红，齿龈肿痛，大便秘结，4～5日1行。初诊：年高气阴两亏，瘀血滞于脉络，阴亏虚火内灼，耗气损津，脑络瘀血未去是其本，经络枯萎乃其标，恐成废疾。

处方：乌玄参15g，生大黄9g，黄芪30g，地龙6g，红花9g，桃仁9g，赤芍9g，豨莶草15g，当归9g，麦冬9g，生地黄15g，伸筋草30g。

二诊：迭治1个月来大便畅通，精神日加，肢体由人扶持已能活动，偶或搓麻将作情绪调节，舌红苔薄，脉迟涩。气阴有来复之机，瘀血有活络之象。上方加木瓜9g，大枣6枚。

三诊：右侧手足日见灵活，惟一阵心烦不能自已，胸闷痰多，大便又见闭结，舌红苔薄，脉小弦。釜底有薪，其焰难灭。

处方：当归9g，白芍9g，玄参9g，生何首乌15g，大黄9g，虎杖15g，决明子30g，牡丹皮9g，赤芍9g，生地黄15g，桃仁9g，指迷茯苓丸6g（吞）。

四诊：痰火初平，偶有烦躁，总以气火相扰，血压亦有波动，舌红苔白腻，脉小弦。仍当曲突徙薪。

处方：生石决明30g（先煎），生紫菀10g，生何首乌15g，玄参15g，生大黄9g，桃仁9g，红花9g，赤芍9g，豨莶草15g，伸筋草15g，当归9g，盐知母9g，盐黄柏9g。

通过育阴、通腑、活血、化瘀、平肝、息风、柔筋诸法，肢体活动基本恢复。嘱清淡为味，清心为事，少烦恼，多愉悦。

（《颜德馨中医心脑病诊治精粹》）

【诠解】 如是大证屡变其法治疗，然总不外风、火、痰、瘀四者。本病之成因为风火激越，血随气逆，冲脑出血，血出后偏枯，脉络瘀阻。而痰之所生，有风便烈，火炼津液亦能使然。血压波动不已时当平肝息风，大便不通时当清腑泻火，络道不利时当活血宣痹，偏废不用时当化瘀柔筋，不能谨守一法以应多变，又不能以多变而乱我治则。

患者脑出血已逾10年，遗有右侧肢体废用，且心烦易怒，颜面潮红，齿龈肿痛，大便秘结，4~5日1行。颜老辨证为年高气阴两亏，瘀血滞于脉络，阴亏虚火内灼，耗气损津，脑络瘀血未去是其本，经络枯萎乃其标，恐成废疾。

笔者理解为，年过六旬，肝阴不足，情绪容易激动，以致阴虚阳亢，肝阳亢上，扰乱心神，故心烦易怒，颜面潮红；肾司二便，阴精亏耗，肠道失于濡润，故便秘；阴亏虚火内灼，耗气损津，阳明胃肠失于润养，化燥积滞，故齿龈肿痛；肾主骨，肝主筋，肝肾不足，筋骨失濡，故肢体萎废不用。惜一诊无舌苔脉象记载，思之可能以舌红少苔，中根厚腻，脉细涩为弦数为主。

颜老治疗此病整体用药以柔为主。用玄参、生地黄、麦冬，也就是增液汤，滋阴清热，增水行舟；黄芪、当归、地龙、桃仁、红花、赤芍补气生血，活血通脉；豨莶草味辛、苦，性寒，归肝、肾经，生用祛风除湿，又能清热化湿，蒸制则强健筋骨，宜于瘫痪痿痹诸症。阴虚阳亢，如加入天麻、白芍、木瓜似更妙。

大黄苦寒，泄热通肠，凉血解毒，逐瘀通经。《本草经疏》记载："凡血闭由于血枯，而不由于热积；寒热由于阴虚，而不由于瘀血；癥瘕由于脾胃虚弱，而不由于积滞停留；便秘由于血少肠燥，而不由于热结不通；心腹胀满由于脾虚中气不运，而不由于饮食停滞；女子少腹痛由于厥阴血虚，而不由于经阻旧血瘀结；吐、衄血由于阴虚火起于下，炎烁乎上，血热妄行，溢出上窍，而不由于血分实热；偏坠由于肾虚，湿邪乘虚客之而成，而不由于湿热实邪所犯；乳痈肿毒由于肝家气逆，郁郁不舒，以致营气不从，逆于肉里，乃生痈肿，而不由于膏粱之变，足生大疔，血分积热所发，法咸忌之，以其损伤胃气故耳。"故笔者以为，既为阴虚肠燥夹风痰，瓜蒌仁、杏仁、肉苁蓉、麻子仁、黑芝麻似更妥帖。如若患者舌苔中根浊腻，则使用大黄、芒硝更加合适。

路志正医案

（益气化痰，清化而不燥）

余曾治一赵姓患者，年龄55岁，素患高血压病10余年，血压常波动在（150～230）／（110～120）mmHg。于1993年2月21日晚，卒感眩晕，周身麻木，旋即昏倒，不省人事，左半身瘫痪，遂急送某医院，诊为脑出血。经抢救7天后神志转清。于3月25日转来住院治疗。症见目光晦暗，面色萎黄，神清语謇，形体丰腴，左半身肢体完全瘫痪，口眼歪斜，眩晕肢麻，肛门坠胀，二便失禁，左侧臀部有10cm×4cm褥疮一处。舌淡苔薄腻，候其寸口，左脉虚大而数，右脉细软，血压 120/90mmHg。神经系统检查：左侧肢体肌力 0 级，双上肢及右下肢腱反射迟钝，左下肢腱反射消失，巴宾斯基征阳性。病属中风，乃风中脏腑之重症，虽神志转清，但眩晕、肢瘫，以及二便失禁、舌淡脉虚，仍属气阴不足、风痰阻络之征。治宜益气养阴，涤痰息风。

处方：人参 6g（另煎兑入），黄芪 30g，炒白术 10g，茯苓 15g，升麻 3g，麦冬 12g，五味子 6g，胆南星 5g，白花蛇 6g，夜交藤 30g，橘络 6g

方中人参大补元气，合黄芪、白术补脾益气，伍麦冬、五味子益气生脉，选升麻提中气，用胆南星、橘络、茯苓、白花蛇涤痰通络，共奏扶正祛邪之功。

4 月 9 日三诊：进上方 13 剂后，左上肢稍见活动，左下肢可以屈伸，褥疮已愈，肛门仍收缩无力，排便困难，数日未行，余症均减，舌质红，苔薄少津，脉虚弦无力，血压 150/100mmHg。是证转属中气不足，肠中津亏液少，失于濡润，传导无力之候，法宜补中益气，养阴濡络。因风痰已除，故前方去白花蛇、胆南星、夜交藤，加地龙、当归、生首乌、白芍养阴润燥濡络，迭进 14 剂。

4 月 23 日三诊：精神振作，寐纳俱佳，二便如常，能独立下床在室内活动，左上肢能抬高，手可以摸到脑后，生活基本自理。为巩固疗效，乃以上方 5 剂共为细末，炼蜜为丸，每丸重 9g，日服 3 次，每次 1 丸，白水下，以缓图收功。

【原按】 本案健中气、益生化之本以断生痰之源，急固元气以驱邪固脱，养阴以柔润息风，平调阴阳，而合前人"大气一转，邪气乃散"之验。出血性中风，其病位在脑，气阴亏虚为其基本的病理变化，由此而生诸邪，以致气血逆乱，血溢脑脉之外而发病。气阴亏虚病机贯穿于病之始末。《东垣十书·医经溯洄集·中风辨》云："中风者，非外来风邪，乃本气自病也。凡人年逾四旬，气衰之际，或因忧喜忿怒伤其气者，多有此疾。"观今世之人，食则膏粱厚味，出则车马代行，加之现代社会节奏快、生活压力大，未至年长，多已罹患高血压、糖尿病、高血脂等"富贵"之疾。人体常常处于疲劳未复之状态，疾虽未成，然已有气阴不足之象。究其因：从发病年龄来看，气阴不足是患者固有的体质特征，年高精亏为其一，诚如《内经》所云"年四十而阴气自半"；患者多素有高血压、糖尿病等基础疾病，此类疾病起病隐袭，病程长，乃至相伴终生，久之，气为之耗，阴为之损，长年久病，耗伤气阴为其二；长期精神紧张，多思善虑，则伤心、动肝、碍脾，暗耗阴津气血，此其三。由此而奠定了出血性中风之病理基础。

气阴亏虚形成之后，成为滋生诸邪之肇端。在出血性中风发病之前，在一定时期内，患者常有头痛、眩晕、肢麻、黑蒙、舌謇等中风先兆症状。可见在发病之前，已具有潜在的病理因素。概而言之，即虚、风、痰、火、瘀、气六端，其中气阴亏虚乃是滋生风、火、痰、瘀之根本。气虚则血运不畅而致血瘀；气虚则不能行津化液，而聚生痰饮；气虚不行而致气滞，久则郁积化火。阴虚则心肝失于滋涵，而致心肝火旺，火旺则炼津生痰；阴虚则阳亢于上，气血随之而逆；阴虚则血运失畅，如舟行无水，而致血行迟滞。痰、瘀、火之既成，又有气阴亏虚之病根，气虚则血易失于统摄；阴虚则火易旺，血为之迫，脑脉为之灼；阴虚则阳亢，风因之动；且本虚与诸邪相互为虐，俱可生风。气阴亏虚既成，则更易为情志劳倦等诱因所伤，一遇诱因，如枯木风摧，气血逆乱，络破血溢而病作矣！故气阴亏虚是出血性中风之根本病理因素。

（《路志正医林集腋》）

【诠解】本案患者素有高血压病史 10 余年，突发脑中风病，晕厥，不省人事，大小便失禁，中医诊断为中风中脏腑脱证，经抢救脱险，度过中风急性期，神志恢复清醒，病发 1 个月后，遗留偏瘫，在后遗症期中医参与治疗。首诊两脉皆虚数，舌质淡，大小便失禁，属元气亏虚，内夹郁热，无以固摄气血，维系人体气化升降平衡；再则患者形体丰腴，舌苔薄腻，高血压多年，肥人多痰，日久生瘀，为痰瘀内蕴阻滞脉络；综合判断，为积损于内，本虚标实之证，风痰瘀血阻络，当补养元气，气阴生化，疏风豁痰通络为治。组方选用生脉散为主方，以人参补元气，五味子收敛耗散之气，麦冬清郁热养阴生津；以炒白术、茯苓健脾利湿化痰，胆南星通经络搜剔风痰；气虚之时，大气虚而不运，中气不升无以振奋，所以黄芪益气升发合升麻升提中气，又得人参大补元气，则中气振奋，大气得中气之承载，气足运转，水津四布，气血畅通，方可通经达瘀，通脉扶瘫。

在一诊方中，白花蛇、夜交藤和橘络的应用是亮点。

患者中风偏瘫，元气亏虚为本，风痰瘀血阻络为标，白花蛇在祛风通络的性能上比较强，《开宝本草》："主中风湿痹不仁，筋脉拘急，口面㖞斜，半身不遂，骨节疼痛。"临床应用在中风偏瘫，肢体疼痛上效佳。

患者气虚无力推动津血运行，津液停聚成痰，血液凝滞经脉，痰瘀混杂，阻滞经络，这就是患者痰瘀入络的病机原理；故治痰当治气，气足气行，则脾运水湿，痰液易消。患者本虚，元气不固，不宜冒然用陈皮、枳壳降气理气，如用反而有损中气。用橘络，其性苦、甘、平，《本草纲目拾遗》："橘丝专能宣通经络滞气，予屡用以治卫气逆于肺之脉胀甚有效。通经络滞气、脉胀，驱皮里膜外积痰，活血。"有疏达之性，而无破降之弊，实是恰到好用。夜交藤既可安神，又能祛风通络，疏通经络性平，用之30g，无太过或不及，也是恰好，用于本案气虚证中无弊，可见路老组方，选药精巧之处。

急则治其标，缓者治其本，本案患者本虚标实，而且是以本虚脱证为主证，所以一诊治疗重点就在益气固脱，兼顾标证。当元气得固，其肝肾精血虚耗也表露出来，患者出现精血不足，无以济润大肠，大肠中津液亏耗，排便困难。所以当气虚得固，脱离险境之后，补养精血，使气血生化，源泉不断就是二诊和三诊药的主要治疗思路，在益气养阴通络的基础上，加用地龙、当归、生首乌、白芍，养血益精，缓图徐养，补养积损，用药平和不腻滞，组方以通而不损，补而不滞，平调为期，积养精血恢复人体功能，改善中风偏瘫后遗症。

张学文医案

（双合汤，化瘀涤痰并重）

宋某，男，58岁。2002年12月9日初诊。

左侧肢体活动不利伴麻木2年余。2年前因右侧丘脑出血后遗左侧肢体活动不利伴麻木，几至顽而无知。查体见患肢色紫暗，拘急痉挛，舌暗红，苔白厚，脉弦细。辨证属痰瘀阻络。治法：化痰逐瘀，通经活络。方选双合汤加减。

处方：桃仁12g，红花15g，川芎15g，当归20g，地龙30g，水蛭15g，赤芍20g，半夏10g，胆南星6g，全蝎10g，陈皮15g，白芥子10g。每日1剂，水煎，分2次服。

另外药渣加桂枝15g，川椒10g，艾叶15g，豨莶草30g，煎汤先熏后洗患肢，每日 2 次，每次 20 分钟。并以疏血通注射液（主要成分为水蛭、地龙）6ml 加入 250ml 生理盐水中，静脉滴注，每日 1 次。

2 周后麻木感逐渐减轻，先变为轻度发麻，进而至麻木几近消失，不留意则几乎不觉，肢体亦较前灵活。

（江苏中医药，2007，5）

【诠解】 双合汤以化瘀与化痰相合，此法适用于麻木性感觉障碍而以顽木无知为主要症状者，其病因《张氏医通》中说："木则全属湿痰死血。"此患者临床表现以肢体、面部顽木为主，病程相对较长，伴舌质、患肢紫暗。张老认为属顽痰死血阻滞经络为患，故治疗非虫类搜风化痰逐瘀、藤类舒筋活络，不足以获得良效。

方和谦医案

（滋补肝肾，平肝开窍，补泻兼施）

殷某，女，53 岁，干部。2004 年 2 月 15 日初诊。

患者素日因工作、生活劳累，经常头晕，睡眠差，前 2 个月外出旅游时，突然感觉头晕、语塞、舌强、四肢麻木。立即到附近医院抢救，查脑 CT 示"左侧基底节出血"，住院治疗 1 月余，头晕、肢麻等症状缓解。回北京后请方老中医会诊。现症：舌强，语謇，纳食、睡眠均可，大便每日 1 行，稍干，舌质暗红，苔薄白，脉弦缓。方老诊为：中风后遗症。辨证属肝阳上亢，肝肾阴虚。治法：滋补肝肾，平肝开窍。

处方：天麻 6g，钩藤 10g，石菖蒲 6g，远志 5g，木瓜 10g，麦冬 10g，石斛 10g，生杜仲 10g，白芍 10g，桑寄生 12g，枸杞子 10g，熟地黄 12g，夜交藤 15g，百合 12g。10 剂，水煎服，每日 1 剂，服 3 天停 1 天。

3 月 1 日二诊：服上方后患者自觉语謇稍好转，偶发头晕。舌质略红，苔薄白，脉弦缓。方老认为前方获效，效不更方，继服 15 剂。

3 月 22 日三诊：患者服药后病情好转，已能自述病情变化，但语言仍显迟钝，舌脉同前。方老考虑病情已明显好转，目前以善后调理为主。

处方：天麻钩藤饮化裁。天麻 6g，钩藤 10g，石菖蒲 6g，远志 5g，当归 10g，麦冬 10g，石斛 10g，生杜仲 10g，白芍 10g，桑寄生 12g，枸杞子 10g，熟地黄 12g，茯苓 15g，百合 12g，薄荷 5g（后下）。10 剂，水煎服，每日 1 剂。

【原按】 方老认为此病例虽未见四肢活动及感觉等神经系统障碍，但病人以舌强、语謇为突出的临床表现，故仍属"中风"范畴。《素问·脉解》曰："所谓入中为瘖者，阳盛已衰，故为瘖也。"此患者素日肝肾阴虚，又因旅游劳累过度，致使肝阳上扰，热伤血络，破血外溢，使清窍闭阻而发病，来门诊治疗时已发病近 2 个月，治疗时不可急于求成，故拟方以滋补肝肾治疗其本，平肝开窍治疗其标，加减化裁，经服 20 余剂后症状逐渐缓解。

（方和谦. 中国现代百名中医临床家丛书——方和谦）

【诠解】 患者以舌强，语謇，舌质暗红为主要证候，辨证属肝肾阴虚，肝阳上亢，风痰瘀阻，脉络不利，故舌强，语謇。在补养肝肾阴精，清化风痰之时，应当注重配用入心脉开窍通络药物，加石菖蒲、远志，也可用冰片、麝香等香窜开通之药，力量更强。治疗的要点就在于培元气、养精血，固本于下，行气通络，化瘀开窍于上，虚实兼顾，可取得好的疗效。中风后遗症期患者风火症不明显，并有肝肾阴精不足，常用天麻钩藤饮和地黄饮子加减治疗。

戴裕光医案

医案 1（涤痰汤豁痰为先）

贺某某，女，63 岁，干部。初诊：2004 年 7 月 30 日。

主诉：反复头昏 10 余年，右侧肢体活动不利 2 个月。

现病史：患者 10 余年前因紧张、劳累后出现头昏，去医院诊断为高血压病，服多种降压药治疗，血压波动在（140～200）/（90～110）mmHg。2 个月前患者劳累后出现右半身不遂，神昏，随即送入我院神经内科，CT 示：脑出血，诊断为：①脑出血②高血压③高血压危象④高脂血症。经住院治疗 20 天，神志已清，仍右侧下肢不遂而来就诊。

现症：右半身不遂，言语謇涩，口角左歪，右侧肢体疼痛，饮水易呛，咳嗽白痰，大便日一行，纳稍差，舌淡红，苔腻，脉沉。查体：血压 180/100mmHg，神志清晰，面色无华，口角左歪，形体略瘦。心率：84 次/分，心界向左扩大，心脏未闻及杂音，腹软，双下肢无水肿。右侧下肢肌力 3 级，右足下垂，感觉、知觉减退，腱反射减弱，右上肢肌力 0 级。西医诊断：脑出血。中医诊断：中风（痰瘀阻窍）。

辨证：此肝肾亏虚，虚风内动，虚阳上亢夹痰、夹瘀，阻闭清窍而成。法当用石菖蒲、郁金，配合涤痰汤，以化痰开窍，佐以通络之品尤佳。

方药：胆南星 12g，制半夏 12g，石菖蒲 9g，广郁金 12g，陈皮 9g，茯苓 10g，甘草 6g，枳实 9g，竹茹 12g，乌梅 12g，地龙 12g，怀牛膝 30g，天花粉 12g，前胡 12g，大枣 12g，瓜蒌皮 15g。6 剂，每日 1 剂，水煎服。脉平片 4 片，3 次/日，口服。

二诊：2004 年 8 月 6 日。

现病史：患者服药后咳嗽减轻，大便通畅，语言謇涩明显改善，基本可以对答，右侧肢体软弱乏力，尤右手活动稍差，可扶着站立，缓慢行走，纳可，舌淡，苔腻，脉沉。查体：血压 170/90mmHg，口角左歪，右上肢肌力 0 级，右下肢肌力 3~4 级。服前药已有效，效不更方，痰瘀一祛，神机自运，与西医学之中枢神经系统的恢复，自然有利于周围神经系统的康复相一致。本次加强搜风通络之品。

处方：胆南星 12g，制半夏 15g，石菖蒲 9g，广郁金 12g，陈皮 9g，茯苓 12g，甘草 9g，枳实 10g，竹茹 12g，乌梅 12g，地龙 12g，怀牛膝 30g，天花粉 15g，前胡 12g，大枣 12g，远志 6g。7 剂，每日 1 剂，水煎服。脉平片 4 片，3 次/日，口服。

（《戴裕光医案医话集》）

【诠解】 患者 2 个月前发作脑出血，经住院治疗，脱离危险，神志转清，遗留右侧肢体偏瘫。在西医的诊断中，主要有三点：①脑出血，已控制；②高血压，不稳定；③高脂血症，也就是血液黏稠，在中医学中认为这是内有瘀血，血脉瘀阻的表现。刻诊：右半身不遂，言语謇涩，口角左歪，这是中风后遗症症状，风邪入以络脉，故口角左歪；饮水易呛，咳嗽白痰，苔腻，脉沉，这是痰湿内蕴，阻碍气机升降，故呛水咳痰苔腻。综合辨证：为风痰瘀血阻络，壅塞窍道，气机升降失调。治当豁痰开窍，化瘀通络。

治痰则先治气，气调则痰湿化；化瘀则要行气活血，气血运则瘀自消。今痰瘀互结，以涤痰汤化裁加减，涤痰祛瘀，活血通络。以半夏化湿痰，南星搜经络之风痰，两药合用，化痰力强；天花粉、竹茹、前胡清肺化痰；乌梅酸敛收肝，养肝阴，制肝阳风动；怀牛膝入肝肾，引血下行，平肝阳，降压；茯苓利水化痰；石菖蒲、远志开窍豁痰，陈皮、枳实、广郁金理气活血化瘀；地龙通络逐瘀。连用10余剂，功能有所恢复，能在他人搀扶下行走。

病案记述到此，按理还遗留有右手不用等症需要巩固治疗。患者素体痰湿偏盛，后续治疗仍宜保留温胆汤化裁，以治其标。年已六旬，精血渐衰，宜加用补阳还五汤益气活血通络，地黄饮子调补肝肾。肢体疼痛，为风痰瘀血阻痹于脉络所致，可酌情选用穿山甲、威灵仙、乌梢蛇或白花蛇等祛风通络，提高疗效。

医案 2（温阳补气活血，补阳还五汤加减）

王某某，男，48岁，个体。

初诊：2004年4月16日。

主诉：反复眩晕5年，加重伴右侧偏瘫2年。

病史：患者5年前无明显诱因出现头昏，被某医院诊断为原发性高血压，间断服降压药治疗。血压波动大（141～173）/（89～99）mmHg。2年前因打牌紧张出现头昏，继而昏迷，瘫痪，某医院CT诊断为：脑出血。经脱水、止血、降颅内压等抢救后清醒。但后遗右上肢乏力，右足外翻，右侧肢体冷痛伴出汗，语言障碍，又去我院行高压氧治疗，症状无明显缓解。

现症：右侧肢体乏力，肢体冷痛出汗，语言謇涩，右足外翻，行走障碍，反应迟钝，纳可，大便日一行，舌淡红，苔薄白，脉沉。CT诊断为：脑出血。西医诊断：脑出血后遗症。中医诊断：中风（气虚，瘀血阻络）。辨治：中风之证以本虚标实为根本病机。虽有风、火、痰、瘀、虚为基本病因病机，而在此患者身上却以阳气不足，瘀血阻滞为主。阳虚不足以温煦则肢体冷痛；气虚则肢体乏力，卫外不固则汗出，气为血之帅，气虚则血瘀，瘀阻滞正，肢体失养，不通则痛。瘀血阻滞，清窍不利故反应迟钝，语言謇涩。拟补阳还五汤加减。

方药：黄芪40g，川芎9g，赤芍15g，地龙12g，当归9g，桃仁9g，红花9g，夜交藤30g，鸡血藤30g，制附片9g（先煎），川桂枝9g，怀牛膝12g，桑寄生15g，丹参30g，蜈蚣1条，甘草9g，威灵仙15g。10剂，每日1剂，水煎服。

二诊：2004年5月2日。

患者服药后头昏，右侧肢体麻木有所减轻，右臂仍冷痛，口角流涎，语言謇涩稍流利，右侧半身不遂，纳可，眠可，大便日1行，舌淡，苔白，脉沉。《内经》曰："诸风掉眩，皆属于肝。"中风一证，虽以肝肾阴虚，肝风内动多见，但此患者以气虚血瘀为特征。前法有效，续之。

方药：黄芪40g，川芎9g，赤芍15g，地龙12g，红花9g，柴胡4g，白芍12g，淡干姜9g，川桂枝9g，大生地黄15g，天花粉15g，小青皮9g，大枣20g，蜈蚣1条，甘草9g。7剂，每日1剂，水煎服。

三诊：2004年6月7日。患者右半身不遂，头昏，神怠，腰酸痛，右侧肢体冷痛，无知觉，口不渴，大便日1行，舌白，脉沉。血压：141/80mmHg。拟用温阳益气，补气活血治疗。患者语言謇塞症状明显改善，右上肢功能仍差，右下肢屈伸有力改善，说明患者气血运行得以改善。

方药：黄芪40g，当归9g，川桂枝9g，鸡血藤30g，川芎9g，白芍12g，木瓜12g，桃仁9g，红花9g，川牛膝29g，杜仲12g，续断15g，炙甘草6g，威灵仙15g，天花粉15g，灵磁石15g，神曲12g，柴胡4g，制附片9g（先煎），大枣15g，生姜2片。7剂，每日1剂，水煎服。

四诊：2004年6月28日。

患者服药后下肢活动明显改善，语言基本清晰，反应正常，对答切题，行走稍不利，右手肿胀，口角流涎，大便日一行，纳可，舌白腻，脉沉。查体：血压140/80mmHg，神清，口角稍歪向左，双肺（-）。心率：80次/分，律齐，右上肢肌力2级，右下肢肌力4~5级，病理征（-）。益气之品配以温阳之品，阳旺气才易于生成。"气为血之帅"，气行则血行。且久痛多瘀、多痰，治疗中加入化痰、涤痰之品，则经脉更易通畅。

方药：黄芪40g，当归9g，川桂枝9g，川芎9g，鸡血藤30g，白芍12g，木瓜 12g，桃仁 12g，红花 9g，怀牛膝 15g，吴茱萸 6g，法半夏 15g，甘草 6g，威灵仙 15g，天花粉 20g，薏苡仁 15g，柴胡 4g，大枣 15g，丹参 30g，陈皮 9g。7 剂，每日 1 剂，水煎服。

（《戴裕光医案医话集》）

【诠解】 此案患者现症右侧肢体乏力，肢体冷痛出汗，为卫阳之气虚，无力温煦肢体，卫外固守，所以肢体冷痛出汗。语言謇涩，反应迟钝，右足外翻，行走障碍，为痰瘀闭阻官窍，脑络瘀阻。舌淡红，苔薄白，脉沉，为阳气生发无力之舌脉。整个治疗组方以补阳还五汤为主，益气活血通络，佐用桂枝、附片助阳温通经络，卫气得固；再伍以化痰的半夏等，解痰瘀互结；鸡血藤、白芍、木瓜养血柔筋止痛；使经脉调畅，通则不痛，痰瘀化解，脑络修复，中风诸症得除。

汪履秋医案

（顺风匀气汤，善去郁痰）

王某某，男性，58 岁。

患者 1972 年 10 月患蛛网膜下腔出血，经治疗病情基本稳定，惟后遗瘫痪，言语不利。1973 年 4 月 8 日病情复发，突然吞咽困难，饮食不进，不能言语，瘫痪加甚，呈强直性，因而收住入院。查病人面赤形瘦，舌质光红，脉细数，血压140/96mmHg。以肝肾阴虚，痰火上扰论治，痰火渐清，肝肾阴虚未复，即转拟地黄饮子加减治疗，连服 40 余剂，舌光红转淡红，但仍不能言语，饮食依靠鼻饲。追问病史，患者平素易于生气，每遇情绪不佳则病情加重，此次发病，亦因生气而作，故转用顺风匀气汤加减以理气化痰。

处方：乌药 10g，沉香 3g，木瓜 10g，青皮 5g，苏梗 10g，天麻 10g，橘红6g，胆南星 10g，熟枣仁 10g，太子参 12g。煎汤鼻饲，每日 1 剂。另竹沥水20ml，羚羊角粉 1g 冲服，每日 2 次。

前药进 30 余剂，病情大为好转，吞咽顺利能进饮食，会讲简单语言，活动亦较前好转，出院继续调治。

【原按】 本案为汪履秋治疗中风验案之一。中风临床上大多从风阳痰火论治，然气机不畅、气逆上冲亦是重要因素之一。《黄帝内经》云："大怒则形气绝，而血菀于上，使人薄厥。"风阳痰火上扰，多与气逆上冲有关，特别是因情志刺激而病者。通过调气降气，既可调畅气机，同时也有利于风阳痰火的下泄。

汪氏在辨证此案中，紧抓情绪刺激而致病，参合舌脉，辨证为肝气上逆，痰阻经络，弃补阳还五汤、地黄饮子，而用顺风匀气散，以理气降气为本治疗实为独树一帜，方中主要药物沉香、乌药、紫苏、青皮，理气降气以平逆上亢之肝气；以天麻、木瓜等平肝潜阳、息风通络，脉细乃气血不足而选太子参、酸枣仁益气养血、健脑益神，再配橘红、胆南星化痰开窍，辨证之准确，造方之奇特，足见汪氏独辟蹊径，常法之中有变法，变法之中见常法，不拘一格，信手拈来，而达药到病除之效。

（单书健．当代名医临证精华·中风卷．中医古籍出版社）

【诠解】 此案患者脑中风后，经治疗，仍留有饮食吞咽困难，言语不利，据其舌红无苔，脉细数，临床辨证为肝肾阴虚，气阴不足，痰火上炎，阻痹心窍，神机运行不灵，所以吞咽，言语困难。经用40余剂地黄饮子加减，舌光红改善，当言语吞咽仍未改进。询问患者本人后，知患者常易生气，这是肝郁气滞所致，当调气疏肝，疏肝解郁则心窍自开，青皮、苏梗、橘红理气疏肝化气郁；木瓜、熟枣仁柔肝养肝；乌药、沉香调气使气机下行，有利于解肝之郁，胆南星化痰，天麻疏风通络平肝，解肝气郁滞、肝阳上逆；再加竹沥水化痰，太子参养胃滋阴，羚羊角粉清心、肝风火痰郁滞、息风开窍，辨证精准，用药对症，患者康愈。笔者临证体会，中老年患者在中风发作后，往往自觉有病来如山倒的感觉，甚至濒临死亡感，情绪低落，易生闷气，常莫明发怒，证属肝郁气滞，心胸气机郁结。笔者常在处方中加郁金、香附、合欢皮、佛手等行气解郁之品，配远志、夜交藤、天麻等养心开窍通络祛风之药，整体效果良好。从本案治疗过程还说明，中医辨证治疗是一件很精细的事情，作为中医医师，对患者四诊资料的收集一定要全面细致，病机分析要透彻，并切中要点，主证必伏，兼证也要兼顾。人体是一个整体，主证、兼证之间虽有主次和先后之别，但他们之间又是相互影响，互为因果，互相转化的，所以临证必须做到精细全面，才能使治疗效果更加显著。

其他脑血管病

蒲辅周医案

（明辨虚实，益阴潜阳，温潜治之）

邓某某，男，72岁，干部，1961年5月15日初诊。

11年前曾突然昏倒，当时经某医院诊断为高血压性心脏病，并请中医重用朝鲜参及真武汤等中药治疗而逐渐好转。自1958年起，常服补心丹，今年有1次开会，突然又晕倒，全身颤抖，曾住某医院20余天，治疗后渐好转，近来又觉头晕目眩，有时四肢颤抖，甚则身动摇，不敢步行，耳鸣，口涎自流，咯痰不咳嗽，目视物模糊，口苦不渴，时有心慌，食欲不振，无饥饿感，睡眠不实，恶梦多，大便不畅，小便少。其人体丰，面赤，脉两寸关微，至数不明，有散乱之象，两尺沉迟，舌质暗红，苔白腻，有操劳过度，肝肾真阴虚，真阳浮越，肝风将动之象。治从肝肾，此属虚证，不可作实火治，宜益阴潜阳。

处方：生龙牡（打）各六钱，煅石决明八钱，灵磁石四钱，生玳瑁（打）三钱，生龟甲（打）六钱，红人参三钱，川熟附子三钱，酸枣仁四钱，远志肉一钱，连服3剂，每剂2煎，慢火煎2小时，取300ml，分5次温服。

5月19日二诊：服药后头昏及痰涎均减少，小便较增多，有时微渴，大便正常，脉如前，原方去磁石加山茱萸二钱，再进4剂。

5月26日三诊：连服4剂后大见好转，晕眩基本消失，身已无动摇，食欲好转，二便调和，惟行动气力尚差，六脉沉缓有力，舌正苔减，乃阳回之象，原方再进3剂，后以原方去玳瑁加杜仲四钱，补骨脂（北京叫木蝴蝶，下同）三钱，以5倍量浓煎，去渣入蜂蜜为膏，每日早晚各服三钱，白开水冲服，以资稳固。

患者旧有高血压心脏病，曾服人参、附子等药治愈，但过劳则有晕倒，全身震颤，甚则动摇，耳鸣目眩心慌等，皆五志过劳，肝肾阴虚，阳越于上，实为阴不潜阳下虚之故，故以育阴潜镇之品为主，佐以附子回阳（引火归原），人参益气，俾阴固阳回而眩晕渐消，震颤平息而愈，此病虽见耳鸣、眩晕、口苦、面赤，不可误作实火治之，因脉微而迟，舌暗苔白，口苦不渴，乃真虚假实之征，临床时不能为假象所蒙闭。

（《蒲辅周医案》）

【诠解】 本案患者患高血压性心脏病11年，曾重用朝鲜参及真武汤等中药而逐渐好转，说明当时辨证是元气不足，阳虚水泛为主的体质。现今的症状表现复杂，需结合病史和现症，首先辨明证候的寒热虚实才能下手。患者自觉头晕目眩，有时四肢颤抖，甚则身动摇，不敢步行，耳鸣，这是一组动风之象；其人体丰，口涎自流，咯痰不咳嗽，苔白腻，食欲不振，无饥饿感，这是脾气虚，痰湿内盛的证候。结合动风证候和口涎自流来分析，临床表现就是中风的先兆证；面赤，舌质暗红乃真阴暗损，年已七十有二，仍开会劳心耗神，肾水亏耗肝阳，上亢之象也支持以中风辨证；而不渴说明气分无热，口苦乃痰湿内阻，肝胆疏泄郁滞而成，无实火之征；脉两寸关微，至数不明，有散乱之象，两尺沉迟，脉象明确了这个患者的真实体质是元阳亏虚，阴不敛阳而虚阳浮越，肝风将动，耳鸣面赤，头晕目眩，看似肝阳上亢，实为虚阳外越的戴阳证；虽有咯痰、口涎自流等湿盛之象，但本质是本元不足，真虚假实之证。蒲老应用生龙骨、生牡蛎、煅生决明、灵磁石、生玳瑁、生龟甲益阴潜阳，伍以人参、熟附子益气温阳，培元固本，枣仁酸敛耗散于上的心肝之气，固守肝肾阴精，以远志辛温通达之性以交通心肾，理法方药步步合拍，辨证准确，用药精炼。此证初期如不对患者真假虚实有准确判断，特别是潜敛药中如不用益气温阳，引火归原的人参、附子，就很容易出现阳气脱失，阴阳离决的危局，当此之时，人参、附子真是挽救危局的关键所在。

远志的应用亦很巧妙。中风的根本病机是阴阳逆乱，气血升降运行失序。《黄帝内经》云：“升降出入无器不有，升降息则气立孤危，出入废则神机化灭。”人体以肝升，心降，肝木生心火，心火肃降交于肾中真水，真水升腾复交合于心而化合精气；脾升，肺降，而通行津液，肺为金，金生水，肺之肃降正生肾中之真水也，而真水升腾又复交合于心肺滋养脏腑。心火的下肃使木气有通达流转的路径，不容易郁滞或内亢和横逆，肺气的下肃可以流通津液，通达气机，且金克木，肺金肃降可制约肝阳，使其不可亢逆而为患。脾气健运，中气升发，可使中气得以斡旋流转中焦，上下交通之枢不障碍，可以承受肝木的克伐而使肝木不易亢逆。脾气健运化生水谷精微，输布肝肾，促进阴血的化生，而脾运健则肾水得充，肝阴得肾水滋养。正所谓土厚植木，根深而木不动摇，肝木自宁也；水盛正可济养肝木，肝阴通于真水，真水旺，肝中阴阳处在高水平高质量的阴阳互根互用状态，正是正气存内，邪不可干，风邪无以摇动肝木。心肺的肃降必需在贯通膈气的情况下才能完成。胸膈之处，常为痰湿所阻痹，膈气不通则心气无以下肃交通于肾，而人体气血生化、升降出入就是围绕心肾交通这一主轴来进行的，开达膈气，是交通心肾的必要条件。远志其气辛苦微温，《神农本草经》载："主咳逆伤中，补不足，除邪气，利九窍，益智慧，耳目聪明，不忘，强志倍力。"《神农本草经》中所言"利九窍"正是远志在此的应用亮点。笔者临床诊治中风病时，远志的使用频率较高，其温而不燥，力不峻猛，对于非神志昏迷者可用，无论阴虚阳虚患者皆可使用。蒲老一诊时使用生玳瑁也是一味镇养肝阳，蓄养真水的好药，不少现代医家在使用中体会到，其对于肝阳上亢引起的顽固高血压有较好的降压作用，笔者在高血压患者的临床治疗中也深感生玳瑁比龟甲及珍珠母、石决明的效果更理想。

二诊时，患者的症状减轻，蒲老加山茱萸敛肝固肾，三诊加益肾气的杜仲和温润补肾的补骨脂，充养真水而使水能涵木，以资巩固，以蜜膏的形式以长养缓图，休养生息，是治病从本之道。

从蒲老在一诊时对患者临床证候的中药组方分析来看，笔者认为，还可在兼证的应对及升降的调整上进行一些优化。如：患者自觉头晕目眩，有时四肢颤抖，甚则身动摇，不敢步行，耳鸣，对应这一组风证可加天麻、钩藤；患者口涎自流，苔腻之时可加生白术燥湿；小便不利又脾虚夹湿可加茯苓；大便不畅可以加用小量的熟大黄以利大便，在大量人参的应用中少量的熟大黄本身不会引起中气下陷，下窍通畅之后反可以调整阻塞了的气机，胃气一降，脾自升清，以上加用的药完全可以在一诊时加入以强化疗效，起到先安未受邪之地，截断扭转病势，并不会对整个辨证用药产生牵制和不良反应。

在第二、三诊时的用药中，补养肝肾精气还可参用地黄饮子的思路和用药，比如菟丝子、巴戟天、枸杞子、肉苁蓉，填精补髓效力明显更强。地黄饮子的思路和用药在老年类中风患者后期调养恢复阶段，曾有资深名家喻为中风第一要方，很值得临床中思索和效用。患者现已72岁高龄，多有操心之劳，易情志不遂，心烦起火，真元有衰竭之危，血肉有情之品也是可以斟酌选用的，莲子心、地骨皮泻其心肝虚火也是有必要的。一诊述，患者舌质暗红，面红，应当有肝肾阴虚，但苔白腻，此处不宜熟地黄，一诊中的介类用药本身并不能解这类虚热，但完全可以选用天冬、地骨皮、桑椹等寒凉不甚的药物，滋阴清热；活血化瘀药在后期也是可以选用的，如丹参、川芎、赤芍、红花在改善血脉瘀阻方面有比较好的作用。此案治疗蒲老一直没怎么用风药，从笔者中风病中医诊治体会来看，中风证多外风引动内风，《黄帝内经》云："邪之所凑，其气必虚"。高年之人，内伤积损，真元亏耗，肝之阴阳处在低水平的状态，很容易受到外来刺激的干扰引起阴阳失衡，如果没有外来刺激，那么人体是不会患中风的，内损只是外邪入侵得以成功的体质基础。人因愤怒激动造成肝阳上亢，引发中风，古今都有记载，可见情志变化也是本病诱因之一。君不见自古战场上敌我双方个个怒发冲冠，急红了眼，但没见中风倒下；市井之间男女老少，骂街之事常有之，但因愤怒中风之事也不是常见。而人生于自然之中，风气鼓荡流通于四时虚空，此风邪能否中之于人，不完全是各种诱因能完全决定的，也就是说，中风病的发生一定跟"风邪"这种特有病邪侵入人体，扰乱阴阳而发生，这是疾病发生的必要条件。

笔者认为，中风必有内在络脉瘀血勾结外邪停滞于经络膜腠之间，体表脉络必有郁闭，三焦筋膜必有瘀滞。笔者常在汤药中佐用风药通络，如羌活、天麻、钩藤、秦艽等，或使太阳肌腠开达，以复人体气机出入之道，先安未受邪之地，不使变证蜂起，以求全功。

施今墨医案

医案 1（郁热伤阴，清潜滋养为善）

龙某，女，59岁，出诊。

平素患高血压病，1个月以前突然中风不语，急至医院抢救。口歪，语言不清，右半身不遂，经治月余，诸症稍见转好。出院后，拟服中药治疗，现症为语言不利，心烦不眠，右半身不用，下肢有痛感，口干思饮，小便多而黄，大便干燥。血压170/100mmHg。

舌苔白厚中间带黑，脉寸关均弦，尺脉弱。

辨证立法：

年近六旬，气血已亏，下虚阳亢，血压过高。《黄帝内经》云："邪之所凑，其气必虚"，内因为主，外因为由。突然中风，血络壅阻，以致口歪舌强，语言不利，半身不用。血行不畅，心脑失养，郁则生热，遂有心烦不眠，口干便结，舌苔中黑诸症。脉寸关弦而尺弱，是为上充血，下元虚之象。拟用清热安神，通调血络法。

处方：夏枯草10g，炒远志10g，朱茯神12g，枳实炭6g，青竹茹10g，川黄连4.5g，陈皮炭10g，怀牛膝10g，朱寸冬6g，炒香豉10g，生栀仁6g，酸枣仁12g，甘草梢3g。

二诊：前方服2剂，大便通畅，是属腑气已通，血络行将通达之兆。他症尚未轻减，再拟引血下行，调节盈亏。

处方：首乌藤15g，生蒲黄10g，磁朱丸（秫米12g同布包）6g，怀牛膝10g，桑寄生15g，嫩桑枝15g，紫石英12g，紫贝齿12g，酸枣仁18g（生炒各半），朱茯神12g，干石斛12g，清半夏6g，茺蔚子10g，炒远志10g，合欢花10g，甘草梢3g。

三诊：前方连服5剂，睡眠较好，但仍不实，心烦口干，均见减轻，舌苔薄白，已无厚黑之象，拟用黄连阿胶鸡子黄汤化裁，并施针灸治疗，以期速效。

处方：川黄连4.5g，朱寸冬10g，朱茯神10g，桑寄生18g，嫩桑枝18g，茺蔚子12g，怀牛膝12g，干石斛12g，夜交藤15g，合欢花10g，炒远志6g，生枣仁15g，生蔻仁6g，杭白芍10g，炙甘草4.5g，双钩藤12g，陈阿胶10g（另烊兑服）。

另：生鸡子黄2枚（分2次调下）。

四诊：又服5剂，睡眠比前更好，口渴心烦均减轻，头尚晕，小便有时黄，原方再服3剂。

五诊：服药后睡眠已达7小时之多，头晕见好，精神转健，自觉右脚有血往下行之感，手微酸，右臂痛，再予丸方，仍配合针灸治疗。

处方：绵黄芪18g，野党参60g，地龙肉30g，净桃仁60g，川红花30g，蕲蛇肉60g，川桂枝30g，全当归60g，明玳瑁30g，明天麻30g，酒川芎30g，杭白芍60g，白蒺藜60g，大生地黄60g，天冬、麦冬各30g，干石斛60g，五味子30g，何首乌60g，真黄精60g，东白薇30g，金狗脊60g，云黄连30g，酸枣仁60g，磁朱丸30g，云茯神30g，怀牛膝60g，远志肉30g，夏枯草60g，条黄芩60g。

共研细末，蜜为丸每丸重10g，每日早晚各服1丸，本方可服半年，感冒发热时停服。

【原按】　本案为素患高血压病，突然中风后，虽经抢救，生命已保，而半身不遂、口歪、语言不清，未能恢复。经服温胆汤加减采取化痰通络之法，使其血络通畅，实虚调节，诸症逐次减轻。再进安神、清虚烦之法，得能安睡，精神逐渐恢复，使正气充沛，气血调和，血压正常，症状当可指除。丸药用补阳还五汤加减，以补益气血，通调脉络，巩固疗效。患者服丸药半年，经追访知食睡均好，精神旺健，已能扶杖行动，语言清晰，谈笑如常。嘱再配前方以冀痊愈。纵观各诊，辨证精细，用药恰当，通补各有先后，温清皆有比例，步骤分明，理法井然。

（《施今墨医案》）

【诠解】　患者素患高血压病，1个月前中风，半身不遂，口歪，言语不利，辨证属中风中经络。心烦不眠，口干思饮，小便多而黄，大便干燥，舌苔白厚中间带黑，说明本有郁热，当是中风后痰气交阻于上，肝气不舒，心火不降，腑气不通，郁火灼津才会舌苔中带干黑之色，心烦不眠，两脉寸关弦，主风痰胶结于上，尺脉弱，肾元不足，当清泻心肝郁火，养阴化痰，安神通腑理气为法。

一诊施老用夏枯草清肝解郁热降压，清肝解郁热，配合黄连、栀子、麦冬、竹茹，加强清泻心肝郁火的作用，诸药合用养阴润燥，清心除烦。黄连的用量较小，结合患者尺脉弱，说明施老充分考虑到患者本虚标实，不宜过用寒凉，黄连的用量切中病机。理气药施老用枳实炭、陈皮炭，烧炭存性，使其破降辛散之性大大降低，起到了理气而不伤阴，行气而不动血的效果。远志和香豉通膈气，和前药相配泻降心肺，安神除烦。麦冬和茯神用朱砂拌过，强化镇心安神的效果，此处用茯神而不用茯苓也是避免茯苓利水，有伤津液，专用茯神的安神以取效，可见，施老用药轻灵，取舍得当，证候把握准确。

二诊时，患者便已通畅，这是气机升降畅通协调的表现。临床证实，绝大多数中风合并便秘患者都是在大便畅通后，病势才出现了明显扭转，可见，中风急性期苦泻通降，通腑降浊是截断病势的一个重要治法。通腑泻下之法亦需根据病情及患者自身体质来确定用药的轻重宜忌，不可攻伐太过，以免折损中气。

大便通畅后，施老病案原著中就写明了这是"属腑气已通，血络行将通达之兆，再拟引血下行，调节盈亏"。方仍以潜镇通达为主，怀牛膝入肝肾，引血下行，配磁朱丸、紫石英、紫贝齿镇肝平逆，合酸枣仁、朱茯神、远志安神定志，交通心肾；合欢花疏肝解郁；首乌藤、桑寄生、嫩桑枝疏风补肾通络；干石斛养阴；生蒲黄和茺蔚子养血和血。全方用药轻灵，治法紧密连贯，有以下特点值得我们学习深思。

①宣风通络之药用首乌藤、桑寄生、嫩桑枝甘润通达而不重猛，不扰神志，不耗气血。

②患者神智苏醒后，精神受挫，情绪不稳定，施老以合欢花轻宣解郁，以夜交藤、远志、枣仁、磁朱丸、紫贝齿安神定志镇养结合，力度适中恰当，无太过或不及之弊。

③生蒲黄和茺蔚子养血活血而不耗血，充分体现了施老所言："腑气已通，血络行将通达之兆，调节盈亏之原意。"

④患者本虚，在调理升降、开宣风痰、镇肝养心中静候其气血来复，而不是用强烈活血化瘀药打乱整个证治思路，谨守着治病求本的治疗原则，平和从容治疗疾病。

⑤本病治疗以通为用，通而不损，补而不滞。

⑥降逆为先，以平为期的治疗方向，个人体会这就是"调节盈亏"之原意。

三诊时，患者睡眠改善，心烦口干均减，厚黑苔转薄白苔，说明邪气消退，心肝郁逆之火渐渐平复，进入调养阶段。施老去掉了磁朱丸、紫石英、紫贝齿等重镇药物，保持了通络安神的常用药，散风平肝加用双钩藤，使用阿胶、生鸡子黄调服养血，加强了滋养心、肝、肾之阴来润燥除烦，并用生蔻仁芳香醒脾开胃，防阿胶、鸡子黄之腻，可见，施老在医理医法上贵在圆通，从不拘泥。四诊和五诊，继续三诊的思路和用药，患者转健。施老在患者血气来复，生化转盛后，才提出联合针灸应用，把握好了患者个体的虚实宜忌。然后开出了益气祛风通络，调补肝肾的蜜丸料方，长期服用巩固，防止复发。

笔者观点，一诊时患者血压170/100mmHg，高血压2级极高危，舌苔是干黑的，应在用药时选择预防郁火动风的羚羊角和山羊角。

从二诊加用的磁朱丸、紫贝齿来分析，肝阳亢逆，风火相煽是存在的，所以二诊才应用重镇之品，那么一诊也完全可以用磁石和代赭石等药。

二诊时，紫石英的使用是值得商榷的。紫石英性温，能入肝肾，镇逆温通，而本案患者口干苔黑，津液有损，肝肾阴阳俱亏而风痰引动心肝火气内郁炼液，紫石英似不宜用于此时此处，而灵磁石性微寒，潜镇入肝肾，善能纳气降肺，更适合于当下证候。

施老在一诊时应用了黄连，二诊没用，到三诊时又用了黄连、麦冬，说明三诊施老认为患者心肝郁火并未清解到位，仍应清心火养阴液，同时二诊的养阴药就只有干石斛，其滋阴之力甚弱，那此时应用温性的紫石英是否恰当。从二诊和三诊对比来看，三诊又用了黄连、麦冬，那二诊也应当应用一下青竹茹、麦冬，以增强养胃阴之力，并配合好半夏以开痰化痰。

三诊时，去掉重镇药物，配以钩藤祛风平肝，还可用性味甘平的天麻，加强通络调养的作用。蜜丸方中，施老就用了明天麻。患者一诊时右下肢有痛感来分析，其风痰中之于经络中，风痰之邪与卫气夹杂于筋膜腠理之分相争才会有痛感，若完全是湿痰死血瘀阻经脉那是麻木而不用的症状，所以当气血平复之时，就应当先用上天麻。三诊时确实可以考虑天麻的应用。另在蜜丸方中，施老也重用了蕲蛇，那说明施老是认同通络祛风思路的。

蜜丸方中补肾阴肾阳仍可增强，如菟丝子、巴戟天、龟胶、鹿角胶等。患者年已六旬，属真水亏乏，无以养阳，成虚阳上亢之证，其尺脉弱，更应大补肝肾，以养天年。

医案 2（仿防风通圣散之意化裁，表里双解治面瘫）

王某，男，35 岁。

10 余日前，晚出观剧，深夜步行归家，凉风拂面，颇感舒适，但次日晨起，竟然口不能开，强之则两腮痛甚，视物模糊，大便秘结。舌吐不出，质甚红，六脉弦数。

辨证立法：平素积热甚久，外感风邪，风从上受，热聚腮颊，遂致肌肉拘紧，口不能开。应予通便以清热，散风以缓急之法为治。

处方：龙胆草 4.5g，草决明 10g，蒲公英 15g，石决明 18g，青连翘 10g，大力子 6g，川独活 4.5g，冬桑叶 6g，山慈菇 10g，薄荷梗 4.5g，蝉蜕 4.5g，片姜黄 10g，石菖蒲 4.5g，全瓜蒌 24g，酒大黄 6g，风化硝 6g。

二诊：服药 3 剂，大便通畅，已能张口，但觉两腮肌肉紧张仍不自如。前方去龙胆草、山慈菇、蝉蜕、酒大黄，加酒川芎 4.5g，制全蝎 6g，黄菊花 10g，再服 3 剂。

（《施今墨医案》）

【诠解】：《黄帝内经》云："风性善行而数变"，又云："风者，百病之长也。"若无内热郁聚，虽有邪风亦难致病。内热郁闭正气，风邪中伤经络，则现肌肉紧急，治之宜表里双解，所组方剂系仿防风通圣散之意化裁，不用原药，只取其法。

邓铁涛医案

（温阳利水，祛风活血，调和营卫治疗面瘫）

郑某，男，36 岁。1999 年 6 月 29 日初诊。

左侧面部麻木 3 天，口眼歪斜 1 天。3 天前患者因工作时坐在空调机风口，被冷风直吹面部 4 小时许，突觉左侧面部麻木，继而面部肿胀、瘙痒，服氯雷他定无效。又去某医院静脉滴注清开灵，亦未见改善，遂住院治疗。

诊见：左侧面部麻木，无肿胀，口眼歪斜，左侧额纹消失，鼻唇沟变浅，左眼闭合不全，眼轮匝肌肌力减弱，口角向右歪斜，鼓气不能，伸舌不歪，余无异常，舌淡红，苔薄白，脉浮。血、尿、大便常规及肝、肾功能检查均正常。

诊断：贝尔面瘫。入院后经服中药牵正散加清热解毒之品，静脉滴注清开灵、香丹注射液及地塞米松，配合针灸治疗，未见明显效果。于 7 月 9 日请邓老会诊。

刻诊：症状如前，舌淡胖嫩，有齿印，苔薄白，脉浮。治法：益气健脾，祛风通络。

处方：黄芪 24g，党参 24g，白术 15g，茯苓 15g，薏苡仁 30g，五爪龙 30g，全蝎 10g，僵蚕 10g，川芎 10g，地龙 12g，防风 6g，甘草 5g。

上方服 8 剂，诸症悉除，痊愈出院。

[新中医，2001，（1）]

【诠解】 贝尔面瘫，又称单纯性面神经麻痹，临床多见，预后较好，中医属"中风"中经络范畴，俗称"口僻""吊线风"。患者形体偏胖，舌淡胖嫩、有齿印，辨证属气虚痰盛。复加冷风直吹，风中面部经络，而致口眼歪斜。正如《内经》所言："正气存内，邪不可干；邪之所凑，其气必虚。"风中经络的本质就是正虚邪气乘虚入侵。邓铁涛先生辨证为营卫虚弱，风中经络。治以益气固表，祛风通络，予玉屏风散合牵正散加味。以黄芪、党参、白术、茯苓、薏苡仁健脾利湿化痰；川芎行气活血，其辛温之性可有助于散风祛寒，正是"治风先治血，血行风自灭"；五爪龙、全蝎、僵蚕、地龙、防风祛风通络，发散外风。此证本虚标实，气虚痰盛于内，复加外风侵袭经络，阻碍津血运行，古人常温经通络祛风利湿为治法，常用《金匮要略》之"侯氏黑散""金匮风引汤"和"大、小续命汤"等方剂，以温通经脉，祛除外风，药物归经上主要选太阳、阳明和少阳三阳经络的引经药，常根据患者自身体质特点及病情之寒热虚实随症加减，多有获效。若错用苦寒，败伤阳气，可使在外、在经之邪内陷深入脏腑，则难治也。

张琪医案

医案 1（益气疏风通络，竟治愈脑血管畸形）

刘某，女，19 岁，农民。1977 年 5 月 7 日初诊。

既往身体健康。于本年 3 月初劳动后汗出受风，头痛，继而手臂不能直举，梳发须向外展，似画弧形圈状，非常吃力，右腿坐位瘛疭不已，不能控制，步履艰难，舌强语謇。血压 120/80mmHg。病理反射阴性。脑血管造影不清。舌肥大，苔薄白，六脉浮滑。西医诊断为脑血管畸形。中医辨证为风邪中于经络。治宜疏风通络。

处方：钩藤 20g（后下），甘菊花 15g（后下），薄荷 10g，乌药 15g，川芎 10g，白芷 15g，僵蚕 15g，黄芩 15g，麻黄 7.5g，橘红 15g，桔梗 15g，枳壳 15g，甘草 10g。每日 1 剂，水煎服。

5 月 10 日二诊：服前方 2 剂，上肢抬举略好转，步履稍有蹒跚，瘛疭未止，自汗，舌硬稍软，言语稍清。舌胖苔白，脉浮。风邪有外出之机，继以疏风通络。

处方：桂枝 15g，川芎 15g，麻黄 7.5g，赤芍 15g，防风 10g，黄芩 15g，白芷 15g，乌药 15g，甘草 10g，橘红 15g，防己 15g。水煎，日 2 次服。

5 月 18 日三诊：服前方 6 剂，病情明显好转，右腿已不沉重，瘛疭止，步履自如，右臂可以直接高举，舌强好转，现仅觉右手腕无力，指端发凉，握力较弱，不能提重物，左侧头稍痛。舌肥苔白略干，六脉浮滑象已减。风邪渐除，经脉疏通，依前方增减。

处方：麻黄 7.5g，桂枝 15g，川芎 15g，防风 15g，赤芍 20g，白芷 15g，黄芩 15g，防己 20g，乌药 15g，白附子 10g，生石膏 40g（碎），甘草 10g。每日 1 剂，水煎服。

5 月 28 日四诊：服前方 3 剂，观察数日，诸症渐愈，患肢上下左右活动自如，舌柔软，语言正常，惟右上肢尚觉沉重，手腕无力，握力弱，舌体见小，苔薄，脉浮滑之象大减。此风邪虽去，卫气已虚，营运不足，故续以益气疏风通络法治之。

处方：生黄芪 30g，地龙 15g，川芎 15g，防己 20g，防风 15g，麻黄 7.5g，白附子 10g，黄芩 15g，白芷 15g，甘草 10g。水煎，日 2 次服。

10 剂后，诸症悉平。随访病人已痊愈。

（《张琪临证经验荟要》）

【诠解】《素问·风论》："风中五脏六腑之俞，亦为脏腑之风，各入其门户所中，则为偏风"，即指此类，属于"真中风"范畴。中风偏瘫属邪恋经络，脏腑功能失和，阴阳失调，正气已衰，气不运血，血脉瘀滞，经隧不畅所致。气为血之帅，血属阴主静，赖气为之推动，气行则血行，气滞则血凝，气虚血滞，则脉络痹阻；肝藏血，主风，血虚则肝失所养，致虚风内动而成本病。然瘀痰阻络亦为本病之重要成因，因气虚而中阳不运，致水湿停聚而生痰。正虚邪恋，风痰相合。阻滞经络则肢体不仁；痰浊上蒙清窍，则见神志不清，语言不利；痰随气升，出上窍则口角流涎；瘀痰阻络则口眼㖞斜，半身不遂。故气虚血滞、风痰阻络为本病之主要病机。本病多为本虚标实之证，治疗当以攻补兼施为法，本虚则补，实则泻之，须合理配伍以攻邪而不伤正，补虚而不滞邪，绝不能顾此失彼。

小续命汤出自唐代孙思邈《备急千金要方》，始为治正气虚弱，被外风侵袭之中风而设。因这种正虚邪实的证候，治疗不当易发生危险，而本方可扶正祛邪，转危为安，故名小续命汤。方中麻黄、防风、川芎、杏仁发表泄闭，温经通络；桂枝、芍药、生姜、甘草调和营卫；党参、附子益气助阳，芍药、川芎调和气血，使正气复而邪气去；防己、黄芩苦寒清里热，防己并能祛风利水。诸药合用，共奏扶正祛风、温经通络之功效，而非纯解表之意。笔者临床应用小续命汤加减联合西医治疗中风偏瘫，疗效明显高于单纯常规西医治疗，提示本方可以有效地改善中风偏瘫局部肢体血流和脑功能障碍。

医案 2（祛风通络，表里双解治疗面瘫）

高某，男，32 岁，工人。1975 年 1 月 3 日初诊。

病人于 1 个月前凌晨起床时突然口眼㖞斜，左侧颜面麻木，前额皱纹消失，眉毛下垂，鼻唇沟平坦，口角下垂，淌口水，头昏、口干。舌白苔，脉左寸关浮滑、右弦滑。西医诊断：周围性面神经麻痹。中医辨证为内有蕴热，风邪外中于络。宜清热祛风活络法。

处方：全蝎5g，白芷15g，荆芥10g，羌活10g，防风10g，细辛5g，生石膏40g（碎），黄芩15g，赤芍15g，薄荷5g，甘草5g。水煎，日2次服。

1月9日二诊：用上方3剂，患侧面肌麻痹、口眼歪斜均见好转，前额皱纹稍显，口水已少，舌苔白，左寸关脉仍浮滑。里热稍清，风邪有外出之兆，继以前方再服。

1月14日三诊：服上方5剂，颜面麻痹基本恢复，前额皱纹恢复正常，鼻唇沟平坦，眉毛下垂及流口水现象消失，惟左眼球稍转向上外方，自觉皮肤刺痒。此风邪虽出，余邪未尽，再以前方增减以善后。

处方：全蝎5g，荆芥10g，防风10g，羌活10g，生地黄15g，黄芩15g，生石膏35g（碎），红花10g，僵蚕10g，白芷15g，赤芍10g。水煎，日2次服。

2月20日四诊：服前方5剂，症状全部消失，左侧眼球亦恢复正常。舌润苔退，脉沉，病已愈，未留后遗症。

（《张琪临证经验荟要》）

【诠解】　面神经炎发病机制，中医认为是脉络空虚，风寒之邪侵入阳明、少阳、太阳之脉，以致经气阻滞，经筋失养，肌肉纵缓不收而发病；而西医认为是由于一侧面部或耳后较长时间受病毒感染冷风吹袭，而致面神经麻痹，面神经管内的鞘膜水肿也可使面神经受压而导致功能障碍而发病。本病致病之因，多由络脉空虚，外感风寒或风寒化热导致经络痹阻，即《金匮要略》所谓"邪气反缓，正气即急，正气引邪，歪僻不遂"而发病。

本病多见于青壮年，因其户外活动较多，容易外感风寒，特别是汗出当风或临窗而卧或饮酒后骤感风寒，是该病发生的主要外因，而络脉空虚是发病的内因。

颜正华医案

医案1（补阳还五汤，益气活血通络，治疗中风后遗症）

李某某，女，49岁。初诊：2008年11月29日。

主诉：右半身无力半年。

现病史：右半身无力半年。现头晕，乏力，动作迟缓，语言迟钝，眠差，半夜易醒 2~3 次，大便调，小便频，纳可，口干。舌淡，苔薄黄，脉弦细。

辨证：气虚血滞。

治法：益气活血通络。

处方：天麻 10g，生黄芪 20g，地龙 12g，当归 6g，赤芍 15g，丹参 20g，桃仁 10g，红花 6g，石菖蒲 6g，远志 6g，生首乌 20g，生山楂 12g。7 剂，水煎服，每日 1 剂。

二诊：2008 年 12 月 6 日。

患者诉：近 1 周汗多，口疮严重，大便可，小便黄，口干喜热饮，头晕，纳可，眠可。舌质淡，苔黄腻，脉弦细。

处方：上方加丹皮 10g，炒山栀 10g，茯苓 30g。14 剂，水煎服，每日 1 剂。药后诸症尽释。随访半年未见复发。

（《国医大师颜正华》）

【诠解】 患者以右半身无力半年，头晕乏力动作迟缓，语言迟钝为主症，中医诊断为中风中经络。其舌淡脉弦细，为气血不足，血脉瘀阻，当治以益气活血通络，调补肝肾精血。颜正华先生选用补阳还五汤为主方加减，佐用石菖蒲、远志、入心脉，辛香透窍，复加制首乌补养肝肾；标本兼顾，培元固本；后又根据继发之口疮，及舌脉，判断内有湿邪郁火，以丹皮、炒山栀清火，茯苓利湿，药证对应，诸症皆愈。

补阳还五汤出自清代王清任著《医林改错》一书。由黄芪、赤芍、川芎、当归、地龙、桃仁、红花七药组成。方中重用黄芪补气，与活血化瘀药配伍，功在益气活血，主治气虚血瘀之中风。配伍特点在于以大量补气药与少量活血药相配，气旺则血行，活血而又不伤正，共奏补气活血通络之功。王清任认为：人体的阳气，原本左右各五成。一个人失去五成元气后，就会患半身不遂。这个方子，重用黄芪，能使亏空的五成元气恢复回来。元气又称阳气，所以叫"补阳还五汤"。此方常常应用于中风后期，气血亏虚，血脉瘀阻，半身不遂的后遗症期，其组方机制体现了中医辨证思维和气血生化观念，不愧为一代名方，后世影响深远。

杨某某，女，63 岁，退休干部。2000 年 4 月 24 日初诊。

主诉：右半身不遂 3 年余。

现病史：3 年前因生气而致突然昏仆，醒后即右半身不遂，口舌歪斜，言语謇涩，西医急诊诊断为"脑梗死"，一直服用西药控制病情，同时配以针灸辅助治疗。近因自觉活动较前更为受限，欲配以中药辅助治疗而前来就诊。现右半身不遂，口舌歪斜，言语謇涩，偏身麻木，气短乏力，眠轻心悸，纳便尚调。舌暗苔薄黄腻，舌下青紫，脉弦涩。既往有高血压、糖尿病、冠心病等病史。

辨证：气虚血瘀痰阻。

治法：益气活血，化痰通络。

处方：生黄芪 30g，丹参 30g，赤芍 15g，当归 10g，川芎 10g，桃仁 10g，红花 10g，制首乌 15g，石菖蒲 10g，远志 10g，茯苓 20g，胆南星 6g。14 剂，水煎服，每日 1 剂。建议配合针灸治疗和康复治疗，并嘱其调情志，忌急躁和劳累。

二诊：2000 年 5 月 8 日。

患者服上方 14 剂后，配合西医及辅助治疗，自觉症状明显改善。现右半身不遂，口舌歪斜，言语謇涩，心悸，自汗，眠可，纳便尚调。舌暗苔薄黄腻，舌下青紫，脉弦涩。颜教授根据效不更方原则嘱患者原方继服 14 剂。患者服药后，诸症大为缓解。

（《国医大师颜正华》）

【诠解】 本案为中风后遗症治疗，主症为右侧肢体偏瘫，言语謇涩。其治疗也是用补阳还五汤配伍开窍的石菖蒲、远志，化风痰的胆南星，补肝肾的制首乌同用，心、肝、脾、肾四脏同调，以培元为本，通调为用。中医的特点是辨证论治，因证组方施药，从本案患者的证候表现来看，其舌暗，为阳气不足，血脉运行不畅；舌下青紫，脉弦涩是瘀血停滞脉络的证候，完全符合补阳还五汤应用的证治要点，并不是简单的套用组方。疗效显著是建立在中医辨证精准，药证对应的基础上的，也是医者之准则。

臧某某，男，56 岁，退休工人。初诊：2000 年 4 月 10 日。

主诉：左上肢无力 3 天。

现病史：3 天前干农活后出现左上肢无力，当时未予重视，但逐渐出现活动受限，语言不利等中风临床表现，恐疾病进一步发展而来就诊。先左上肢无力且活动受限，语言不利，余无不适，纳可，眠安，二便调。舌暗苔白腻，舌下青紫，脉沉细。既往有动脉粥样硬化症。

辨证：气虚血瘀证。

治法：益气活血通络。

处方：川芎 10g，当归 10g，桃仁 10g，红花 10g，赤芍 12g，丹参 30g，生黄芪 30g，生葛根 15g，地龙 10g，制首乌 15g，秦艽 10g，桑枝 15g。7 剂，水煎服，每日 1 剂。建议配合针灸治疗和康复治疗，并嘱其调情志，忌急躁和劳累。

（《国医大师颜正华》）

【诠解】 本案患者中风中经络，舌暗，舌下青紫，脉沉细。舌脉表现是阳气升发无力，瘀血内阻的病机证候，也是补阳还五汤的适用病例。因为患者为新发病人，3 天前出现左上肢无力，既往有动脉粥样硬化症，瘀血内阻比较显著，据证用药，活血化瘀药用量较大，是本案的用药特色。另外，用秦艽、桑枝强化祛风通络，兼顾主证和兼证，配和针灸康复，疗效满意，突出中医药应对中风偏瘫病症的优势。

医案 2（牵正散、补阳还五汤合用，治疗㖞僻）

张某，女，43 岁，学校教师。初诊：2000 年 4 月 17 日。

主诉：中风 1 年余。

现病史：1 年前不明原因出现醒后口眼㖞斜，口角流涎，言语謇涩等临床表现，一直寻求中医治疗，但效果不显著，为求进一步治疗而前来就诊。现口眼㖞斜，口角流涎，言语謇涩，心悸眠差，纳便调。舌淡苔薄白，舌下青紫，脉弦涩。末次月经时间为 4 月 13 日，此次月经提前 1 周，但经色、量较正常，伴痛经。既往有冠心病，慢性肾炎等病史。

辨证：风痰阻络。

治法：化痰止痉，活血通络。

处方：炙僵蚕 10g，全蝎 10g，制白附子 10g，防风 10g，生黄芪 15g，丹参

30g，赤芍 15g，川芎 10g，红花 10g，当归 10g，生葛根 15g，降香 6g。20 剂，水煎服，每日 1 剂。建议配合针灸治疗和康复治疗，并嘱其调情志，忌急躁和劳累。

二诊：2000 年 5 月 8 日。

患者服上方 20 剂后，配合中药和辅助治疗，自觉症状有所缓解。现口眼歪斜，口角流涎，言语謇涩，心悸眠差，纳便调。舌淡苔薄白，舌下青紫，脉弦涩。颜教授根据效不更方原则嘱患者原方继服 7 剂以巩固疗效。

（《国医大师颜正华》）

【诠解】 本案属中风中经络之口僻。口眼歪斜、口角流涎为风痰中之于面部经络；舌质淡，为气血不足；舌下青紫、痛经、脉弦涩为瘀血内阻证；综其舌脉证，当为气血亏虚，风痰瘀血交阻为主证，治当祛风通络，化痰益气，活血化瘀。以牵正散合补阳还五汤加减，炙僵蚕、全蝎、制白附子、防风祛风通络，去其外风；生黄芪、丹参、赤芍、川芎、红花、当归益气养血活血化瘀。口僻一证，为面部歪斜，肌肉牵引痉挛，此处为阳明胃经循行之所，以葛根升发阳明清气，扩张血脉，和祛风活血之药正可舒缓解经脉牵引引起的痉挛。中风中经络一证古称之为"外风中之"，又有称"真中风"。外风一证有名言，治风先治血，血行风自灭，再辅以针灸理疗，能增强疗效，是中医治疗的优势病种。

医案 3（行气化痰，活血通络治疗面瘫）

吴某，男，43 岁，住北京海淀区。1997 年 9 月 14 日初诊。

左侧面部发麻、发凉 10 年，近半年加重，伴左胸胁不舒，头晕，胸闷，恶心，血压偏高（143/98mmHg），余无明显异常，舌暗红，苔薄黄腻，脉弦滑。西医诊断：高血压病，面神经麻痹。中医诊断：中风。证属肝郁气滞，痰瘀阻络。治以行气化痰，活血通络。

处方：当归 10g，川芎 10g，红花 10g，香附 10g，郁金 12g，丹参 30g，降香 6g，陈皮 10g，清半夏 10g，茯苓 30g。7 剂，水煎服，每日 1 剂。

9 月 20 日二诊：药后诸症减轻，舌脉同前，守方加制南星 10g。10 剂，水煎服，每日 1 剂。

10月4日三诊：诸症明显减轻，面部发麻、发凉感消失，舌微红，苔薄白，脉弦细。血压 120/95mmHg。效不更方，继服以善其后。7 剂，水煎服，每日 1 剂。

（《颜正华临证论治》）

【诠解】 本案患者是中风中经络证之面瘫，以左侧面部发麻、发凉为主症。从现有症状来分析：伴左胸胁不舒、头晕、胸闷、恶心，结合脉弦，这是肝郁气滞为主的表现；脉偏滑，苔薄黄腻为痰热内蕴，舌暗为血脉瘀阻。治法当以疏肝解郁，活血理气化痰为治。组方中川芎、香附、郁金行气疏肝解郁，配合丹参、当归、红花活血通络；陈皮、半夏理气化痰；茯苓健脾利湿。后加用胆南星强化通经化痰之力。整个组方抓住证候，疏肝气，化痰瘀，药证吻合，病机辨识准确，疗效显著。

麻木一证病因病机复杂广泛，可以因风、寒、湿、热、痰浊、瘀血等病邪阻塞经络血脉而产生，也可能单纯因精津气血不足，局部肢体缺乏滋润濡养而引起。人体体质标本虚实，差异很大，因此中医治病必须要抓住主要病机，区分好主证和兼证之间的关联，就如此面瘫案例，肝郁气滞是主证，痰瘀阻络是兼证，这两点解决好，病证自可迎刃而解。

颜德馨医案

医案 1（风引汤加减，镇肝清心、开窍化痰）

冯某，男，79 岁。

病史：患者原有高血压病病史 39 余年，平素血压最高为 195/120mmHg，常服复方降压片等治疗。入院前一天晨起感右下肢乏力，行走不便，伴头晕，即于本院急诊，经对症处理后，头晕减，但逐渐出现右上肢活动不利，为进一步诊治入院。

检查：血压 115/90mmHg，神志清楚，伸舌略偏右，右侧肢体瘫痪，肌力上肢 1 级，下肢 0 级，感觉正常，双侧巴氏征（-）。

初诊：大便 3 日未解，小溲黄赤，喉中痰鸣，舌质紫暗，舌苔腻灰褐少津，脉弦滑数。证属痰热蒙闭清阳、痰瘀交阻，治拟平肝清心、化痰泄热，风引汤主之。

处方：寒水石 30g，生石决明 30g，山羊角 30g，天竺黄 12g，石菖蒲 9g，生大黄 9g，生蒲黄 9g（包），竹节三七 9g，石韦 9g，琥珀粉 1.5g，莲子心 4.5g，茅根 30g。

随访：服药 3 剂，大便畅利，日行 2 次，成形，但仍感口干而苦，口唇麻木，口中有秽浊之气，右侧肢体不能活动，上肢已能抬离床，再予原方加桑枝，连服 7 剂，患者右侧肢体活动明显好转，且逐渐康复出院。

（《跟名师学临床系列丛书—颜德馨》）

【诠解】 患者血压升高，自感头晕，右侧肢体瘫痪，符合中风中经络证。舌苔腻灰褐少津，脉弦滑数，为风、痰、热内蕴，肝阳上亢。临床诊断可以考虑以脑出血性中风可能性较大。颜老以寒水石、生石决明、琥珀粉潜降肝阳，清热泻火；莲子心直清心火，天竺黄入心经，清热化痰，合石菖蒲开心窍，解痰热迷蒙心包之困；山羊角清肝息风，应对热极生风之候；其证以气火上逆为主，脑部出血可能较大，神志清醒，判断出血量可能有限，出血位置也不太关键，所以颜老以蒲黄、三七化瘀止血，防止出血灶扩大；大黄泻下通腑，泄热降压。初诊处方用药精炼，紧抓主症，药量精准，值得后学效法。

寒水石，在《金匮要略》"风引汤"，《太平惠民和剂局方》"紫雪"，皆用之治有余之邪热，其性重镇，味辛性大寒，善清五脏邪热，用于气分热盛，和石膏性相近。今患者脉弦滑而数，小便黄赤，正是内热的脉象，但其舌质紫暗，并非营分有热的红绛舌，其邪热在气分，和痰邪胶结，所以选用寒水石直清气分邪热，选药精当。今寒水石多用方解石，其质较石膏重镇，又具石膏清泄气分内热之效，对于中风风痰内阻窍道，阴阳乖戾而引起的痰热内盛，邪势鸱张，古今医家多有选用，紫雪就是其代表。

山羊角味咸，性寒，入心、肝经，能清热、镇惊、散瘀止痛。《医林纂要》："功用近羚羊角。"患者 79 岁，年事已高，精血干枯，有高血压病史 39 年，其体质本身就有上盛下虚，精血虚衰，难以济润涵养风木，山羊角息风平肝，泻肝火之力较强，很接近羚羊角的功效，价格又比羚羊角低很多，性价比极高，很适合于临床的普及应用，在方中寒水石、生石决明、琥珀粉的配合下，平肝息风能力得以增强。

莲子心味苦、寒，归心、肾经。本来清心肝之火，黄连常是第一选择，但其清火力强。颜老考虑到患者年事高，精气衰微，必定心阳不足，冒用重用黄连，会折损心阳，易引发心衰，从而加重病情，所以选用莲子心，直清心肝之火而不重猛，配合石菖蒲芳香开心窍化痰，天竺黄清热化痰利于开窍，使心火得降又无损正气，是更安稳有效的药物组合。从舌苔腻和喉中痰鸣来看，患者中风后痰阻窍道明显，因此笔者认为，若加入远志、枳实炭，化痰利气开膈而不伤中气，有利于促进窍道的疏通，正如方中用大黄通过泻下通腑来引气下行，是类似机制，枳实炭烧炭存性，降低了利气峻猛之性又保留利气的轻微功效，正适用于老人体虚腑气不通证，窍道得通，气机升降恢复，则诸症易平。怀牛膝也可以用，引血下行，不使中风之气火上逆血菀于上，也是合理用药。

医案 2 （先以平镇开窍，后活血化瘀、祛痰通络）

汤某，男，60 岁。

素有高血压，经常头昏头痛，今晨卒然神志昏迷，呼吸气粗，喉间痰鸣辘辘，面色潮红，腹胀便秘，小便自遗，左半身不遂，脉来弦滑，舌苔黄腻。辨证属肝阳化风夹痰瘀阻遏清窍，横窜经络，肠腑又有积滞。亟拟平肝息风，开窍通腑。

处方：羚羊角粉 1.2g（分 2 次冲服），钩藤 12g（后下），天竺黄 9g，竹沥半夏 9g，净橘络 3g，广郁金 9g，桃仁泥 9g，远志肉 6g，九节菖蒲 9g，生大黄 9g（后下）。

另至宝丹 1 粒，分 2 次化服。

二诊：大便迭通 2 次，神志随清，腹胀亦松，喉间痰鸣已少，呼吸较平，小便自知。惟左半身不能自用，言语謇涩，脉来弦滑，舌苔黄腻。肠腑积滞下行，肝风初平，痰瘀横窜经脉，廉泉受阻。症势甫定，仍当息风化瘀，祛瘀通络。

处方：羚羊角粉 1.2g（分 2 次冲服），钩藤 12g（后下），天竺黄 9g，竹沥半夏 9g，净橘络 3g，广郁金 9g，云茯苓 9g，陈胆南星 9g，紫丹参 30g，豨莶草

15g，九节菖蒲9g。2剂。

三诊：经息风化痰，祛瘀通络，神志明了，气粗痰多亦瘥，仍舌本强木，言语蹇涩，左侧肢体不用，脉弦已缓，右部寸关细滑，舌苔薄腻。内风初平，痰瘀阻络，气血运行失畅，转为活血化瘀，祛痰通络。

处方：西当归9g，赤芍9g，白芍9g，紫丹参30g，红花9g，左秦艽6g，竹沥半夏9g，净橘络3g，豨莶草15g，怀牛膝9g，宣木瓜9g，桑寄生12g。7剂。

上方加减出入，并配合针灸治疗2个月，逐步康复。

（《颜德馨中医心脑病诊治精粹》）

【诠解】 患者卒然神志昏迷，痰鸣气粗，面色潮红，脉弦滑，苔黄腻，证属肝阳化风夹痰瘀上扰，气血逆乱，血随气升，上冲于脑，遂成中风闭证。颜老以羚羊角、钩藤平肝息风，桃仁、生大黄祛瘀通腑，半夏、橘络、远志、石菖蒲及至宝丹豁痰开窍，1剂而症势大定，得力于大黄釜底抽薪，火降风平，诸症随减。后用活血化瘀，祛痰通络，配合针灸，2个月后即能扶杖而行。可见中风虽属重危之症，只要治疗得当，亦能转危为安。

医案3（识辨阴闭、阳闭，谨守病机，平调为期）

束某，男，59岁。

初诊：卒然跌仆，不省人事，牙关紧闭，两手固握，痰鸣鼻鼾，目合，遗尿，口角流涎，手足抽搐，汗出如珠，便结面赤，两脉弦大无伦。肝风暴升，夹宿痰内闭机窍，症势险要。即用乌梅肉擦其牙关，以姜汤送下蛇胆陈皮末1瓶，继用安宫牛黄丸、至宝丹各1粒，石菖蒲30g，钩藤10g，煎汤送下。

另用：羚羊角1.5g，明天麻4.5g，双钩藤12g，生石决明60g，杭白菊9g，天竺黄6g，陈胆南星6g，生牡蛎30g，杭白芍6g，竹沥6g，石菖蒲6g，炙远志9g。1剂。

二诊：药后大便畅通2次，神志初清，牙关已开，牙牙学语，有黏痰吐出，大汗已收，抽搐亦稀，面赤大减，脉弦大也平，舌体仍謇涩，舌苔腻黄。机窍初启，痰热逗留，肝风犹未平也。仍当平肝息风，化痰通络。

处方：羚羊角1.5g（磨冲），明天麻4.5g，双钩藤12g，僵蚕9g，冬桑叶

9g, 生石决明 15g, 杭白菊 12g, 磁石 18g, 白蒺藜 12g, 茯苓 9g, 茯神 9g, 竹沥 6g, 陈皮 4.5g, 九节菖蒲 6g, 炙远志 9g。2 剂。

三诊：前药颇能安受，险象已弥，神志明了，二便利，渐思谷食，舌苔腻黄将化，脉细滑数。风阳初潜，肾阴暗耗，痰热未除，转为育阴养胃，兼化痰热。

处方：川石斛 12g, 麦冬 9g, 珍珠母 18g, 决明子 12g, 海蛤粉 12g, 橘络 4.5g, 川贝母 6g, 生何首乌 12g, 杭白菊 6g, 穞豆衣 12g, 冬瓜子 12g, 竹沥 6g。2 剂。

药后饮食日增，渐能行动，原方加入别直参须 4.5g, 丝瓜络 9g 调整善后。

［黑龙江中医药，1996，(4)]

【诠解】 本案患者中风跌仆，牙关紧闭，两手固握，痰鸣鼻鼾，属中风之闭证，然其目合、遗尿、汗出，又系脱证之象，观其脉不细微而弦大无伦，面不苍白而红赤如妆，因而断为肝阳暴升，气血上逆，风痰闭塞机窍。遗尿、汗出，乃本元不足，风痰内闭，心肾失其主宰使然。中风原属本虚标实之证，虚实既分，补泻乃判。故初诊即大力涤痰开窍，平肝息风，丸散汤剂并进，终使沉疴得挽。二诊鉴于阳热大减，神明闭塞渐开，仍须平肝化痰，乃去苦寒而用甘润和中之品善后。审证之细，用药之变，由此可见。

医案 4（天麻钩藤饮、指迷茯苓丸，平肝化痰防治中风先兆）

凌某，女，55 岁。

患者有头晕、不舒、心慌、心悸 10 余年。2 周前头晕加重而就治，查血压 200/100mmHg，他医予平肝潜阳之品，头晕稍减。4 天前清晨，头晕突然加剧，头重脚轻，行动不能自主，视物模糊，左眼视物有双影，右上肢麻木，血压 170/100mmHg。

初诊：患者肝阳之体，眩晕时作 10 余年，近 2 周来眩晕加剧，伴有右上肢麻木，右眼视物模糊，自觉舌麻不仁，夜寐欠安，胃纳尚可，二便尚调，面色潮红，舌体胖暗，苔白腻，脉弦。肝风与痰浊交阻，脉络不利，此乃中风先兆。急宜平肝息风，化浊通络。

处方：天麻粉 1.5g（吞），钩藤 9g（后下），石决明 30g（先煎），菊花 9g, 茯苓 12g, 白术 12g, 制半夏 9g, 生龙骨 30g（先煎），生牡蛎 30g（先煎），川芎

9g，指迷茯苓丸9g（包）。5剂。

二诊：药后眩晕已瘥，面色潮红已清，两目视物已楚，手指麻木亦减，舌暗苔薄，脉弦细，血压已正常。前方已效，毋用更审。上方再进7剂。

（《中华名中医治病囊秘·颜德馨卷》）

【诠解】 患者素有眩晕，且面色潮红，肝阳之体也。突然发作，且有左目视物重影，右肢麻木，风症已显，属风阳夹痰瘀上犯清空，中风之先兆也。以其面红，苔腻、舌体胖暗，脉弦，辨为肝风痰瘀胶结为病，治以化痰行瘀，息风通络之剂，天麻、钩藤息风平肝，石决明、龙骨、牡蛎重镇潜敛，菊花散风疏利头目，茯苓、白术、半夏化痰浊，川芎治血行气，指迷茯苓丸化痰开窍，使气血调畅平和，一方而效。颜老用药，风药剂量轻，轻剂才可上达头面，而化痰平肝剂重而量大，正可镇摄病邪，体现出高深的用药技巧，值得学习。

医案5（风瘫从瘀血论治，终得良效）

方某，女，39岁。

右侧面肌瘫痪，历3年之久，局部抽搐不已。月经紊乱，经量不多，且夹血块，久治不愈而来中医门诊。初诊：右侧面瘫3年，筋抽不宁，竟日皆然，口舌歪斜，夜眠多梦，经事紊乱，脉细数，舌红苔薄。贼风羁络，络脉瘀滞，树欲静而风不息，治风先治血，血行风自灭立法。

处方：川芎30g，生地黄15g，当归9g，赤芍9g，红花9g，莲子心6g，石菖蒲6g，白芷9g，僵蚕9g，生铁落30g（先煎），磁石30g（先煎），羌活9g，蜈蚣2条（研末吞），全蝎1.5g（研末吞）。30剂。

二诊：从治风先治血立法，右侧面瘫见减，经事已复正常，脉细数，舌红苔薄。药已中病，宜鼓余勇，鸣金尚非其时也。上方加白附子6g，蔓荆子9g。30剂。经治后，症状逐步消失。

（《中华名中医治病囊秘·颜德馨卷》）

【诠解】 此病属中医学"外中风"，初病易治，久则客风失宣而瘀阻经络不化，渐成痼疾。方用桃红四物汤养血祛风，化瘀通络，乃正治之方。关键在川芎用量达30g，加蜈蚣粉、全蝎粉另吞，搜风之力强焊。《神农本草经》谓磁石治

"周痹，风湿"，《新修本草》称铁落能"疗贼风痉"，颜教授认为不仅如此，还掺金能制木之意。

医案 6（中防干膏粉，补气活血、预防中风）

陶某，女，59 岁。

有高血压病史 20 余年，曾 3 次出现短暂性脑缺血发作（TIA），发作时突然头晕，不能站立，右侧肢体麻木、无力，言语不清，视物模糊，平素则感记忆力逐渐减退，步履欠稳，喜坐喜卧，不愿多动。查血胆固醇 5.40mmol/L，三酰甘油 2.04mmol/L，脑血管血液流速及流量测定，左侧均低于正常值。舌质淡暗，苔薄，脉细弦。证属正气本亏，且高血压有年，肝阳痰瘀本重，脑络受阻。治拟益气活血，予"中防干膏粉"每日 2 次，每次 1 包。

坚持服药 3 年，无短暂性脑缺血发作（TIA），头晕减，步履亦渐稳。复查血胆固醇及三酰甘油，均降至正常，脑血管流速及流量均接近正常值。

[上海中医药杂志，1998，（6）]

【诠解】 脑梗死是由于脑血管缺血而产生的脑实质梗死性病变，属中医"中风""卒中""喑痱"等范畴。脑梗死未成之前，往往有先兆症状，相当于短暂性脑缺血发作，其临床表现为短暂的眩晕、目瞪口呆、言语謇涩、记忆力一过性丧失、单侧或双侧肢体麻木，伴恶心、呕吐、视物模糊，甚则短暂的意识障碍等。颜老视"中风先兆"为元气渐亏，气虚为本，痰瘀为标。对先兆期的治疗，采用益气活血法，以黄芪、生蒲黄、川芎、苍术制成"中防干膏粉"。方中黄芪补益中气，推动血液循行，达到"气充血活"之目的；川芎具活血行气之功，有散瘀化瘀之力，引药上行，与黄芪相伍，起到益气化瘀活血的作用；蒲黄主入血分，生用善活血化瘀，与川芎同用，借其上行之性，对脑部小血管循环网络有改善微循环效果。苍术为健脾运脾、除湿化痰之品，既能促进药物吸收，又能降脂降糖，与川芎、生蒲黄相配，不仅化瘀活血，并能运脾化湿，祛除痰浊。实验研究证明"中防干膏粉"对促进脂质代谢，降低血中脂质含量，防止血管粥样硬化，增加脑血管血流量，畅通脑血管循环网络，均能起到积极的作用。临床观察亦显示可减少脑梗死的发病率。

王绵之医案

（气血两虚，痰瘀互阻，肝风内动）

王某，女，36岁，青岛市人。

1983年4月因患听神经鞘瘤在北京某医院手术治疗，1985年病情复发。于1987年11月12日再次手术，同年12月23日慕名请王教授诊治。观其人形体丰腴，面色萎黄无华，口眼歪斜，右耳失聪，右眼睑瞤动不止，同侧面肌亦时有抽搐。语言謇涩，步履蹒跚，舌向右歪且颤抖不已。舌胖质暗边有瘀点，舌苔薄白，根部微腻，脉细滑少力，不耐重按。辨证属气血两虚，不能上奉清窍，且有痰瘀互阻，肝风内动。治法：益气和血，化痰散结，开窍息风。用药：生黄芪、川芎、怀牛膝、生地黄、丹参、红花、桃仁、炙远志、白僵蚕、地龙、石菖蒲、生龙齿、生石决明等。14剂。

二诊：药后舌已正，面肌抽搐止，但右眼睑仍瞤动，语言、步履稍有好转，惟夜寐欠安。此肝风趋平，而心血不足之象。遂于上方加酸枣仁、茯苓、夜交藤、赤芍、白芍等养血安神之品，再服14剂。

三诊：诸症继续好转，惟自觉目睛仍时有胀痛。目为肝窍，遂于原方加白僵蚕、地龙之量，增青葙子等加强养肝通络之功，再服14剂。

四诊：药后目胀痛已除，眼睑仍有瞤动，语言、步履继续好转，舌质渐转红润，脉象渐起。均为正复邪却向愈之征。因病人不能久留北京，遂原方随证稍事加减后嘱病人继服。

半年后病人来信，言其各种症状基本消失，自觉一切正常，生活已能自理。嘱效不更方，可以再服。随访5年，其间曾嘱病人做CT检查，证实病未复发。

【原按】 颅内肿瘤，中医一般认为属髓海病变。究其成因，多为痰湿之邪凝聚于脑，致使脑部气滞血瘀，痰瘀互结所致。由于痰瘀互结，脑络痹阻，日久化热伤阴，终致肝肾亏损，水不涵木，肝风内动。

此病缠绵难愈，日久必致气血匮乏，不能上奉清窍。因此在治疗上，益气和血、化痰消瘀、软坚散结、平肝息风、滋补肝肾是其基本治法。本案中王教授为使药物直达病所，气血上奉清窍，选用了生黄芪与川芎相配，用其补气而升阳的特点，解决了气血、药物上行的问题。同时配伍化痰、和血以及重镇、息风之品，使症状得以缓解。继以活血化瘀、化痰散结法治疗，而使病人日趋康复。由于王教授遣药组方微妙精深，审察病情，辨别经络，参考药性，斟酌用量，无不与所治之证紧密相连，毫发不爽，故虽沉疴痼疾，投之辄有奇效。

[北京中医药大学学报，1994，(6)]

【诠解】 此案患者以脑部听神经鞘瘤手术后，遗留面瘫为主症，其病机特点和中风中经络一致，都是风痰瘀血阻塞脑络而引发面瘫。刻诊：舌胖质暗边有瘀点，舌苔薄白，根部微腻，脉细滑少力，不耐重按，证属脾虚湿盛，肝郁血瘀，肾虚精气衰少；语言謇涩，舌向右歪且颤抖不已，属痰瘀阻络，虚风内动。王绵之先生以补阳还五汤加减，黄芪益气升发，合川芎升上之性，鼓荡气血上行，配丹参、红花、地龙、桃仁活血化瘀，疏通脑络；再以炙远志、石菖蒲化湿开窍祛痰；怀牛膝、生地黄入肝肾滋养肾阴，合生龙齿、生石决明重镇肝阳、息风平肝。水足则涵木，全方益气活血、化痰消瘀、软坚开窍、平肝息风、滋补肝肾诸法并施，整体上补而不滞，通而不损，以通为用，标本兼顾。

二诊时，患者舌已正，面肌抽搐止，但右眼睑仍瞤动，语言、步履稍有好转，说明前方起到了平肝息风、化痰散瘀的作用，现在仍存在的夜寐欠安症状，结合初诊时面色萎黄无华分析，主要病机就是心血不足，神志不安；所以加酸枣仁、茯苓、夜交藤、赤芍、白芍，在通达之中，养血安神。

三诊，患者气血渐充，痰瘀阻塞脑络还未彻底改善，目睛仍时有胀痛。肝开窍于目，目疾当责之于肝，另颠顶之上，惟风药可到，今风痰瘀血结聚脑络，所以加地龙、白僵蚕用量，强化祛风通络化瘀的治疗，诸症皆除，随访5年无恙。此案患者身肥胖，舌胖大，苔白根腻；肥人多痰，明显有脾虚痰湿重，且其脉按之无力，说明肾精不足，气化无力，所以笔者认为，在一诊息风平肝之后，化痰通络的药可以加全蝎、半夏、胆南星、细辛、天麻，能增强疗效。见肝之病，知肝传脾，当先实脾。整个治疗用药，只有黄芪一味益气升达，似略显薄弱，当患者脾肾气虚，肝肾阴虚时，加人参培元气，生白术健脾化湿，山药健脾固肾滋水更为合适。

张灿玾医案

医案 1 （息风清降，通腑泻浊，釜底抽薪，治愈中风）

姜某，男，老年，荣成县桥子头村。

由于精神刺激，夜晚卒倒，瘫痪，请医打针服药，效不佳。时患者病已数日，颜面潮红，神志尚清，舌强，语言不清，喉中辘辘有声，痰涎壅盛，时时涌出，口眼歪斜，大便干燥，舌红，苔黄而厚腻，脉沉滑，数而无力。此因怒火伤肝，风痰内动，邪犯经络，气血运行受阻，风火相煽，痰热阻窍。此风、火、痰俱备，当先以清热涤痰，以降上炎之火，排上壅之痰。

处方：陈皮6g，制半夏9g，茯苓9g，黄连6g，黄芩6g，石菖蒲9g，广郁金9g，南星6g，竹茹6g，枳实6g，川贝母6g，甘草3g。每日1剂，水煎温服。

二诊：服上方4剂，喉中痰涎减少，下肢可微动，此痰火有减缓之势，经络有运行之征。然大便仍未通畅，必当釜底抽薪，免致沸腾之灾，上方略作调整。

处方：陈皮6g，制半夏9g，茯苓6g，枳实9g，竹茹6g，黄连6g，竹沥15g（冲服），大黄9g（后入），甘草3g。每日1剂，水煎温服。

三诊：服上方2剂之后，大便即通。继服2剂，始能语言，患侧手足始能活动，此釜底抽薪之力也。痰火降则气血行，下窍通则上窍利，脉象亦较缓和，当改以活血通络之法。

处方：黄芪50g，赤芍药6g，当归9g，桃仁6g，红花5g，川芎6g，地龙6g，怀牛膝6g，杜仲15g，钩藤15g。每日1剂，水煎温服。

本方服至10余剂后，患者即可下床活动，其他各症亦逐渐好转。后坚持服用一段时间，患者生活已可自理。

（《张灿玾医论医案纂要》）

【诠解】 本案患者怒火伤肝，突发中风，神清，颜面潮红，口歪，瘫痪，诊为中风中经络，舌强语謇，喉中痰鸣，痰涎涌出，舌红，苔黄厚中腻，脉滑数，证属肝风夹痰，邪犯经络、气血运行受阻，大便干燥说明腑气不通，证以上实为主。张老首诊专注清热化痰，以涤痰汤加减，清热涤痰开窍，方中加郁金、陈皮、枳实利膈破痰，理气解郁；竹茹、川贝母化痰清心、肺之热；黄芩、黄连清上焦郁火，单刀直入，直折病邪势头，预防痰火进一步深入脏腑。

二诊痰火之势顿减，经络略通，因肠腑不通，重用生大黄釜底抽薪，痰火降则气血和，下窍通则上窍利，风火沸扬之势已解。三诊改为补阳还五汤益气活血通脉，钩藤息风，怀牛膝引血下行，杜仲补益肾气。本案辨证清晰，用药严谨，一步步去除风、火、痰、热、瘀血等病邪，疗效确切，值得学习。

医案2（平肝息风、泻火通便，平淡中显神奇）

张某某，男，中年，荣成县下回头村。

1982年秋，在农村生产队任会计时，曾有一社员与其无理吵闹，一气之下，当即头晕痛不起，遂去县医院住院，初步诊断为脑血管疾病，具体是何病，尚未确诊。3日后，电话告知，我立即回家，时已发病5日，头痛甚，语言謇涩，肢体瘫软，据医院诊断，因颅内压增高，每日注射甘露醇，以缓解头痛。请文登中心医院医生会诊后，确诊为蛛网膜下腔出血，是时患病已7日矣，7日来不曾大便，头痛甚，舌强不能言，肢体瘫软，舌红，苔厚焦黄，脉沉数有力。病情十分危急，经主管医生同意，加服中药，遂与中医科主任商定一方，以平肝息风、泻火通便为法。

处方：钩藤15g，菊花15g，龙胆草6g，黄连6g，枳实9g，厚朴9g，大黄9g（后入），芒硝9g（后入）。每日1剂，水煎温服。

服1剂后，头痛减轻，精神较安。服2剂后，大便通，始能言语，精神平静，可少进饮食，脉亦较沉弦。此上炎之火已有减弱之势，当继守釜底抽薪之法，趁势平息之。服至5剂后，头已不痛，口能言，精神清爽，已可进食，大便每日1次，不燥不泻，肢体能自由活动，舌苔渐退化。服至7剂后，始可下床活动，病情已稳定，火势已大减。当以清肝泄热、活血通络法为主。

处方：钩藤15g，菊花15g，龙胆草6g，黄连6g，赤芍9g，牡丹皮6g，生山栀9g，厚朴9g，枳实9g，大黄6g（后入）。每日1剂，水煎温服。

时吾公务繁忙，嘱继服上方，至能生活自理时，可出院，去济南继续治疗。

服上方1周后，病情已有极大好转，可以下床自行活动，遂出院，由家人护送来济。经检，头痛已愈，肢体全可自由活动，大便正常，饮食如故，舌红，焦黄苔已退，惟语言稍感迟涩，身感无力，脉沉弦。是肝火已息，经脉已通，气血运行已无大碍，惟脑部血络，因出血之后，必有局部瘀阻，需逐渐恢复，肝肾亏损，亦是必然，且此病若不精心调治，亦易再发。当下之治，当以滋阴平肝、活血通络，进一步作善后之治，方保无虞。

处方：生地黄15g，当归15g，白芍15g，牡丹皮6g，赤芍9g，钩藤15g，鸡血藤15g，牛膝9g，丝瓜络9g，桑枝15g，石菖蒲9g，秦艽9g。每日1剂，水煎温服。

按此方加减，耐心调治休养达半年之久，身体已基本恢复，惟精神反应稍见迟钝，归乡后，继续进行农业劳动，至今已20余年，亦幸事也。

（《张灿玾医论医案纂要》）

【诠解】 本病始发，由于未能及时确诊，延误时日，病情加重，导致险情，及至确诊，发病已达7日之多，遂成风火上炎，几成燎原之势，火伤经络，动血伤阴，上滞神窍，下闭谷道，经络运行受阻，肢体瘫痪难动。

为今之势，若风火之熊熊，亦若沸汤之滚滚，若甘露之点滴，犹杯水车薪，若清凉之降炎势，亦扬汤而止沸，皆无济于事。故必用苦寒以直折火焰，加苦泻而釜底抽薪，方可熄其火热，断其火源。遂以黄连解毒汤与大承气汤组合加减而服。服2剂后，大便遂通，则上炎之火势立减，火势减后，沸腾之血亦渐止矣。连用数剂，风火虽弱，而其余气尚难顿息，瘀滞之气血亦难立畅，灼伤之津液亦不可能尽复，故需再用滋阴平肝、活血通络之法，以平余邪，以养损伤，使经络尽通，气血畅行，则肢体之运作自行矣。

李士懋医案

（虫药搜剔力强，马钱穿筋透骨）

梁某，男，14岁，南宫人。2005年12月19日初诊：10个月前颅外伤，手术后左侧肢体不遂，上肢、手指无自主运动，下肢痿软不能站立移步，口舌歪斜，左眼睑不能单独闭合，可双眼一起闭。语言尚清，神志可。脉缓滑、寸弱。舌左歪，舌质略红。

证属：气虚风动，经络不通。法宜：益气活血，息风通经。方宗：补阳还五汤。

处方：生黄芪120g，赤芍15g，川芎8g，当归15g，地龙15g，桃仁、红花各12g，水蛭10g，土鳖虫10g，全蝎10g，蜈蚣10条，炮山甲15g，鸡血藤18g。

另炮马钱子粉10g，每服0.2g，日2次。

2006年3月20日：上方黄芪加至150g，马钱子加至0.3g，另加炮附子15g，桂枝12g，共服82剂，左下肢已有力，可跛行。左上肢恢复自主活动，可外展、内旋，用力抬举可过头。手可屈伸，可持物。口舌歪已不明显，睑已可闭合。服马钱子无不适。脉缓滑，舌可，上方继服30剂。

【原按】 虽因外伤，表现同于中风。脉缓而肢废，故诊为气虚而风动，用补阳还五汤主之。加蜈蚣、全蝎、炮山甲、土鳖虫等，通经活络；加马钱子，以其善通经络，透达关节，对风湿顽痹、肌痿无力者，用之可通经止痛振痿，效力颇彰，非他药可代。然毒性剧，当如法炮制，且自小量试服渐加，以1日不过1g为宜。若服后牙关紧、身紧，即已过量，当挼其走动可缓解。若无此反应，可连续服用。

(《中医临证一得集》)

【诠解】 本案患者因脑外伤手术，遗留左侧肢体不遂，上肢、手指无自主运动，下肢痿软不能站立，口舌歪斜属外伤损脑，瘀血阻络，风客脉络，其脉弱，辨证为气虚血瘀，虚风扰络；参照中风后遗症期，以补阳还五汤加减调治。此案的治疗特色体现在两个方面。

①因病人脑部瘀血阻络，肢体运动不灵，方中重用了多味虫类活血化瘀，祛风通络的药物，如水蛭、土鳖虫、全蝎、蜈蚣、炮山甲。水蛭和土鳖虫活血化瘀力强，水蛭专入血分，搜剔败血，无微不至，不伤血脉，不耗损正气，虽化瘀力强，但其性良，常用于祛除离经之死血，土鳖虫和水蛭味皆咸，入肝经，专入血分，活血效力宏。穿山甲，其性善走窜，内能宣通脏腑，透达关窍，外可贯彻经络，疏通血脉，血凝血聚之证，皆可开之，为活血通经之要药，最适合中风后遗症之偏瘫患者应用，以通达经络化瘀。全蝎、蜈蚣擅长祛风通络，息风止痉，可穿筋透骨，通络止痛之力强盛，对于中风后遗症之偏瘫疼痛，疗效好。笔者临床

体会，通络化瘀药，效力强、效果好的主要是：水蛭、土鳖虫、全蝎、蜈蚣、炮山甲、白花蛇。

②马钱子，又名番木鳖，为大毒之品，常以刮去表皮绒毛，用高温炒制至黄脆为宜，具有极强的中枢神经兴奋性，常规用量以0.2g起用，一般一次剂量不宜超过0.5g，一日最大剂量为1g。使用时，以肢体出现震颤抽搐为中毒反应，其有效剂量和中毒剂量十分接近。因此，使用制马钱子时，一是要炮制得法，二是要控制用量。马钱子在《本草纲目》中已有记载，其应用在明代医家王清任《医林改错》"龙马自来丹"中就有应用；后张锡纯又在《医学衷中参西录》"补脑振痿汤"中记载马钱子透达经络之性以治偏瘫废萎，谓其药性开通经络，透达关节之功远胜于他药。在四川道医门中，马钱子的应用也一直流传，道门四大丹之一的"毒龙丹"就是应用马钱子的代表方剂，张觉人先生所著《中国炼丹术与丹药》中毒龙丹以马钱子为主药，经五石五豆依法炮制，临床应用疾病达一百余种。王洪绪在《外科全生集》中称："马钱子能搜筋骨入髓之风湿，祛皮里膜外凝结之痰毒。"笔者用马钱子治疗疾病时发现，其药性可以兴奋脊髓，并可寻找病灶发挥效力，穿透力强，非众药可及，偏瘫治疗中合理应用，疗效可靠。

张学文医案

医案1（抑肝平木，益肾固本，行瘀通络，治疗风瘫）

张某，女，67岁，咸阳地区某局家属。1974年1月11日初诊。

昨晚突然左半身不能动，口眼歪斜，头项强痛，语言不清，并呕吐、腹泻，血压190/110mmHg，舌暗红，苔薄黄，脉沉弦。素头昏胸闷，经胸透检查，考虑高血压性心脏病合并动脉瘤。辨证：年高体虚，肾亏风动，肝强胃弱，血瘀经络。治法：抑肝平木，益肾固本，行瘀通络。

处方：菊花12g，钩藤12g，决明子30g，丹参10g，三七3g（冲服），川牛膝12g，僵蚕10g，葛根10g，地龙12g，白芍12g，桑枝30g，生地黄10g，竹茹10g。3剂，每日1剂，水煎，早晚服。

1月13日二诊：服药后头已不痛，左半身已能活动，手能摸床，脚能站立，腿能移步，吐字清晰，惟觉迷蒙，项强，纳差，舌红，苔薄白，脉沉弦。药已中病，上方加橘红10g，石菖蒲10g以开窍醒神化痰。

1月16日三诊：精神好，饮食可，能端碗进食，可梳头，能缓行，血压170/104mmHg，脉舌同前。原方继服。

（《张学文医学求索集》）

【诠解】 患者突然半身不遂，口眼歪斜，头项强痛，语言不清，显示风中经络之证，此风乃由年高体弱，肝肾阴虚，肝阳偏亢，亢阳化风，风阳夹气血上逆阻窍涩络所致。故治取生地黄、白芍滋养肝；菊花、钩藤、决明子清肝息风；地龙、僵蚕、竹茹、葛根、桑枝化痰通络；三七、川牛膝、丹参活血化瘀。滋阴则平得滋，亢阳得潜，内风得息，络瘀得化，风痰得消，而中风告愈。此案后期治疗若能适当加重补肝肾、强筋骨、引血下行的怀牛膝，滋养肾阴的熟地黄、山萸肉，也许效果会更好。

医案2（抓住肝阳，清镇潜阳并举，治疗气厥）

姜某，男，52岁，农民。1975年3月23日初诊。

患者素有高血压病史，今日与别人吵架后，随即昏倒，家人呼之不应，但未见抽搐、呕恶，随即针刺（穴位不详），后患者清醒，不能说话，手指头部，意为头痛不适，并伴大小便失禁，血压224/144mmHg，舌红，苔薄略黄，脉虚弦略沉。辨证：患者年过五旬，上盛下虚，怒则风阳上旋，横窜经络，瘀血不行。治法：潜镇息风，活血化瘀。

处方：丹参30g，珍珠母30g（先煎），夏枯草15g，沙参15g，黄芩10g，钩藤12g（后下），枸杞子12g，龙胆草10g，丹皮12g。5剂，每日1剂，水煎2次和匀，早晚分服。

4月10日二诊：血压仍高，190/100mmHg，已能说话，头痛减轻，右半身麻木，口苦，小便黄，脉舌同前。仍宜平肝潜阳，佐以活血通络。

处方：龙胆草10g，丹参30g，葛根12g，菊花12g，钩藤12g（后下），黄芩10g，草决明30g，地龙12g，鸡血藤30g，川牛膝15g，郁金12g，焦山楂15g，白芍10g。每日1剂，水煎2次和匀，早晚分服。

4月13日三诊：服上药3剂，头痛、身麻、口苦已减，但午后足心发热，舌苔稍腻，脉虚弦，血压170/90mmHg。此大病已去，病后体虚，肝火灼伤阴血。拟滋阴养血，清理余邪。

处方：四物汤加地龙12g，女贞子12g，石斛10g，天冬10g，丹参30g，鸡血藤12g，决明子20g，山楂15g，川牛膝15g。以善其后。

【原按】《素问·举痛论》说："怒则气上。"《素问·阴阳应象大论》篇又说："怒伤肝。"此患者怒则伤肝，肝气上逆，发为中风不语。其病机与《素问》这两条原文相符，故3次诊疗，前2次以潜镇通络为主，后以滋养阴血为主，阴平阳秘，病告初愈。

（《张学文医学求索集》）

【诠解】此案患者因争吵发怒引动肝风，肝阳亢逆发为中风病，其证见神昏失语，大小便失禁，中医诊断为中风中脏腑证。刻诊：脉虚弦沉，为气虚风动；舌红苔黄，为心肝郁火，其脉不数，尚未阴血大耗。另未见出汗和芤大细数之脉，由此可以判断，大小便失禁之证属中风后肝阳亢上，气机逆乱，阴阳失调，气之固摄功能不足，导致对大小便的约束失灵，并非大汗，脉芤大或细数之元阳脱失之证。现今病机要点一是气阴不足，二是肝阳上亢。治疗应以平肝降逆，清火息风，补养气阴，化瘀通络。

一诊以黄芩、龙胆草、夏枯草清泻肝火降压，珍珠母潜镇肝阳，钩藤息风通络平肝；沙参益气养阴，枸杞子润养肝肾，滋水涵木；再以丹参活血化瘀，丹皮化瘀清营。从证候来看，患者指其头痛，笔者认为尚可用天麻祛风通络止痛。

二诊时已能说话，头痛减，舌脉同前，口苦，仍有肝火，清肝平阳续用。二诊用药较一诊加强了祛风通络，应用菊花、钩藤；注重了中焦脾胃之气的运化和升发，以焦山楂活血化积，葛根升清舒络，佐地龙，通络化瘀之力增强；平肝之药去珍珠母，改为收敛养血，清肝润降的白芍、鸡血藤、草决明；通过川牛膝引血下行，强化平肝潜敛的效果，降低血压。

三诊加强养血滋阴通络，症状大为改善。《黄帝内经》云：怒则气上，气血厥逆于上，不返则死。今患者以肝阳、肝风、肝火逆上为主证，平肝清解治之，厥逆之气得返，方药应证，疗效满意。

李斯炽医案

（脑血管瘤并出血后遗症，效法中风补阳还五汤治愈）

许某某，女，32岁，医生。1976年5月14日初诊。

患者于1968年12月13日突然言语謇涩，左手颤抖，口角流涎，口眼向右歪斜，头部剧痛如针刺，继则口吐黄水，小便失禁，左手握固，呈半昏迷状，左侧上下肢偏瘫，立即送某医院抢救，诊断为脑血管瘤破裂并蛛网膜下腔出血。因颅内压过高，曾作腰穿，抽出粉红色液体，并用降压、镇静、脱水、止血等药物治疗，病情得以控制。后遗左半身不灵活，感觉迟钝，肌肉疼痛，温度明显低于右侧。走路时左足甩动，口角向左歪斜，口角流涎，言语不清，头部定处刺痛。经用针灸治疗，达3年之久。左足甩动有所改善，但左足仍内翻，走路颠跛，余症仍存。诊得脉弱涩，舌质淡。因其脉弱舌淡，气虚固属无疑，但患者头痛定处刺痛，脉涩舌暗，再结合脑部有出血史，其中夹瘀可知。证属气虚夹瘀，补阳还五汤颇为对症，故试服以观后效。

处方：黄芪12g，赤芍9g，川芎6g，当归尾9g，地龙9g，红花6g，桃仁6g。

服2剂后，自觉手足稍转灵活。舌质仍淡，脉细涩，原方加桑枝30g，牛膝9g。续服11剂，手足更加灵活，已能从事针线缝补，口角已不流涎，语言较前清楚，左睑感觉亦稍转灵敏。头部和左侧肌肉均不痛，患侧温度仍明显低于健侧。自觉疲倦，舌淡净，脉细涩。此为瘀积稍减，正气不足之象。前方中加重补气药物。

处方：太子参12g，黄芪18g，白术9g，茯苓9g，当归尾9g，香附9g，赤芍9g，川芎6g，桃仁6g，鸡血藤12g，红花6g，甘草3g。

共服14剂。服至6剂时，自觉四肢关节疼痛，患侧指尖发胀，继服至14剂时疼痛消失，手足更觉灵活，左足内翻现象较前改善，精神转佳，舌质淡红，脉象稍转有力。用补正逐瘀通利三法并进。

处方：当归尾9g，赤芍9g，川芎6g，桃仁6g，红花6g，地龙6g，黄芪15g，太子参 12g，牛膝 9g，桑枝 30g，姜黄 9g，灵仙 9g。

上方加减共服 10 余剂，并每日早晚加服大活络丸 1 粒，诸症基本消失。《医林改错》在补阳还五汤后有脚孤拐向外倒是不能治愈之症的说法，观此例则不尽然。只要准确掌握辨证施治，亦间有治愈者。

（单书健. 当代名医临证精华·中风卷. 中医古籍出版社出版）

【诠解】 本案患者其发病原因是脑内血管瘤破裂并蛛网膜下腔出血。但其客观病理和中风脑病对比，都有脑中血脉瘀阻的共同点，所以病机相同，其治法可以通用，从而体现出中医异病同治的思维理念。此案患者后遗症左足甩动有所改善，但左足仍内翻，走路颠跛为主，综合其脉症分析，以气虚血瘀为主证，所以选用《医林改错》补阳还五汤加减，重用养血通经络的鸡血藤和桑枝，扶正逐瘀通达诸法并用，药证对应，后遗症改善良好。本案治疗特点就在于先用补阳还五汤加减，一边培养正气，一边疏散瘀阻。在二诊时，其舌淡净无苔，考虑气阴不足，胃阴有损，在应用黄芪补气的同时伍用太子参养胃益气生津，治疗法则不冒进，培元固本兼治标证，当正气充足之时，才应用大活络丸早晚配合汤药内服，以加强通络止痛的功效，以通为用，做到通而不损。

李可医案

医案 1（大补真阴，引火归原，阴平阳秘，精神乃治）

赵银兰，65 岁，学宫巷居民。1984 年 1 月 22 日初诊：10 年前经我院内科诊为原发性高血压（舒张压偏高，持续在 100～110mmHg）、脑动脉硬化。长期服用降压剂及清脑泻火中成药。入冬以来，眩晕加重，手指麻木，膝软，足下如踏棉絮。曾多次跌仆，以致不敢下炕走动，舌短语涩。近来口舌生疮，口渴，饮多尿多，舌体热如火燎，双膝独冷如冰。脉弦劲搏大，舌红无苔面干。脉症合参属阴虚阳浮，龙火上燔。法宜大滋真阴，引火归原。

处方：九制熟地黄 90g，盐巴戟肉、天冬、麦冬各 30g，云苓 15g，五味子 6g，油桂 1.5g（冲）。3 剂。

1 月 26 日二诊：诸症皆愈，已扔掉拐杖，健步如常。

3月8日晚，患者步行来家，面色清朗，谈笑自如，惟觉耳鸣如蝉声。仍是肾水亏于下，初春阳升，龙火不能潜藏。拟引火汤合耳聋左慈丸，加石菖蒲启窍，引火汤加柴胡6g，磁石、生龙骨、生牡蛎各30g，石菖蒲10g，上方服3剂，耳鸣亦愈，已无不适。火不归原，亦卒中之一种类型，与他型治法大异。当中医之"证"与西医学之"症"发生冲突时，要毫不犹豫地舍"症"从"证"，一切局部的病变，皆由整体失调所派生，中医学的"证"，正是人体阴阳气血，五脏生克，气机升降整体失调在患病阶段的特殊矛盾的集中体现。其中，更包含了"个体特异性"，即同样的病，在不同的病人身上，有特异的表现，更是辨证的关键。故治"证"即是调节整体，整体康复，则局部的病变，常可奇迹般地不治自愈。

（《李可老中医急危重症疑难病经验专辑》）

【诠解】 患者年岁过六旬有五，已近古稀之龄，精气已衰，患原发性高血压10多年，长期服用降压剂和清脑泻火中成药，易折损脾肾阳气，药不对症，疗效不佳，出现中风先兆。

入冬后，天气寒冷，眩晕加重，手指麻木，曾多次跌仆，出现舌短语涩的中风先兆状。李老辨证为阴虚阳浮，治以大滋真阴，引火归原的引火汤加减，疗效极佳。

患者虚实错杂，证候相反之处颇多，真假内涵，需要细辨，我们从以下的一些证候对比，来分析整个病案的内在特点。

①患者有多年的高血压病史，清热泻火类中药长年服用，阳气清泻太过，必然折损脾肾阳气，加之年老精气衰竭，下元亏虚，这是此案患者的根本体质特点，所以会有眩晕，麻木在上，而膝软，足下如踏棉絮，正是肾精亏虚的表现。

②舌生疮，口渴，饮多，舌红无苔面干，舌体热如火燎，这一组证候看似一派热证，似乎上有郁火，阴液不足。但需要注意的是，患者同时又体现出饮水多尿也多，说明其肾中阳气已不能固摄水液，因此出现尿多频出。患者双膝独冷如冰，说明肾中阳气已不能温煦肢体，阳气的推荡行血之力明显减退。综上，患者肾中阴阳俱虚，肾中之真阴不足无以涵养阳气，阳气外浮亢上，则舌红无苔，饮多，而阳气弱又无以闭藏气化水液，所以尿多外泻来减轻肾阳无力气化水液

之累。

③脉弦劲搏大，《脉法》云："双弦必有寒"，是阳气亏虚的表现。患者脉弦劲搏大，脉中无神，无胃气，实则为来盛去衰之脉，轻取即得，来盛应指，去势无力似有溃退之脉感，主元气亏虚，阴不敛阳，精气外散，脉络中痰瘀内阻，脉管老化严重。这样的脉一方面提示患者本质是精气亏虚证，但又提示了患者血脉瘀阻程度严重，精气无以润养血管壁，血管弹性严重降低，这样的身体情况最容易引发中风，一是脑血管易脆破损，发为脑出血，再则血栓瘀积于脉管中，也易突发脑梗死，是中风病高发人群。

此案的用药以九制熟地黄、天冬、麦冬入肺、胃、肾滋养阴精，涵敛浮散的阳气，再把巴戟肉盐制，咸味归肾，引巴戟肉、油桂入肾，补肾阳和滋肾阴之药阴阳合化为精气，用五味子、活磁石、生龙骨、生牡蛎镇敛精气，使肾中之阴阳联系更紧密，精气固藏不泻，正符合内经原意："阳在外阴之使也，阴在内阳之守也，少火生气，阴得阳则生化无穷，阴平阳秘，精神乃治"。

从中风脑病的诸多案例来看，血脉瘀阻是常见病机，活血化瘀是必用治法，而李老治疗这例中风先兆案未使用一味活血化瘀的药物，也达到了很好的治疗效果。可见，中医临床治病对病机的认识多么的重要，只有分析清楚阴阳、表里、寒热、虚实的病机本质，才能更好地确定治法。作为一名临床中医，不能简单地效仿名家成功病案中的治法方药，而是要在整个中医学体系中对理法方药要一线贯通地深刻理会，真正用中医的思维领悟好人体阴阳五行生克制化之机，气血生化升降出入之理，才能应对错综复杂的证候群，才能真正地临危不惧，应对百病。

医案 2（益气温阳敛肝救脱，重用山茱萸龙牡相佐）

温宝兴，52 岁，城关居委装卸工。

1977 年 4 月 23 日凌晨 5 时，突觉胸中气不上达，随即昏厥。自汗、遗尿，右半身偏瘫。脉弱不上寸，尺部亦虚。以毫针刺人中后苏醒，语声低微如蚊蚋。此人一生困顿，当装卸工几十年，难求温饱，劳倦内伤，肾元久衰。昨夜装车到零时，已觉气喘汗出，湿透内衣。法宜大补气血，温肾敛肝固脱。补阳还五汤变方合张锡纯氏来复汤加减。

处方：生芪 120g，山萸肉 60g，红参 10g（另炖），当归 30g，白芍 15g，炙草 10g，肾四味 120g，生龙骨、生牡蛎各 20g，赤芍、川芎、地龙各 10g，桂枝 10g，桃仁、红花各 3g，鲜生姜 10 片，大枣 10 枚，胡桃 4 枚。7 剂。

4 月 30 日二诊：服 1 剂，汗敛喘定，服 3 剂，可挂杖学步。服完 7 剂，已可弃杖行路，嘱其再服 7 剂。5 月下旬，遇于百货公司，扛包装车已如常人，追访至 62 岁，继续当装卸工，健壮逾于往年。

（《李可老中医急危重症疑难病经验专辑》）

【诠解】 患者突觉胸中气不上达，随即昏厥，遗尿，右半身偏瘫，中医诊断为中风中脏腑脱证。胸中气不上达，自汗出，遗尿都属于气虚不固的证候，结合人生经历，患者当装卸工几十年，经济困难，营养不良，加之劳累伤损元气，这次病情发作也是在深夜的装车现场，气喘大汗之后，所以劳倦内伤，元气虚损是其主要病机。针刺人中穴后，患者苏醒，右侧偏瘫，语音低微，李可老中医用补阳还五汤合张锡纯先生来复汤，加用肾四味补养肾元，1 剂之后喘平汗敛，7 剂之后，可弃杖行路，在后就又能参与正常工作，恢复如常。

本证是气虚上气不足，本元亏虚无力运血而脑络瘀阻之中风，没有常见中风的风火痰瘀交阻混杂，所以笔者判断脑梗死可能性大。提到气虚证，大家都可能想到以补中益气汤来加减，而此患者，症状中有大汗而喘，遗尿，说明肾气不固，因劳倦内伤元气虚损外脱，上下俱虚，其脉也是尺部虚主肾元亏，弱不上寸，气不能升发鼓荡至上焦头目；如用补中益气汤，升麻、柴胡升提，则气喘就无以平复。此气喘一是元气不足，二是肾不纳气，所以李可老中医用来复汤合肾四味。来复汤，出自《医学衷中参西录》，药物组成：山萸肉 60g，生龙骨粉 30g，生牡蛎粉 30g，生杭芍 18g，野台参 12g，炙甘草 6g，主治元气虚损，肾不纳气之气虚不足以息，大汗喘促，势危欲脱。以野台参补养脾肾元气，山萸肉、生龙骨粉、生牡蛎粉，入肾收敛固肾，纳气归肾，敛汗止喘。肾四味是李可老中医常用的补肾药：枸杞子、酒泡菟丝子、盐水补骨脂、淫羊藿四味，枸杞子滋养肝肾，菟丝子益肾气肾精，补骨脂、淫羊藿温阳益肾，不峻猛燥烈，使肾中阴阳并补，精气生化。此时，患者元气虚脱，气不运血，右肢偏瘫，所以，李老首选补阳还五汤，益气养血活血化瘀扶瘫，气为血之帅，重用黄芪，加红参大补元气，益气行血；重用山茱萸、生龙牡收敛固肾，纳气归肾，止汗平喘，重用当归养血活血，以桂枝温通血脉，地龙通经络；由于此是虚证，所以李可老中医在红花、桃仁的用量上只有3g，用量轻不使活血太过损伤正气，整个组方以益气补肾，收敛固肾，养血活血通经，诸法于一体，切中病机，疗效显著。

刘志明医案

医案1（益气温阳固脱，治中风脱证）

谈某，女，50岁，农民。1955年3月25日诊。

在赴田间途中，卒然昏仆于地，当即抬回家中，急邀刘氏往诊。患者昏迷，大汗淋漓，口微张，唇白舌淡而胖，体型肥胖，喉中痰声辘辘，呼吸微弱，肌肤稍有凉感，脉细滑。此属中风脱证，兼有痰浊闭窍，证情危笃，急宜回阳固脱，稍佐化痰。

处方：人参15g，黄芪24g，制附子15g，生南星9g，生姜5片。浓煎徐徐喂服。服药1剂，痰声辘辘逐减，汗出减轻，肌肤渐温。

服3剂后，逐渐苏醒，但不能言语，右侧肢体偏瘫。盖肥人多痰，故从痰论治，以十味温胆汤加减，服药20余剂，虽右侧肢体活动仍欠灵便，但已能扶杖独行，料理自己的日常生活。

（《刘志明医案》）

【诠解】 此案患者中风昏迷，发病即为脱证，病情危急，大汗淋漓不止，很容易阳气随汗外脱出现亡阳证。亟需回阳固脱，益气收汗，因其喉中痰声辘辘，为痰涎壅盛，闭阻心包，回阳之时也需化痰开窍，去其标证，才能痰消神志清醒。故刘志明先生以人参、附子加黄芪益气温阳救逆，佐用少量南星开达风痰，以化痰醒神，药简力专，在病机以本虚为主时，固本为主兼治标证，3剂药后，病人渐渐苏醒过来。当元气稳固之后，患者的痰湿标证就突出成为现阶段最主要的病机特点，以十味温胆汤化痰理气宁心，直至生活自理。

考张锡纯先生《医学衷中参西录》记载来复汤：山茱萸（去净核）二两，

生龙骨（捣细）一两，生牡蛎（捣细）一两，生杭芍六钱，野台参四钱，甘草（蜜炙）二钱。张锡纯先生以为："凡人元气之脱，皆脱在肝。故人极虚者，其肝风必先动，肝风动，即元气欲脱之兆也。又肝与胆脏腑相依，胆为少阳，有病主寒热往来；肝为厥阴，虚极亦寒热往来，为有寒热鼓多汗。山茱萸既能敛汗，又能补肝，是以肝虚极而元气将脱者服之最效。"反观本案中风病例以大汗虚脱、神志昏迷为主症，其内火热邪之证不显，所用药味人参附片虽然对症，但当中风之时本就阴阳逆乱，大汗亡阳固本救脱应当以收敛肝肾精气参用，所以笔者认为，来复汤在临床中可以提高救治虚脱证效果，可资借鉴。

医案2（天麻钩藤饮平肝息风，清热活血，补益肝肾）

李某某，女，65岁，家庭妇女。

1981年3月12日下午5时许，突然跪倒不能站立，自觉左侧肢体不灵便，语言不利，伴头晕、恶心。当晚送某医院急诊，行腰穿被患者拒绝，于翌日请刘氏诊治。自诉头昏耳鸣，左手不能举，左脚不能行，舌与鼻唇沟稍左歪，流涎，吞咽困难，甚则呛咳，语言謇涩，恶心，汗出较多，脉弦滑，苔薄黄。血压170/100mmHg。

刘氏诊为中风，证属肝肾阴亏，阳亢风动，夹痰痹阻经络。

拟滋阴潜镇，重在平肝通络，豁痰开窍。

方用天麻钩藤饮加减，合牛黄清心丸。

处方：钩藤9g，菊花9g，珍珠母24g，石决明24g，石菖蒲6g，远志6g，半夏9g，黄芩9g，茯苓9g，桑寄生12g，牛膝12g，何首乌15g。

另：牛黄清心丸5粒，每日1粒。

服5剂后，即能行走2~3步，左上肢亦能抬举平肩，语言较前流利，喝水已不呛咳，血压150/100mmHg，余症均减。二诊桑寄生改为15g，增太子参12g，停用牛黄清心丸。此后即以上方随证化裁，服药30余剂，口角歪斜完全恢复，左侧肢体活动自如，语言清明，能料理较轻家务。

（《刘志明医案》）

【诠解】此案患者病机主要为风痰盛，肝肾阴虚，肝阳上亢。初治重在治标，化其风痰，潜镇肝阳，少佐补肝肾之阴。待风痰消，阴虚得补之后，加重益肾强筋通络的寄生用量，左侧肢体活动自如，疗效显著。

天麻钩藤饮出自《中医内科杂病证治新义》，有平肝息风、清热活血之功，常用于肝阳偏亢，肝风上扰证。本方证为肝阳上亢，风阳上扰，以致头部疼痛，眩晕；肝阳偏亢，扰乱心神，故夜寐多梦，甚至失眠。治宜平肝息风为主，配合清热活血，补益肝肾。方中天麻、钩藤、石决明均有平肝息风之效，用以为君。山栀、黄芩清热泻火，使肝经不致偏亢，是为臣药。益母草活血利水，牛膝引血下行，配合杜仲、桑寄生能补益肝肾，夜交藤、朱茯神安神定志，俱为佐使药。

笔者认为，本案患者 65 岁，本就气血亏虚，肝肾精气衰弱，处方用药在后期的补养力度上显得单薄，补气就用了一味太子参，补肝肾仅桑寄生和制首乌。所以笔者认为可逐步加强后期补养用药的力度，精气足，则易于康复。

张沛虬医案

医案 1（活血通络汤，化瘀开窍醒神为治）

郑某某，男，64 岁。

1 天前语言不清，轻度口眼歪斜，次日突然右侧偏瘫，痰鸣气粗，呈半昏迷状态。经医院诊断为脑血管意外，观察治疗 5 天后，转中医诊治。症见半身不遂，颜面瘫痪，神志模糊，血压 160/90mmHg，血胆固醇 7.19mmol/L，心律齐，心率 80 次/分，肝未触及，右侧肢体活动障碍，舌尖红边紫，苔薄黄，脉弦滑。属中风的发病早期，中脏腑型，系因风火瘀阻心窍。当投活血通络汤加味。

处方：丹参 30g，鸡血藤 30g，赤芍 10g，红花 5g，牛膝 15g，地龙 15g，牛黄清心丸 2 粒。分 2 次用竹沥代服。

服药 3 剂后，神志渐清，症势化险为夷。继用前方加全蝎、归尾等药加减，进服 35 剂后，言语清晰，能下床活动，调理 2 月余基本恢复，1 年后随访已参加劳动。

（单书健．当代名医临证精华·中风卷．中医古籍出版社）

【诠解】 此案患者中风后以肢体偏瘫，意识模糊，中医诊断为中风中脏腑证。

舌紫为瘀血；舌尖红边紫，苔薄黄，痰鸣气粗，脉弦滑，证属肝风夹瘀血、痰火蒙闭心包，治疗以活血通络汤化瘀血，牛黄清心丸清心化痰，平肝息风，开窍醒神。活血通络汤用丹参、鸡血藤、赤芍、红花、牛膝、地龙，重在去瘀，赤芍微寒凉，活血之时能清解营分瘀热；用牛膝引血下行，防肝气亢逆；加用竹沥水送服牛黄清心丸，竹沥水有清痰热化痰之效。

牛黄清心丸的主要药物组成有：牛黄、人工麝香、冰片、水牛角浓缩粉、羚羊角、朱砂、雄黄等。功效：清心化痰，镇惊祛风。用于风痰阻窍所致的头晕目眩，痰涎壅盛，神志混乱，言语不清及惊风抽搐、癫痫等；使用牛黄清心丸以开窍醒神为主，同时清泻心包郁火，清镇肝火，平息肝阳。整个治疗方案用药平淡简练，直指病机要点所在，活血化瘀、开窍豁痰，辨证准确无误，患者神志清醒，再加用祛风通络养血药，和前方同用，患者得以完全康复。在一诊证候中，患者痰鸣气粗，这是痰气胶阻造成肺气不降，气机不能下行，而且当时病人神志昏迷，舌边尖红，苔薄黄，应有痰热闭窍；治痰先治气，所以笔者以为一诊用药应当佐用化痰理气之品，如小量枳实、陈皮、杏仁、理气降肺贯膈，再加用天竺黄入心包清热化痰开痰闭，这样整个治法会更加完备无漏，安全高效。

医案 2（久病中风，年老体虚者用补阳还五汤）

冯某某，男，67 岁。

4 个月前，右侧肢体瘫痪，现仍不能动。患者形体素来丰盛，自汗，说话不清，口角歪斜，面色灰暗，神清，口角流涎，舌质紫苔腻，血压 165/92mmHg，心律齐，心率 85 次/分，肝脾未触及，证属中风后气虚血瘀，络脉痹阻。用益气活血汤加味。

处方：黄芪 30g，丹参 30g，当归 10g，桃仁 10g，赤芍 10g，姜半夏 10g，陈胆南星 10g，川牛膝 15g，地龙 15g，制全蝎 3g（研吞），蜈蚣 3 条（研吞）。

以上方加减连续服用 70 余剂，能下床步履，口眼基本转正，语言渐清。

（单书健. 当代名医临证精华·中风卷. 中医古籍出版社）

【诠解】 患者中风已有 4 月，右侧肢体瘫痪。刻诊：自汗、面色灰暗、口角流涎，为脾气虚，脾津不摄；舌紫苔腻为瘀血内阻，湿邪内蕴，整体以气虚血瘀、痰饮阻络为主要病机，选用补阳还五汤加减益气活血、祛风通络，加全蝎、蜈蚣强化搜风通络之力倍增，经 70 余剂中药治疗，患者基本痊愈。此案患者舌苔腻，为脾湿内蕴，口角流涎为风痰壅盛，也是脾虚之象，正如丹溪所言："湿土生痰"，且口齿不清是痰瘀阻窍，整方以活血化瘀、祛风通络为主，化痰只有半夏一味，故笔者认为，辅以益气健脾利湿之品，芳香化湿药与开窍药效果更佳，如生白术、茯苓、石菖蒲三味药物，正能健脾渗湿开窍。《内经》言："诸风掉眩，皆属于肝"，《金匮要略》云："见肝之病，知肝传脾，当先实脾"，只有健脾祛痰，才能使风无所依，无法和痰饮相胶结，才能更好的化痰开窍，恢复语言功能。

中风病，现代中医治疗分为三个阶段：①急性期，核心病机为风、火、痰、气、瘀五大证，其间寒热虚实错杂，闭证脱证之间可能相互转化，病势凶险，当谨慎从事，详辨虚、实、寒、热、标、本、宜、忌、先、后，抓住主要病机要点，必伏其主，兼顾兼证，中西医治法紧密配合，生存率达 70% 以上，时间一般为从发病到 2 周内。②恢复期，当以风、火、痰、瘀为主的标证逐渐退去后，本虚之证多有显现，此时多有痰瘀间杂，脏气虚损，组方用药需虚实兼顾，标本同治，时间为 1 个月至半年。③后遗症期，主要以肢体偏瘫，行动不便，言语不清等为主症，多以虚证为主，常见肝肾亏虚，精血不足，同时虚中夹实，脉络瘀阻，治疗多以培元固本，益气通络为治。总结起来，中风证的恢复期和后遗症期的治疗多有规律可循，其间虽不乏一些患者个体体质差易的灵活性，但本虚之证比较突出，且中风病人发病时多在年高，内伤积损十分普遍，所以益气补养的思路是常见用法。也就是说，在中风病后期的治疗中，根据气虚血瘀的病机特点，补阳还五汤的应用概率很高，比如此病案，就体现这样的特征。

朱进忠医案

医案 1（辨证不明，名方亦不显效）

高某某，女，60 岁。

右侧偏瘫 3 年余，前医以补阳还五汤、天麻钩藤饮及针灸、西药治疗，不但不效，反而日渐疼痛拘挛，难于伸展，头晕头痛，心烦失眠。转邀李翰卿先生诊治。云：两脉沉弦而涩，舌质稍暗，此肝郁气滞，血络瘀滞之证耳，治宜逍遥散加减。

处方：柴胡 10g，当归 10g，赤芍 10g，郁金 10g，青皮 10g，桃仁 10g，红花 10g，丝瓜络 10g，连翘 10g，木瓜 10g。

服药 10 剂后，疼痛、拘挛果减，继服上方 1 个月，疼痛，拘挛消失大半。共服药 3 个月，愈。

（单书健．当代名医临证精华·中风卷．中医古籍出版社）

【诠解】 患者偏瘫 3 年，经用补阳还五汤，天麻钩藤饮及针灸无效，肢体反而拘挛疼痛加重，并头晕头痛，心烦失眠。患者两脉沉弦而涩，此是肝气郁滞，夹有血瘀；舌质稍暗也是气血不行，血瘀的征象。肝主筋，今肝气郁滞，阴阳不和，肝血无以柔润经筋，气滞血瘀，是故其肢体日渐疼痛拘挛，头晕痛，失眠。前医所用补阳还五汤，天麻钩藤饮不符合患者当前病机，药不对证，当然治之效差。医者用逍遥散加减治疗，柴胡、郁金、青皮疏肝理气解郁；当归、赤芍、木瓜、丝瓜络养血柔肝舒筋通络；桃仁、红花活血化瘀通络；连翘清心、肝郁火除烦。服药 10 剂后疼痛、拘挛果减，继服 1 个月，疼痛，拘挛消失大半。共服药 3 个月痊愈。

此案诊治过程充分展现了中医最核心的内涵——辨证论治。当中医没有明辨证候，组方治疗时，患者的病情不仅没改善，反而在加重；一旦辨证准确，药证对应，治疗效果立即体现。这也提示我们，对"证"的认识一定要深刻，"证"是患者当前病机核心和根本，只有精准地辨证，才能有效地选药组方，方证对应，治病效率才能提高，诚如张仲景先贤所言："观其脉证，知犯何逆，随证治之。"

医案 2（顽痰不去，神窍不明）

张某某，男，53 岁。

饮酒之后突然脑血栓形成 5 个多月，某院治疗后，虽然偏瘫明显改善，但仍痴呆不语，亲疏不知，不知饥饱，伸舌偏歪。审之，除以上诸症外，舌苔白腻，脉弦。综合脉症，诊为痰蒙心窍。治以化痰开窍息风。

处方：竹沥 10g，生姜 5 片，半夏 10g，钩藤 15g，全蝎 6g，附子 1g，连翘 10g。

服药 3 剂，痴呆之状稍有改善，有时能知饥饱。某医云：可否加竹沥 20g。余云：痰为阴类，非温不化，竹沥大寒，故不可多用。继服 9 剂，记忆力明显恢复，并能说一些简单话语，又服 10 剂而愈。

（单书健．当代名医临证精华·中风卷．中医古籍出版社）

【诠解】 此案患者为中风后遗痴呆不语，表现为意识不清，亲疏不知，舌苔白腻，脉弦，为痰湿蒙闭心窍，神机不运，化痰开窍息风之剂治之，月内即病愈。朱进忠先生认为，中风后常见证候有五类：昏迷、偏瘫、失语、痴呆、呃逆。其中痴呆一证初期多风痰夹虚，日久则多虚而夹痰，其虚有气阴之虚，肝肾之虚，又当明辨。朱老认为，中风后遗痴呆，常见以下四种主要病机类型：①风痰阻滞心窍；②气阴俱虚，痰郁气结；③肝肾俱虚，痰阻心窍；④瘀血阻滞，风痰阻窍。无论多么复杂，痴呆证之本都离不开肾精亏耗，不能充养大脑所致，此证之标都离不开痰瘀交阻，蒙闭心窍，由此才发为痴呆。所以在临床辨证时，要能抓住病机核心，方能不离宗旨，注意兼次证候和病邪，才能明辨异同，提高疗效。

王少华医案

医案 1（明辨阴阳虚实，转危为安）

王某，女，63 岁。1982 年 2 月 3 日诊。

该患者因与人口角而突然仆倒，不省人事。口眼歪斜，喉中偶有痰鸣，右上下肢偏废不用。脉弦劲而滑，舌尖红，苔黄白相兼而腻。辨证为中风（中脏腑），病机为风、火、痰内闭，投以羚角钩藤汤出入。

处方：羚羊角 3g，黄连 3g，生地黄 15g，杭白芍 15g，桑叶 9g，石决明 15g，代赭石 15g，茯苓 15g，菊花 9g，夏枯草 9g，钩藤 9g。

另至宝丹 3g，早晚分服，用竹沥 1 调羹过口。

二诊：翌晨即能启目视人，上方续进 2 剂。

三诊：神志又复沉迷，闭目昏睡，呼之不应，大便溏稀。察其舌尖虽偏红而舌体胖大，边有齿痕。当即考虑，可能因三进寒药而湿遏不化，酿为痰浊，上蒙清窍使然，于是改用温化之品，方取涤痰汤增损。

处方：半夏 9g，制南星 9g，枳实 9g，石菖蒲 9g，郁金 9g，白僵蚕 9g，钩藤 9g，茯苓 15g，石决明 15g，橘红 3g。

另苏合香丸 4.5g，每日 3 次，每次 1.5g。

服 1 剂症情平平，再进 1 剂，即能张目启齿，神志已清，但仍语言謇涩，右半身不遂，白腻苔已化十之有七。于上方中去枳实、苏合香丸，加参须 6g（另煎冲服），冬白术 9g 以健脾扶正，从此日趋势好转并康复。

立方遣药，要遵守《素问·五常政大论》关于："大毒治病，十去其六；常毒治病，十去其七；小毒治病，十去其八；无毒治病，十去其九"的经旨。中病即止，不能过剂，以防伤正；若用之过剂，将走向另一极端。本案即是其例。据家属所说，该患近四年来，胃纳欠馨，眩晕，泛哕，动辄神疲乏力。又观其身高而胖，乃为昔贤所谓"体丰于外，气弱于内"之素质，综上参合，此是宿有脾虚痰湿内聚之象。此次因与人发生口角，怒气伤肝，肝气化风，志火内燔，炼液成痰，痰火内蒙心主，外窜经络，以致中风病作。初投清降息风豁痰之剂，痰火、风阳上逆之势渐敛，神志亦有转清之势，病情转佳；再投前方，神志复见迷昧，且大便溏薄，显系凉遏太过，脾经痰湿反增，浊邪蒙闭清窍，以致君主失明。刻下当务之急，在于兴勤王之师，改投辛温芳化之剂，予涤痰汤出入，药后颇合病机，目已张，口能吐单词，舌上白腻苔已化大半，五诊时又增人参须、白术，以作健脾治本，且祛痰浊之计。此后即日益好转，再参活血通络之品，终获痊愈。

［王淑善，王卫中．辽宁中医杂志，1982，(9)］

【诠解】 本案患者因与他人争吵，情绪激动，肝气暴亢，引动肝风，气逆而不返，发为中风，昏迷，中医诊断为中风中脏腑证。中风急性期，多以风、火、痰、气、瘀等标实证为主，其体质多呈本虚。急则治其标，缓者治其本，在急性期的临床治疗中，要仔细辨明病位在经、在络、在腑、在脏的深浅程度，并分清风、火、痰、气、瘀在临证时的存在比例，治疗时要必伏其主，并做好兼证治疗，胆大心细，才能有转危为安的可能。

案中描述舌尖红，并没有说是舌体红，说明热主要体现在心肺上焦的郁火，舌体不红，不能算是实火，阴虚内热也不突出；苔黄白相兼为内有气分化热之象，黄白相兼，说明其气分热势并不重，如果热盛那舌一定是红、苔黄厚干；脉弦劲而滑，滑为痰饮之脉，弦劲是肝气郁逆亢上之脉，并未见数脉；综其舌脉象，患者核心病机是肝气郁逆亢上，痰瘀夹郁火内闭心包，风痰热之势并不深重，而且是本虚标实的体质，一诊用羚角钩藤汤加减治疗，方中杭白芍、桑叶、石决明、代赭石柔肝潜敛重镇肝气，再用生地黄养阴清营，再佐至宝丹（生乌犀、生玳瑁、琥珀、朱砂、雄黄、牛黄、龙脑、麝香、安息香等）重镇开窍清营，方中开窍潜镇之药用得比较重，当然这些治法也切中目前病机，所以患者服用1剂之后一度苏醒。但续用此法时，又昏迷过去，大便溏稀，舌体胖大，边有齿痕，这是脾虚肝郁之象，前面过用生地、黄连，寒凉太过，折则损了脾阳，加之重镇肝气太过，未进行肝气的疏调，肝气内郁未解，寒凉伤中，中气受损，痰饮湿邪不得脾土运化渗利，聚而蒙闭心包，所以又昏迷过去。证实了前面所见的舌红不是真的实火，清之太过，反伤正气，过虚则气化不行，病势转危。再一点，患者本就因怒发病，肝郁气滞也是突出的，一诊也应考虑疏调肝气药。三诊时，气逆渐平，火邪不显，湿痰偏重，所以化湿豁痰为治疗的关键，以涤痰汤加减，半夏、制南星、枳实、九节菖蒲、郁金、茯苓、橘红，理气疏肝、化痰开窍，加苏合香丸，辛香行气、化痰开窍；白僵蚕、钩藤、石决明散风抑肝，防肝气亢逆，脾土升清功能得运，痰湿开达，人亦苏醒。五诊之时，证转本虚，加参须、白术益气健脾，脾运健旺，气机升降正常，其标证痰饮得化。此后即日益好转，再掺活血通络之品，终获痊愈。

此案的治疗过程体现了疾病的病机判断是一个很精细的过程，对四诊要素的收集要仔细和全面，对病机寒热虚实的判断也要全面而准确。一诊得效，再诊辨证忽视了患者素体脾虚，痰湿内盛的病证特点。当出现病势转危时，通过仔细辨证发现过用寒凉，折损脾阳，中气内损，病机出现转变，三诊对证温化痰饮救其闭，才又转危为安。整个过程真实地展现了中医治病是以辨证施治为核心的思维体系，治效真实又客观。应对急危重症，辨证准确，有预见性，判断要能更加全面，容不得半点马虎，辨证施治，绝不是一句空话。

医案 2（苦寒误下致脱，益气回阳，扭转危局）

杨某，男，68 岁。1979 年 1 月 16 日诊。

既往有痰饮病史 9 年，高血压病史近 5 年。平日嗜饮酒，本次操劳太过，以致起病急骤，突然仆倒，神志昏迷不清，呼之偶能应声，偏右半身不遂，口眼歪斜，喉有痰声，病发 3 日尚未更衣。脉沉滑有力、不数，舌暗有紫气，苔黄浊腻。此为中风（中脏腑），乃因湿热内蕴，腑气实而邪热痰浊循阳明胃脉上通于心，横窜肝经，神明被蒙，病在厥少二阴，法当通腑泄热，以救君主，参以息风豁痰。方取调胃承气汤合黄连温胆汤出入。

处方：黄连 3g，橘红 3g，甘草 3g，枳实 6g，陈胆南星 6g，元明粉 6g（冲服），茯苓 15g，石决明 15g，锦纹大黄 12g（后下），钩藤 12g，竹沥（冲服）1调羹。1 剂煎服。

翌日复诊，知夜间大便两行，稀溏，神昏全不识人，呼之不应，面色苍白。额上有汗，四肢不温，晨起又增呃逆。经再次详细问诊，知平昔大便溏薄，入冬怯冷，此阳弱之端倪；今服药后见上述变证，显系下后伤阳，若再大汗出而气喘脉微，则成脱证危局，急为益气扶正，以防汗脱。

处方：老山参 12g（另煎），山茱萸 12g，钩藤 12g，黄芪 15g，茯苓 15g，生龙骨 30g，生牡蛎 30g，石菖蒲 6g，干姜 6g，丁香 3g，五味子 3g（杵）。

上药服 1 剂后未再大便，额汗已收，呃逆亦止，坏病既有转机，惟仍人事不省，再重以开窍祛痰，仿涤痰汤意立方。

处方：老山参 9g（另煎），九节菖蒲 9g，郁金 9g，制半夏 9g，姜竹茹 9g，茯苓 15g，橘红 3g，陈胆南星 6g，生龙骨 30g，生牡蛎 20g，钩藤 12g。

另苏合香丸 6g，每 6 小时服 1.5g。服药 1 剂后，翌晨呼之能应，但仍昏睡。前方续进 1 剂，神志即清，能张口饮水，以涤痰汤合息风之剂巩固疗效，后以地黄饮子合补阳还五汤增损，制成丸剂口服，调理 3 个月后，虽四肢力量略差，但完全能自理生活，痊愈。

本例失误之处有三：第一，仅了解到 3 日未更衣的现症，对于便溏、怯冷等阳虚的既往症未能在事先掌握。第二，患者虽昏睡而呼之能应，与神昏全不识人有别，前者多见于痰浊蒙闭心神的初期轻证，治法宜开；后者常因痰火犯心或腑热攻心，治法可清可下。第三，虽脉来沉滑有力，但结合上述见证，与苔不老黄的体征看来，似宜舍脉从证。今因误诊而用调胃承气攻下，仅 1 剂既变证丛生，尤其出现中气大伤的呃逆与脱证前驱症状的额汗，肢冷等象，说明险局已成，此时若再延误，则抢救之机稍纵即逝。在取益气固脱法时，考虑便泻、呃逆、肢冷，乃误下损伤脾阳之兆，用理中汤较之用参附汤更为切合病情，幸而稳定了局势。在解除危境后，旋予祛痰开窍方履。

（单书健．当代名医临证精华·中风卷．中医古籍出版社）

【诠解】患者年近七旬高，平日嗜饮酒，素有高血压，病痰饮 9 年。脾为生痰之源，肺为储痰之器，高年之人，常见的体质特点包括内脏功能衰弱，脾虚气弱，肝肾不足，气血阴精衰少，与此同时，痰浊、瘀血等病理代谢产物在体内的产生渐多，堆积不去。酒为熟谷之液，湿热之最，其性辛温燥热，过量饮用先伤脾胃，久伤肝肾，燥热劫伤阴精，日久阴损及阳，年老精气衰少，必阴阳俱损，脾肾阳气不足，无力敷布津液，津液凝聚成痰。再则，患者平素血压高，必痰瘀内阻血脉。综上，本案患者体质特点为本元不足，阴阳俱虚，痰瘀凝滞。

患者因操劳过度中风，神志昏迷，呼之偶能应声，说明痰瘀内痹清窍较重；脉沉滑有力、不数，舌暗有紫气，观其脉不数，舌不红，说明营分内热不重，未到风火相煽，扰动营血的程度，也就是说在治疗上，未到需大剂苦寒直折泻火，急下存阴的地步，其舌暗紫气恰是血脉瘀阻，阳气不足，推动无力之象，正是阳虚脉阻之势。喉有痰声，脉沉滑，说明痰饮内蕴，其苔虽黄而浊腻，但不是干而苍老之舌，且舌质是暗紫并非红色，所以只是气分有郁热。

此证本虚标实，本为元气、精血亏虚，标在气郁痰瘀内阻，热象并不突出。一诊用药，以调胃承气汤合黄连温胆汤加减为治，枳实、玄明粉、锦纹大黄，破降气机和泻下通腑的力度都偏重猛，在患者并非实热内结阳明之证，如此下法，重下虚之，所以二诊时见大便稀溏，神昏全不识人，呼之不应，面色㿠白，额上有汗的虚脱前兆，此乃重剂寒下之后，脾阳受损，中气下陷，正气不支，且郁痰内陷心包，痹阻心脉，所以神志昏迷。经细问患者日常情况，得知其平常大便溏薄，入冬怕冷，才醒悟患者本有脾肾阳虚，寒凉泻下损伤阳气。

二诊明确病机后，改为益气回阳固脱法治疗，以老山参、黄芪补元气；山茱萸、生龙骨、生牡蛎入肝肾，敛藏精气，防阳虚外脱；五味子收敛肺气，金生水，滋肾气；干姜、丁香温脾阳；石菖蒲开心窍醒神；茯苓健脾化痰饮。二诊方中未用陈皮、枳实之属，是因为患者元气太虚，不能破气。二诊处方在守住元阳之气的前提下，略加开窍化痰之品，七分养元气，三分去痰开窍治标，立法兼顾得当，及时挽转危局。

三诊之时，患者未大便，汗收，阳气已固，续用给前法巩固加大化痰开窍力度，以老山参培补元气；生龙骨、生牡蛎固敛肝肾，防止虚脱；郁金、制半夏、姜竹茹、茯苓、橘红、陈胆南星等祛痰化痰；苏合香丸、石菖蒲，温化痰饮开窍。通过益气培元、涤痰、息风开窍诸法合施，患者顺利苏醒。恢复期，患者体质虚弱的本质暴露出来，王老抓住患者肝肾精血亏虚，气虚血脉瘀阻的证候特点，以地黄饮子合补阳还五汤加减，做成丸药徐调缓补，患者生活完全能自理，疾病痊愈。

本案整个治疗过程一波三折，早期对患者虚实把握不当，不当下而下之，错下之后重虚而成脱证，险亡阳脱失。后详细问诊，明辨阴阳后，把握好了虚实要点，标本兼顾，并在用药时对标本之程度和用药剂量把握很精确，挽转了危局。在后期的康复期，对正邪对比把握也很细致，后遗症处置上，注重本虚的治疗，以培补元气促进血脉运转，恢复人体功能，使用丸剂，徐徐建功，也符合老人精衰、不宜峻补的特点，辨证施治得当，终得痊愈。

郑荪谋医案

（阴阳平补、活血通络，治疗中风偏瘫）

廖某某，男，71 岁，军人。1986 年 11 月 25 日初诊。

患者糖尿病、冠心病史已 20 余年，长期服西药。月余前患中风，曾服西药不效，1 周来出现频发性心绞痛而邀余会诊。见其卧床重被覆盖，精神靡，呵欠频频，语声低微，口齿不利，右侧肢体瘫软无力，不能自主运动。口眼向右歪斜，足面轻度浮肿，扪之肢末欠温。其家属代诉：患者头晕（血压在正常范围），胸闷气短，阵发性心前区闷痛，周身乏力，腰脊酸楚，足软无力站立，口微干，纳呆，寐欠，大便干结，小溲尚可，舌红苔薄燥，脉左弦滑，右弦细。综观四诊，证属气阴两虚，瘀血内阻。治当益气滋阴，活血通络。

处方：白参5g，麦冬10g，炙甘草5g，生地黄24g，桂枝5g，山茱萸12g，丹参10g，黄芪15g，桃仁5粒，红花0.5g，田三七3g（分冲），地龙干9g。服2剂。

二诊：11月27日。服药后心绞痛未再发作，精神转佳，呵欠已除，寐好。但仍卧床不起，形寒畏冷，余症同前，舌红苔薄黄腻，脉左滑右弦大，此阴阳两虚证。治当双补阴阳，佐活血通络。

处方：生地黄12g，熟地黄12g，山茱萸12g，巴戟天9g，小桂枝5g，桃仁5g（杵），肉苁蓉9g，熟附子5g，地龙干10g，怀牛膝9g，麦冬9g，白参5g。

三诊：12月9日。上药每日1剂，迭进11剂，自沉症状明显好转，已能离床拄拐步履，仍有头痛、腰酸、畏冷、口苦纳呆，痰黄黏，大便软，日行1次，小便尚可。舌质淡红，苔前半光剥，根微黄腻，脉弦滑。证仍属阴阳两虚，守前法，方取金匮肾气丸加味。

处方：油肉桂0.6g（炖冲），熟附子9g，茯苓9g，光泽泻15g，山茱萸12g，山药12g，粉丹皮9g，怀牛膝9g，黄芪20g，巴戟天9g，熟地黄24g，西洋参3g（炖服）。

前后服药共20余剂，病情日见好转，已能弃拐自行数步，下肢浮肿已消，双侧肢体温度已趋正常。口干喜热饮，痰少黄黏不易咯出，二便尚可，舌淡红苔薄白，脉弦滑稍数。药中正鹄，守方续服，以巩固疗效。患者服中药期间，除因糖尿病而长期使用胰岛素，偶因心悸临时使用普萘洛尔，未用其他西药。

（单书健．当代名医临证精华·中风卷．中医古籍出版社）

【诠解】 本案患者已71岁，又有20年的糖尿病、冠心病病史，属精气亏虚，痰瘀内结脉络，为本虚证。今中风瘫软，若不从本治之，难以痊愈。刻诊：胸闷气短，阵发性心前区闷痛，是心脉瘀滞，心阳不振；舌红苔薄燥，腰脊酸楚，足软无力站立为肝肾精气不足。四诊合参，患者阴阳俱虚，血脉瘀阻，以炙甘草汤合补阳还五汤加减治疗，益气、温阳、通脉、养阴、化瘀诸法合一，心绞痛改善。二诊时，证仍属阴阳俱虚，郑老以地黄饮子和金匮肾气丸合方加减，入黄芪、人参益气升发，山茱萸、熟地黄、巴戟天填补肾精，熟附片、肉桂温阳通经，少火生气，阴阳并调，培元固本，精气充足，患者竟弃拐自行。本案治疗最大特点是医者对证候的虚实把握准确，治疗求本，兼顾标证，所以效佳。

陆芷青医案

医案 1（先豁痰平肝开窍，后补气行血，治疗中风闭证）

李某某，男，79 岁。1980 年 9 月 18 日初诊。

素有高血压病史，昨起突然昏倒，神志不清，喉间痰鸣，右肢偏废，二便失禁，苔白而燥，脉弦。肝肾已亏，亢阳易逆，风阳上僭，痰火阻窍，瘀阻络脉。治当平肝息风，豁痰开窍，通络化瘀。

处方：胆南星 9g，僵蚕 9g，寒水石 12g，竹沥 1 支（冲），地龙 9g，滑石 18g，钩藤 18g，川芎 3g，桂枝 2g，羚羊角 2g（调服），红花 5g，安宫牛黄丸 1 粒。

9 月 20 日二诊：服药 2 剂后神志已清，语言尚难，右侧偏废，二便失禁，再进原方 3 剂。

三诊：昨下午突见神昏胸闷，移时即醒，苔白而燥，舌边瘀。仍平肝息风，豁痰通络。

处方：胆南星 9g，僵蚕 9g，丹参 30g，竹沥 1 支（冲），地龙 9g，石菖蒲 5g，钩藤 18g（后下），桂枝 2g，红花 6g，石决明 30g（先煎），橘红 5g，橘络 5g，另天麻丸 1 瓶（分服）。4 剂。

9 月 27 日四诊：语言尚艰，全身疼痛，二便略可控制，苔黄白厚腻，脉弦，仍化痰瘀，息肝风。

处方：石决明 30g（先煎），胆南星 9g，石菖蒲 5g，橘红 5g，橘络 5g，淡竹沥 1 支（冲），红花 9g，桑寄生 15g，天竺黄 9g，僵蚕 9g，当归 6g，赤芍 9g，桑枝 30g，川芎 5g，生地黄 12g。5 剂。

五诊：语言已流利，以上方减石菖蒲、橘红络、生地黄、僵蚕，加生首乌12g。2剂。

10月4日六诊：二便已能控制，左上下肢瘫痪，舌红苔黄，脉弦劲略减，拟补阳还五汤出入。

处方：炙黄芪15g，红花9g，桃仁9g，赤芍9g，当归6g，地龙9g，桑枝30g，橘红5g，橘络5g，竹沥1支（冲），胆南星9g。7剂。

七诊：右脚在扶持下已能开步，大便7天1次，量少，口干而腻，苔白，脉弦，拟前方加胆南星5g。15剂。

10月25日八诊：右肘关节屈伸不利，下肢已能步履，舌边紫苔灰白，脉弦，仍拟补阳还五加豁痰通络之品。

处方：炙黄芪30g，桃仁9g，桑枝30g，当归9g，地龙9g，橘红6g，橘络6g，红花9g，牛膝9g，僵蚕9g，胆南星9g，肉苁蓉18g，赤芍9g。

11月2日九诊：上方服7剂后右肘关节活动有进步，舌红苔黄，脉弦，仍拟原方减胆南星、肉苁蓉。7剂。

后以原方出入，调理半年余，右侧肢体活动完全恢复正常，已能从事木工劳动，虽年逾八旬，仍健在，行动自如。

（单书健．当代名医临证精华·中风卷．中医古籍出版社出版）

【诠解】 此案患者年逾八旬，长期患高血压病，发生中风概率极高。如能提前做好中风的预防，则可以大大降低其发生中风的概率，也许不会变成现在的急危重症。

本例中风治疗过程有两个阶段。

①患者中风后神志不清，大小便失禁，属中风中脏腑证，当复苏神志，救脱为先。患者喉中痰鸣声突出，肢软，二便失禁，脱证明显，气火亢逆证候不明显，所以陆芷青先生就以重镇平肝，祛风通络，化瘀开窍醒神为主要治法，考虑其年岁高，精气衰退，当务之急在治标去邪，但不能有损正气，所以理气活血用药量较为轻微，比如陈皮、红花，用橘络理气通络，意在不破气伤中。还再效法续命汤的思路，重用潜镇的石决明平肝，佐用桂枝，用量极轻，不会妄动气火。大小便失禁一症，乃肾中元气虚脱不能固摄气血的表现，但未出现大汗淋漓，所以没

有用龙骨牡蛎收敛固脱。患者年老，今又出现脱证，笔者认为可加健脾益气的如人参、山药、山茱萸，以防万一。四诊，患者苏醒，度过了急性期。

②患者苏醒后仍有偏瘫，病机也由痰瘀闭窍，肝风内动的标证转化为气虚血瘀，脉络不通，肝肾积损本虚为主。所以陆芷青先生以补阳还五汤为主方加减，配伍肉苁蓉，制首乌等滋补肝肾精血，兼用通络化痰的胆南星、桑枝等，经半年多的调养，患者完全康复。从此案可知，中医治病重在灵活机变，只要辨证精确，用药对证，虚实阴阳把握得宜，是能够应对中风重症的，并取得好的疗效。

医案2（三甲复脉汤，滋阴复脉、潜阳息风）

翁某某，女，53岁，工人。1983年10月4日初诊。

宿病风心（二狭二闭）。8月18日中风，右上下肢瘫痪，言謇，舌红绛，脉沉细，尺部独弱，左关略弦。肝肾阴虚，风邪内动，络脉瘀阻，拟养阴息风，通络化瘀豁痰。

处方：生地黄18g，生白芍15g，龟甲30g，鳖甲30g，牡蛎30g（先煎），郁金12g，麦冬15g，土鳖虫9g，赤芍9g，全蝎3g，桃仁9g。

10月11日二诊：服药7剂后右上肢稍感有力，右下肢在搀扶下也能开步，舌转淡红光剥，脉沉细，尺部独弱，拟益气养阴，息风通络化瘀。

处方：生黄芪24g，生地黄18g，生白芍15g，竹沥1支（冲），天竺黄9g，僵蚕9g，桃仁9g，生牡蛎30g（先煎），珍珠母30g（先煎），地龙9g，土鳖虫9g，郁金12g，赤芍9g，全蝎3g。

10月22日三诊：上方服10剂后右上肢略能抬举，右下肢活动较前大为便利，已能出声，舌淡红光剥，脉沉细结代，尺部独弱，以原方加法半夏9g。7剂。

10月29日四诊：药后右下肢活动基本恢复正常，已能发双音节词句，右上肢抬举较前提高，舌淡红苔薄，脉细结代，继服原方7剂。

11月5日五诊：已能开步行走，右上肢能举过头，可以讲简短语言，舌淡红苔薄，脉细结代，原方加丝瓜络12g。7剂。

11月12日六诊：右下肢瘫痪进药后已见恢复，惟右手指活动尚差，舌謇转能言语，舌红稍退，脉细结代，再拟益气养阴通络化瘀。

处方：生黄芪 40g，生地黄 18g，赤芍 9g，白芍 9g，淡竹沥 1 支（冲），天竺黄 9g，僵蚕 9g，桃仁 9g，地龙 12g，土鳖虫 9g，竹茹 12g，郁金 12g，全蝎 3g，法半夏 9g，丝瓜络 12g。

11 月 19 日八诊：上方服 7 剂再拟益气养阴活血通络豁痰，上方减地龙、郁金、丝瓜络，加醋炒鳖甲 30g，醋炒炮山甲 5g。7 剂。

11 月 26 日九诊：右手抬举较前有力，语言比较顺利，舌红脉促，自感心悸，再拟养阴通络，活血豁痰。

处方：炙甘草 9g，生地黄 18g，麦冬 9g，桂枝 3g，阿胶 9g（烊冲），茯苓 10g，桃仁 9g，赤芍 9g，白芍 9g，党参 24g，土鳖虫 9g，僵蚕 9g，淡菜 12g，淡竹沥 1 支（冲），红花 5g，生黄芪 18g。

服药 7 剂后，诸症悉减，惟手指小关节活动未能恢复，究其因，多为治失时机，致气阴两亏，瘀凝脉络使然。

（单书健．当代名医临证精华·中风卷．中医古籍出版社出版）

【诠解】此案的关键症状是舌红绛剥脱苔，脉沉细，尺部独弱，左关略弦，提示肝肾阴虚，阴虚内热。所以陆芷青先生在一诊时用《温病条辨》三甲复脉汤的思路，以生地黄、生白芍、龟甲、鳖甲、牡蛎、麦冬滋阴复脉，潜阳息风。再配以土鳖虫、赤芍、郁金、桃仁活血化瘀通经，全蝎祛风通络治疗偏瘫标证。本案病人舌红绛是应用三甲复脉汤的重要指征。一诊辨证准确，效果明显，患者肢体运动改进，红绛舌转淡，为阴虚内热渐退，气阴亏虚明显。二诊去龟甲、鳖甲，以生牡蛎、珍珠母重镇平肝，重用黄芪益气，合生地黄、竹沥养阴药生化气阴；同时伍用通络逐瘀药，通经达络。三诊时，其舌仍红，心动悸，病机要点还是气阴不足，精血亏虚为主，所以用炙甘草汤合小定风珠思路，党参、炙甘草、生地黄、麦冬、桂枝、阿胶滋养气血，润养血脉，安和心神；淡菜血肉有情，补养精气；再活血通络逐瘀，使气血足，瘀血散，经络得通，肢体运动功能恢复。本案治疗紧紧抓住了患者阴虚为本、精血亏虚这一要点，兼顾好风阳亢逆，瘀血内阻等标证，注重整个诊治过程中舌脉变化情况，紧随阴阳变化，药证对应高度合一，所以疗效显著。

史沛堂医案

医案 1（体若燔炭，直折其火，戒以刚燥）

缪某某，女，46 岁。

患者在家中午餐，忽然仆倒不语，即送某医院抢救，测得血压 210/130mmHg，但经 2 天治疗，病情并无好转。诊时体温 39℃，扪之身热如灼，大便坚闭，小溲自遗，口噤不语，面赤气粗，头额汗出，但无鼻鼾声，唇焦舌干，舌苔厚黄灰燥，舌质红绛，脉弦大而数。证属阴虚，心肝阳亢，风火相煽，扰乱神明，痰因热起，堵塞心包，而成中风，速当清心泻肝，养阴退热，佐以豁痰利窍。

方用：羚羊角 2.4g（先煎），鲜生地黄 30g，鲜铁皮石斛 15g，钩藤 15g，连翘 9g，青蒿 9g，天竺黄 9g，郁金 9g，甘菊 9g，夏枯草 9g，丹皮 9g，川贝 6g，黑山栀 6g，安宫牛黄丸 2 粒（化灌服）。

1 剂后，血压降至 168/124mmHg，身热略瘥，余症如故，舌绛更甚，原方加犀角（磨汁冲饮）1.8g，以清心降火，凉血退热。再剂后，大便已下，神志略清，能知饮水，小便已有知觉，血压 160/110mmHg，上方加西洋参 4.5g，玄参 9g，鲜石菖蒲 5g，去安宫牛黄丸。服 1 剂，血压已降至 150/120mmHg，神志更清，已思汤水，但头昏明显，原方去犀角、郁金、石菖蒲，加天麻 6g，石决明 24g，马蹄决明 12g，以平肝息风。2 剂后，神清，体温、血压恢复正常，惟言语謇涩，四肢瘫软，慎防半身遂，原方去天竺黄、羚羊角、川贝，加辰砂拌麦冬 9g，橘红、橘络各 5g，甘菊 6g，5 剂后出院调理，其后，加用针灸治疗。

本例中风起病急骤而重，昏仆之后血压、体温升高，且见面赤气粗，汗出便坚，唇焦舌燥，舌质红颖，显系阴液大亏，虚阳亢逆之候，即叶天士所谓"上盛下虚之症"，故初诊即于大剂滋阴清热，凉肝息风，豁痰利窍之剂。1 剂后，血压、体温均有所下降，但神志仍未清醒，并见舌绛更甚，虑其心肝阳热波及血分，神志略清，再诊撤去清热宣窍等药，选用滋阴养液，平肝息风为治，5 剂后病脱险境，转危为安。

（单书健．当代名医临证精华·中风卷．中医古籍出版社）

【诠解】 本案患者为中风中脏腑证，病势危重，以气火燔灼，肝阳化风亢递，火盛阴虚为主证，经中医参与救治，最后顺利脱险，转危为安。此案病人的成功救治，验证了中医独特的辨证论治思维体系应对重症疾病是有疗效的，并且能够取得成功，有着其自身内在的科学道理，虽然很多机制还难以用现代科学理念完全解释，但事实证明，中医博大精深的内涵值得我们中医界同仁去实践探索。

下面就本案的治疗思路和特色，谈谈笔者的体会，以探讨其内在机制。本案主要病机就是风火夹阴虚。面赤气粗唇焦舌干，舌苔厚黄灰燥，舌质红绛，脉弦大而数等证候说明其胃、心、肝火旺，风火煽动，夹痰瘀闭塞心窍，绛舌，神昏说明热势已入营血分。

一诊以羚角钩藤汤加减，羚羊角清营息风；钩藤、甘菊散风平肝；鲜生地黄、鲜铁皮石斛滋养胃肾之阴，清营泄热，滋肾水润肝木，制肝阳亢逆；连翘、青蒿、夏枯草、丹皮、黑山栀清心肝之火，平气火亢逆；天竺黄化痰开窍，川贝润肺降气。整体用药针对风、火主证，药证对应。首诊时患者血压极高，脉弦大而数，风火相煽，势头极强，笔者认为应当用石膏清阳明气分，珍珠母、龟甲、代赭石重镇潜降肝阳，合清热养阴药直折肝阳上亢之势，分化风火相煽混杂之局面；另其小便遗，说明肾气虚不能固摄水液，但未到肾气脱失之危急地步，因其未出现大汗淋漓亡失气液，且大便尚未失禁，反而便秘，是阳明热势伤大肠津液所致，所以尚可以用牡蛎收敛肝肾之气以固脱，又能潜敛肝阳；再则以全瓜蒌润燥泻肺化痰降肺气，通腑润下大便，比单一地应用川贝效果更好。也就是说，此病案先期治疗尚缺潜镇通润之治法于一体，以笔者以为，如能加用以上药物，其清火降气平肝之力大增，应对此危局更为有力。

医案2（半夏白术天麻汤合羚角钩藤汤，治疗痰厥重症）

汪某某，男，57岁。

患者喜膏粱厚味，体丰多湿，平素时为头昏。时值端午节，过饮暴食之后，突然昏晕，继而卒倒不知人事，身不发热，亦无气逆及眠鼾等症，小便自遗，脉弦滑有力，舌苔白腻。此系肝风夹痰堵塞神机，为痰中风无疑，拟平肝息风，化痰利窍为治。

处方：羚羊角3g（先煎），钩藤12g，法制半夏9g，天麻9g，黄芩9g，化橘红5g，石决明20g，姜汁竹沥30g（冲），鲜石菖蒲根6g，郁金6g，苏合香丸2粒（化服）。

服2剂后，即能开声，神志转清，原方去苏合香丸，再服6剂而安。

中风之因，阴虚阳亢者居多，但亦有因虚、因痰而成者。古人谓：由湿生痰，由痰生热，由热生风。即以说明痰湿形成中风的病理过程。本例为肝风夹痰，堵塞神机，而成之中风，故治以平肝息风，化痰利窍之法，药后病情迅速好转，愈后亦无后遗症发生，确为痰中风无疑。

（单书健．当代名医临证精华·中风卷．中医古籍出版社）

【诠解】 本案患者昏迷之际脉弦滑有力，舌苔白腻，平素又喜膏粱厚味，体丰多湿，所以诊断为风痰蒙闭心窍发为昏迷。所以用半夏白术天麻汤合羚羊角、钩藤加减，一则健脾利湿化痰，一则祛风平肝通络开窍，药证对应，2剂苏醒，未见中风后遗症之偏瘫，所以病案原著确定为痰中风无疑。

来春茂医案

医案1（针药齐施开闭，诸法兼用醒神）

胡某某，女，69岁，住昭通。

患者于1972年4月23日早晨突然昏倒，人事不省，牙关紧闭，气粗面红，痰声如锯，二便闭阻，脉弦数。经多方抢救无效。第2天邀请往诊，脉象如上，家人已料理后理，当即先用针刺水沟、十宣等穴以冀神清，并急处以搐鼻醒神散：牙皂、细辛各9g，忙冲成细粉，用草菅蘸药吹入鼻中，如此数次，即得喷嚏连声数个。随即撬开牙关，察看舌苔老黄，牙齿干黑污垢，此即肝阳暴涨，心肝热盛，痰火上扰，蒙闭清窍，拟急下存阴，通降泻火，用生大黄、芒硝各9g浓煎灌下。另处羚角钩藤汤全方（羚羊角用山羊角9g代，砍片一并入煎），局方至宝丹1丸，嘱如有转机得矢气，再煎服汤药。4小时后，腹鸣，大小便均通，此时口能张开，目睁眼动，舌能伸缩，惟右半边上下肢失灵。家人始煎上方调至宝丹与服。

24 日复诊，病情大有好转，大便又泻 2 次，色黑腥臭，已能说话，痰鸣气促均消失，能喝米汤，惟头痛胸闷，尚烦躁不宁，原方再进 2 剂，每剂仍调用至宝丹 1 丸。27 日第 3 次复诊，测血压 182/120mmHg。仍用羚角钩藤汤加减，去山羊角、甘草，加生石决明 30g，黑玄参 24g，以育阴清热。守服 8 剂，血压降到 130/90mmHg。5 月 15 日再诊，能撑架支持走路，为了恢复右侧功能，应填补肾阴，调营卫，和脾土，化痰通络，勿贪急功，服丸药徐徐图治，才能巩固疗效，是治本之法。方用二丹丸（治健忘，养精神，定志和血，内安心神，外华腠理）。

处方：丹参 45g，朱砂 15g（另研），远志 15g，熟地黄 45g，茯神 30g，人参 30g（党参代），石菖蒲 15g，炙甘草 30g，天冬 45g，麦冬 30g（去心）。（《医学正传》）

合气双补的八珍汤：白术 30g，当归 30g，川芎 15g，杭芍 30g。（《正体类要》）

上药碾细和匀蜂蜜和丸，每丸重 15g，早晚各服 1 丸开水送服。

患者于 1973 年 1 月丢掉撑架，自行走路，迄今健在，血压稳定，仍在合营旅社做轻便工作。

（单书健．当代名医临证精华·中风卷．中医古籍出版社）

【诠解】 患者突发昏倒，不省人事，痰声如锯，气粗面红，是风、火、痰壅盛，符合中风特征。脉弦数，神志不清，牙关紧闭，二便闭阻，诊断中风中脏腑闭证，病情危重。

来老初诊施用针灸，取穴水沟、十宣为主穴；水沟是督脉与手足阳明之交会穴，功能醒神开窍，清热息风，主治昏迷、晕厥、癫狂、急慢惊风，《千金要方》云：此穴为鬼市，治百邪癫狂，此当在第一次下针。凡人中恶，先掐鼻下是也，为中医抢救神志昏迷危重病人的急救穴之一。十宣位于双手十指头，为经外奇穴，功能用于急救：昏迷、休克、中暑、癔症、惊厥，在针刺经验中，十宣三棱针针刺放血有助于降低颅内压力，开窍醒神。中风急症昏迷状态，施行针灸醒神，方法简便易行，较药物产生效果更快，早在汉代医圣张仲景就在临床中针药并施，以提高疗效。现代研究证实，将醒脑开窍针刺治疗与非经非穴针刺进行对照，以比较醒脑开窍组方（水沟、合谷、十宣、尺泽），与非经非穴治疗在脑梗死急性期患者神经功能缺损方面的疗效差异，结果显示：针刺可以改善脑梗死急性期患者的各项系统评分，表明针刺能够有效改善脑梗死急性期神经功能缺损，改善预后，且醒脑开窍穴位针刺应用组疗效明显优于非经非穴组。

在针刺醒神的同时，来老用搐鼻醒神散：猪牙皂、细辛冲细成粉，用草管蘸药吹入鼻中，如此数次，即得喷嚏连声数个，促进患者神志苏醒，效果很好。针刺醒神，搐鼻醒神散吹鼻醒神，这些传统中医急救方法，直面重症，简便高效，是中医学的优势特色。

搐鼻醒神得喷嚏后，患者紧闭的牙关得以撬开，舌苔老黄，牙齿干黑污垢，属风火盛大，风痰郁闭心包。二便闭塞时，当急下存阴，通腑气，让内火通过清解泻下得解，不使风、火、痰三者胶结，同时通腑之后有利于颅内压的降低，调胃承气汤加羚角钩藤汤可通腑泄热，平肝潜阳，息风通络，再配合至宝丹开窍醒神，恰能针对主证，应对有力。

药后患者泻下2次黑色腥臭大便，浊气下泻，腑气得通，气机下行，气行则痰自消，风火夹痰蒙闭心窍得解，神志苏醒，病情改善明显。27日复诊时，血压很高，头痛胸闷，尚烦躁不宁，说明肝阳上亢仍未平复，来老续用羚角钩藤汤加石决明，玄参以平肝潜阳息风，育阴息风。

5月15日再诊，能撑架支持走路，为了恢复右侧功能，调营卫，和脾土，化痰通络应用二丹丸。患者的康复效果良好，来老治疗思路根据病情进退及时调整用药，独二丹丸中朱砂15g用量过大，临床应用此量长期服用易引发汞中毒，要高度重视。后用八珍汤合二丹丸做丸药长服，调养气血，填补肾阴，疏通脉络，大半年后能自由行走运动，参加工作。从此案初发时多方抢救不治，到来老用传统中医药方治疗，患者起死回生，参加工作，真乃奇迹也。

医案2（经方时方化裁切用，汤药丸药应证随机）

李某某，男，52岁，会计。

患者平素嗜酒吸烟，少有病痛，于1973年约1月份，突然跌倒，不省人事，言语謇涩，请西医抢救复苏后，血压仍高达190/120mmHg，遗留后遗症，右侧上下肢瘫痪。2月4日邀我往诊，呆坐椅上由旁人扶着，因右侧不仁恐跌仆，察其形色，精神十分委顿，不言不语，询之仅能回答简单词句，右上下肢均浮肿，口角不断流涎，食少便溏，舌白体胖，脉虚大，病由长期饮酒湿积伤脾，中土统摄失权，经络痹阻，故肢体失灵。脾气不升所以食少便溏。脉症合参，选择用补中益气汤加附片，选七味丸。以附子能行参芪之力，而阳和自转；肉桂能血脉而筋节自荣。二方合用，既培补气血、调和阴阳，又有滋阴降火。

处方：方拟补中益气汤：黄芪15g，党参15g，当归12g，白术9g，升麻3g，柴胡6g，陈皮9g，生姜3片，黑附片15g，炙甘草3g，大枣12g。（《脾胃论》）

七味丸：熟地黄240g，山茱萸120g，山药12g，泽泻90g，丹皮90g，茯苓90g，上肉桂30g。（《类证治裁》）用法：蜂蜜合丸每丸重9g，早晚各1丸，补中汤送下。

共服21剂，浮肿渐消，并能散走庭院，饮食二便均正常，血压在150/（95～100）mmHg之间。在服上药的基础上，随证选加过补骨脂、怀牛膝、巴戟天、杞果、杜仲、泽泻、猪苓、怀山药、紫丹参、扁豆、淫羊藿等。在休养中仍贪酒吸烟，经劝说不听，于1977年2月，因气候严寒，北风砭骨，大雪飘飞，又复中风，不救身亡，相隔4年，时56岁。

（单书健.当代名医临证精华·中风卷.中医古籍出版社）

【诠解】半月前，患者突然跌倒，不省人事，言语謇涩，中医诊断：中风中脏腑证。经西医抢救治疗，人已苏醒，遗留右侧上、下肢瘫痪。刻诊，精神十分委顿，大病之后精力不足；口角不断流涎，食少便溏，舌白体胖，脉虚大，为脾胃气虚，长期酒食积聚，损伤脾阳，造成脾不升清，所以舌白体胖便溏。治当益气健脾，培补肝肾，祛风通络。来老用补中益气汤为主方，补气升清，用八味丸去制附片，把制附片加入补中益气汤中，以温肾中命火，脾土得命火温煦，中土统摄有权，清气得升，浊气得降。所用的七味丸，滋养肝肾阴精，以肉桂入命门引火归原，阴得阳而生化无穷，肝肾精气充盛，木得水涵，不易亢逆，水蓄息风。患者的血压高达190/120mmHg，从整体来看，血压升高的病机还是痰湿瘀血阻络，脾肾阳气虚，无力推荡血脉运行而产生瘀血；阳气虚，无力布化津液。

来老用补中益气汤加七味丸治疗后，患者血压下降到 150/（95～100） mmHg 之间，下降明显，说明血压高只是一个标症，只要能找准病机，就可一降下来，这也是中医治病的特色，以病机为根本。遗憾的是，患者不听医嘱，不戒烟酒，肆意妄为，耗伤真元，4 年后中风复发，去世。仔细想来，人就是因为不良习惯改不了，错误思维不改变，从而丢了命，很不值得。中风急性期的治疗只是救命，长期调养和功能锻炼更是要持之以恒的事情，内经中强调养生要断欲修身养性，古人明智。

来老在整个治疗中，紧紧抓住脾肾亏虚来调治，用药精当，效果明显。在偏瘫的调治中，通经络的药没用，笔者认为如能酌选穿山甲、乌梢蛇、威灵仙、桑枝、鸡血藤等药，在中风后遗偏瘫治疗效果上，似乎更理想。